Fiches de soins pour l'aide-soignant

La règle d'ORR

Chez le même éditeur

LA PERSONNE ÂGÉE. Rôle de l'aide soignant, par M.-B. BEAULIEU. 2001, 2e édition, 160 pages.

L'AIDE-SOIGNANT DANS LES SERVICES DE SOINS. Rôle et compétences par module, par M.-O. RIOUFOL. 2005, 2e édition, 160 pages.

L'ACCOMPAGNEMENT AU QUOTIDIEN. L'aide-soignant face aux souffrances et aux deuils, par M.-B. BEAULIEU. 1997, 112 pages.

L'OBSERVATION AIDE-SOIGNANTE. Une collaboration à la démarche de soin et au diagnostic infirmier, par M.-O. RIOUFOL. 2004, 2e édition, 160 pages.

LE STRESS DE L'AIDE-SOIGNANT. Spécificités et conséquences. Comment lutter contre le stress, par C. STOÏBER, B. BOUILLERCE. 1999, 120 pages.

Fiches de soins pour l'aide-soignant

La règle d'ORR

Marie-Odile Rioufol

4e édition

ELSEVIER
MASSON

ISBN : 978-2-294-70234-1

Elsevier Masson S.A.S. – 62, rue Camille-Desmoulins – 92442 Issy-les-Moulineaux Cedex

Table des matières

Légende des icônes

: points importants ou originaux (astuces).

: risque, danger à éviter.

Présentation de la règle d'ORR

En fonction des ressources du service et du patient lui-même, l'aide-soignant[1], pour rester en cohérence avec ses **valeurs** de soignant et répondre aux critères de soins, ne doit pas se centrer sur la technique, mais sur **le patient et ses besoins**. C'est pourquoi **la règle d'ORR** (Organisation, Réalisation, Relation) **sera le guide de l'aide-soignant** à travers toutes les fiches de ce livre.
La règle d'ORR permet de mettre en place les gestes et techniques nécessaires tout en les reliant systématiquement au patient qui fait l'objet des soins concernés.
De plus, ces fiches **s'articulent autour des besoins de Virginia Henderson**.

Contexte législatif

C'est le cadre légal dans lequel l'aide-soignant exerce sa profession. Il fait référence aux textes des IDE sous la responsabilité de qui, et dans le cadre d'une collaboration, travaillent les aides-soignants, et aux textes des aides-soignants qui délimitent leur champ d'action et référencient leurs activités de soins :

- Le Code de la santé publique (Décret du 29 juillet 2004) définit les actes du rôle propre infirmier.
- Le Référentiel d'activités (Arrêté du 25 janvier 2005) définit les activités (par modules, en lien avec les 8 modules du référentiel de formation) que l'aide-soignant peut pratiquer dans le cadre de son métier.
- Le Référentiel de compétences (Arrêté du 25 janvier 2005) définit l'ensemble des compétences (ou habiletés) que l'AS doit acquérir pour exercer sa profession.

Chaque fiche, s'appuyant sur ces textes, précise :

- sa référence à un acte de soin infirmier ;
- la ou les activités détaillées, en référence à un ou plusieurs modules ;
- la ou les compétences nécessaires au soin.

1. Organisation

Recueil de données

C'est le préalable indispensable avant tout soin ; il comporte : **la lecture des transmissions** et le **recueil d'informations** au lit du patient. **Il permet** :

- de connaître sa pathologie, les prescriptions éventuelles et précautions particulières ;
- de connaître les contraintes et handicaps liés à sa pathologie (température, drains, perfusions, sondes, plâtre...) ;
- de prévenir le patient du soin qu'on va lui faire ;

1. Lire partout : aide-soignant / aide-soignante.

- d'évaluer son état de fatigue ;
- d'évaluer son autonomie et ce qu'il est capable de faire ce jour ;
- de convenir avec lui du moment le plus adapté ;
- de connaître ses habitudes de vie ;
- de répertorier le matériel du service nécessaire à la réalisation du soin.

Le recueil de données doit **devenir un automatisme** et ne sera pas rappelé en détail dans chaque fiche.

Matériel

Il est préparé en fonction du soin qui doit être réalisé après **l'observation** de l'état du patient, de l'état de la literie, de l'existence ou non de matériel personnel, de l'existence ou non de linge personnel.

Avant le soin, il est nécessaire de **rassembler** tout le matériel nécessaire afin **d'éviter les déplacements** inutiles et de **ne pas interrompre le soin**.

Après le soin : nettoyer, désinfecter et ranger le matériel à sa place, selon les protocoles du service.

2. Réalisation

Les critères de soin : **Efficacité**, **Économie**, **Hygiène**, **Confort**, **Sécurité**, vont permettre à l'aide-soignant de s'adapter, s'auto-évaluer et réajuster sa pratique tout au long de la réalisation du soin.

Efficacité

Le soin doit être **complet**, **minutieux**, **et doit répondre à l'objectif** : **pourquoi fait-on ce soin** ?

Pour chaque soin étudié, des spécificités et attentions particulières seront mentionnées.

Économie

- Utiliser correctement le matériel à disposition pour lui permettre une plus grande longévité, signaler tout matériel défectueux ;
- utiliser en quantité raisonnable le matériel jetable : gants, alèses, couches… et doser les produits utilisés ;
- être attentif aux prothèses des patients (lunettes, appareil auditif, prothèses dentaires…) qui sont très coûteuses. Éviter de les perdre ou de les casser, l'hôpital engageant sa responsabilité.

Hygiène

- Se laver les mains avant et après tout soin et **après manipulation du sale** ;
- tout matériel qui entre dans la chambre doit avoir été lavé et désinfecté ;
- ne rentrer dans la chambre que le linge nécessaire au soin, tout linge propre entré doit y rester ;
- le chariot de linge propre ne doit pas entrer dans la chambre ; les chariots de linge sale restent dans le couloir ; respecter, pour le tri, la couleur des sacs de linge sale ;
- ne pas tenir contre soi le linge propre comme le linge sale ;
- ne jamais déposer le linge sale par terre ;

- les gants à usage unique sont changés entre chaque patient ;
- après utilisation, nettoyer et désinfecter le matériel ;
- appliquer les « précautions standard ».

Confort

- Vérifier la température de la pièce, fermer la fenêtre si nécessaire ;
- avant le soin, proposer le bassin ou l'urinal ;
- être attentif à l'état de fatigue de la personne, réduire les manipulations si nécessaire ;
- pour un patient douloureux, laisser des temps de pause et de récupération, mobiliser avec douceur ;
- installer confortablement le patient en tenant compte de son état physique et psychologique, lui faire exprimer sa sensation de confort ou non ; réajuster les oreillers au cours des manipulations.

Sécurité

Aménager un environnement sécurisant pour le patient, afin qu'il n'ait pas la crainte de tomber :
- mettre les barrières du lit selon la prescription médicale ;
- faire appel à une aide chaque fois que nécessaire ;
- utiliser correctement les ressources matérielles du service (lit articulé, lève-malade…) ;
- bloquer les lits et fauteuils et matériels à roulettes ;
- utiliser les moyens du service pour que la personne ne glisse pas si elle est au fauteuil ;
- qu'elle ne souffre pas des manipulations et de son installation ;
- mettre toujours la sonnette à portée de main.

Appliquer rigoureusement les règles d'hygiène, pour lutter efficacement contre la contamination manuportée et indirecte et éviter les infections nosocomiales.

Évaluation de la qualité du soin dispensé

Ce sont les critères qui permettent d'évaluer la qualité des actes, des soins et des comportements que dispense le soignant, de voir si les objectifs professionnels sont atteints et de réajuster les actions si nécessaire.

3. Relation

Avec le patient

Pour que le soin permette au patient d'éprouver un bien-être physique et psychologique, voire même un plaisir, le soignant doit réfléchir sur le **sens** qu'il donne à ce soin et sur la **signification** de ses gestes et de ses paroles à travers les valeurs suivantes : **respect, pudeur, dignité**.

Le soignant doit faire appel à toutes ses qualités de discrétion et de disponibilité et manifester de la délicatesse et du tact dans sa relation verbale et non verbale.

Ce moment privilégié pourra devenir plaisir partagé, permettant une communication verbale plus facile et une intimité plus grande.

Respect : « sentiment qui porte à accorder à quelqu'un de la considération » :

- frapper avant d'entrer ;
- appeler la personne par son nom et la vouvoyer, excepté demande expresse de la personne ;
- ne pas suspendre le soin, sauf en cas d'urgence ;
- être persuadé de l'importance du geste, prendre le temps nécessaire pour le faire ; respecter le rythme de la personne ;
- être complètement dans ce qu'on fait pour les soins de ce corps : lorsque les soins se pratiquent à deux, ne pas s'engager dans une conversation personnelle au-dessus du malade, où il n'a plus sa place ; ne pas oublier que par le toucher et selon la pression que les mains du soignant exercent, le patient ressent sa disponibilité ;
- laisser la personne s'exprimer ; donner des réponses adaptées et pertinentes.

Pudeur : « sentiment de gêne qu'éprouve une personne à se montrer nue » :

- fermer la porte, mettre la présence ;
- la personne ne doit pas se retrouver nue ; la découvrir avec son accord ;
- agir chaque fois que l'on peut à l'abri des regards : dans une chambre à deux lits, utiliser un paravent ou se mettre entre les deux lits pour faire un paravent de son corps ;
- manifester de la gentillesse et du tact pour les soins intimes.

Dignité : « respect de soi » :

- devant des altérations physiques importantes, maîtriser son regard pour atténuer l'image négative qu'il renvoie au malade ;
- ne pas utiliser systématiquement des gants à usage unique, sans s'être posé la question du pourquoi ;
- envoyer des sentiments positifs et manifester des marques de respect et de tendresse ;
- favoriser l'autonomie, ne pas faire « à la place » si la personne peut le faire ou le demande.

Avec l'équipe : noter le soin et transmettre

Le soin et les observations perçues au cours du soin sont transmis par écrit sur le dossier de soins et sont signés par l'aide-soignant.

Ces informations doivent être claires, précises, concises, les détails ou le complément d'informations pouvant faire l'objet de transmissions orales.

Transmettre :

- l'exécution du soin et s'il demande à être complété par un autre ;
- les observations en rapport avec le soin et toute anomalie et incidents éventuels ;
- l'autonomie du patient : ce qu'il a fait seul ce jour ;
- les informations nouvelles apprises au cours de la relation ;
- le comportement et les paroles : exprimées par le soigné, observées par le soignant.

I

BESOIN D'ÊTRE PROPRE ET DE PROTÉGER SES TÉGUMENTS

Fiche 1

Toilette au lavabo, au fauteuil, au lit

But ▸ *Conserver la peau et les phanères en parfait état de propreté. La toilette permet de garder une peau saine, la protéger et prévenir les complications infectieuses, l'apparition de lésions cutanées (rougeurs, escarres...) ; elle procure détente et confort, et aide la personne à conserver une bonne image d'elle-même.*

Ce que vous devez savoir

La toilette est adaptée, en fonction du degré de dépendance physique de la personne, à son état psychique et à son environnement.

- **Elle est un acte d'hygiène de la vie quotidienne et peut se pratiquer à la salle de bain devant le lavabo, ou au fauteuil dans la chambre ; elle est proposée à toute personne ayant un certain degré de participation, qui peut se lever, et en l'absence de toute contre-indication. En incitant le patient à conserver ou à reprendre la prise en charge de ses propres soins d'hygiène, elle permet de préserver ou restaurer son autonomie.**
- **Elle devient un soin à part entière, en fonction de la pathologie du patient et de sa perte d'autonomie, et se pratique au lit pour des personnes dépendantes ou inconscientes qui ont une contre-indication au lever. Il existe toutefois des chariots-douche très utiles pour les malades dépendants qui ont des difficultés à rester debout ou assis : personnes très âgées, hémiplégiques, paraplégiques... ou qui sont très fatiguées (voir fiche 2).**

Contexte législatif

Texte infirmier : Code de la santé publique

Art. R.4311-5 : Dans le cadre de son rôle propre, l'infirmier accomplit les actes ou dispense les soins suivants visant à identifier les risques et assurer le confort et la sécurité de la personne et de son environnement, et comprenant son information et celle de son entourage.

1°. Soins et procédés visant à assurer l'hygiène de la personne et de son environnement.

Textes aide-soignant : Référentiel d'activités et référentiel de compétences (Arrêté du 25 janvier 2005) : l'aide-soignant exerce son activité sous la responsabilité de l'infirmier, dans le cadre du rôle qui relève de l'initiative de celui-ci, défini par les articles 3 et 5 du décret relatif aux actes professionnels et à l'exercice de la profession d'infirmier.

Activités 1 : Dispenser des soins d'hygiène et de confort à la personne :

– effectuer une toilette partielle ou complète en fonction de l'autonomie et du handicap ;

– réaliser des gestes quotidiens permettant d'assurer le confort de la personne : friction de bien être...

Activités 2 : Observer l'état général de la personne : environnement, aspect, propreté, degré de mobilité, son autonomie et son comportement. Observer l'état de la peau et des muqueuses.

Compétence 1 : Accompagner une personne dans les actes essentiels de la vie quotidienne en tenant compte de ses besoins et de son degré d'autonomie.

Compétence 2 : Apprécier l'état clinique d'une personne.

Compétence 3 : Réaliser des soins adaptés à l'état clinique de la personne.

La règle d'ORR

1. Organisation

Tenir compte de l'état de fatigue de la personne, de sa dépendance et des ressources du service, pour organiser la toilette et utiliser le matériel technique adéquat.

Recueil de données et des transmissions

Auprès de l'équipe et du dossier de soins pour s'informer :

- de contre-indications au lever : interdiction de se lever (prescription médicale), ou si la personne ressent ce jour une grande fatigue ou présente une hyperthermie, un état douloureux, un coma ;
- de la présence de bas de contention à mettre avant le lever (voir Fiche 40) ;
- de la présence d'appareillages ou de dispositifs médicaux ;
- de la présence d'une incontinence urinaire et/ou fécale avec pose de protections ;
- de l'état physique et psychique de la personne, son autonomie, sa corpulence, pour demander l'aide éventuelle d'un autre soignant ;
- et prendre connaissance de l'existence de précautions particulières ou d'examens à pratiquer ou de passages de professionnels (IDE, kiné…) prévus à des moments précis.

Auprès du patient pour :

- le prévenir de la toilette et convenir du moment pour la toilette au lit ;
- pour la toilette au lavabo, évaluer ses capacités d'autonomie et de participation, sa mobilité (station debout instable et fatigabilité…), la présence de handicap (bras paralysé ou douloureux…) afin de déterminer avec lui l'aide éventuelle qu'on va lui apporter :
  – une aide au soin partielle (ex : préparation du matériel et/ou une aide ponctuelle),
  – une aide à la mobilisation ou l'utilisation d'un matériel : lève-personne, chariot de transfert,
  – une aide totale : le soignant pratiquera le soin.
- prendre connaissance de ses désirs et ses habitudes d'hygiène ;
- prendre connaissance de la présence d'appareils (dentaire, auditif, lunettes…) ; les enlever et les ranger, verre d'eau pour la prothèse dentaire ; attention à ne pas les faire tomber (fragiles et chères) ; ne pas les mettre dans un kleenex ou un récipient prêtant à confusion (risque de les jeter).
- évaluer l'état de propreté (peau, cheveux, bouche…), l'état de la literie, éventuellement faire face à l'imprévu (présence de fuites urinaires, patient ou linge souillé) ;
- vérifier l'existence du matériel de toilette et du linge personnel ;
- en conséquence, répertorier le matériel du service nécessaire.

Matériel

Il est préparé et adapté en fonction des affaires personnelles du patient, des ressources du service ou du matériel à domicile.

- Matériel d'hygiène : cuvette, eau, savon, linge de toilette (deux serviettes et deux gants du patient ou, à défaut, une serviette et un gant du service) :
  - en cas de patient ou linge souillé accidentellement, prévoir du papier toilette ou papier cellulose, du linge propre ;
  - en cas de patient incontinent, prévoir la protection adaptée (voir fiche 3).
- Matériel de rasage : rasoir électrique ou à main et mousse (voir fiche 4).
- Matériel d'hygiène bucco-dentaire : brosse, dentifrice, verre d'eau, solution nettoyante pour les prothèses (voir fiche 4).
- Matériel d'entretien des cheveux et des ongles : peigne, brosse, barrettes, coupe-ongles…
- Le linge personnel propre que la personne veut mettre.

Pour répondre aux règles d'hygiène :

- Préparer 2 alèses : une pour le siège, une sur le sol pour les pieds.
- Prévoir des gants à usage unique en cas d'aide pour la toilette intime ou du siège.
- Penser, en fonction des ressources et des protocoles du service, aux endroits où poser le matériel propre ou sale qui ne doit pas être posé à terre dans la chambre du patient ou dans la salle de bain :
  - linge propre : chariot, adaptable, chaise… ;
  - linge sale : sac, taie d'oreiller, panier sous le lit… ;
  - évacuation des déchets, selon le protocole du service : haricot, sac plastique…

2. Réalisation

Efficacité – Aide à la personne

Préalables à la toilette

- Allumer la présence, fermer portes et fenêtres, veiller à la bonne température de la pièce.
- Lors de présence de bas de contention, les jambes du patient sont lavées avant le lever (voir fiche 40).
- Lors de présence de selles, commencer par la toilette du siège (voir fiche 3).
- Proposer les toilettes ou le bassin avant de commencer la toilette.
- Aider la personne à s'installer :

Installation au lavabo	Installation au fauteuil
• Préparer le cabinet de toilette : installer une chaise avec une protection, mettre une alèse sur le sol. • S'assurer de la présence du matériel et du linge de toilette. • Accompagner la personne au cabinet de toilette et l'installer devant le lavabo en tenant compte de ses demandes (assis ou debout). • Être attentif aux risques de chutes : – ne pas la faire marcher dans une flaque d'eau, – lorsque la personne se tient debout, ne pas lui demander de se tenir aux bords du lavabo si ses mains sont humides et savonneuses.	• Installer confortablement la personne et préparer l'adaptable à bonne hauteur. • La cuvette est remplie d'eau à la température désirée. • Disposer séparément serviette et gant pour le haut du corps et serviette et gant pour le bas, ainsi que le matériel nécessaire.

Installation au lit :

– mettre une protection (serviette) sous la partie du corps que l'on lave pour éviter de mouiller le lit ;
– essorer le gant pour qu'il ne s'égoutte pas.

Aide partielle à la toilette

- En fonction de sa fatigue et de ses capacités d'autonomie, le soignant stimulera la personne selon différents degrés (voir fiche 31) :
  – *rappels et encouragements* : vérifier la présence du matériel, passer voir si tout se déroule normalement ;
  – *aide moyenne* : préparer le matériel, aider pour les zones difficilement accessibles… ;
  – *grande aide* : aider à savonner, à rincer, dire au fur et à mesure ce qu'il faut faire…
- Laisser du temps à la personne pour se laver seule le visage et le cou, le thorax et les bras.
- Disposer au fur et à mesure autour du patient le matériel pour le rasage, la toilette, l'hygiène dentaire et la coiffure.
- Ne pas laisser la personne trop longtemps devant sa cuvette ou au lavabo ; si des signes de fatigue ou de découragements apparaissent, proposer l'aide nécessaire pour :
  – la toilette du dos, des jambes et des pieds ;
  – la toilette des organes génitaux et du siège (voir fiche 3) ;
  – le rasage de la barbe (voir fiche 4) ;
  – l'hygiène bucco-dentaire (voir fiche 4) ;
  – l'habillage et le déshabillage (voir fiche 10).
- En cas de perte d'autonomie psychique, nommer au fur et à mesure les gestes à pratiquer, guider et stimuler par la parole.
- En cas de difficultés, prendre le relais et pratiquer la toilette.

Aide totale à la toilette

La personne doit être lavée, car elle ne participe pas activement. Le soignant procédera à la toilette avec ordre, méthode et logique, comme pour l'aide partielle et selon les mêmes précautions :

- Laver, rincer, sécher soigneusement pour éviter les irritations douloureuses, les macérations, les mauvaises odeurs.
- Craindre l'eau trop savonneuse qui rince mal.
- Porter un soin particulier, si la personne ne le peut elle-même, au niveau du nombril et des aisselles lors du rinçage et du séchage soigneux par tamponnements, ainsi qu'au niveau des plis de l'aine et sous les seins, (en particulier chez la personne obèse), lieux qui recueillent débris alimentaires, transpiration…
- Lors de la toilette intime, proposer à la personne de pratiquer elle-même ce soin ; lui savonner le gant et le lui mettre dans la main :
  – *chez l'homme* : toilette du gland, décalotter pour dégager les replis du prépuce, recalotter ;
  – *chez la femme* : laver, rincer, sécher les grandes lèvres, les petites lèvres et le méat.

- Bien laver et sécher le pli inter-fessier pour éviter la macération.
- Bien rincer les pieds surtout au niveau des espaces interdigitaux pour éviter que le savon n'assèche la peau, entraînant des irritations, et bien sécher car l'humidité favorise l'apparition des mycoses.
- Penser à l'hygiène bucco-dentaire : brossage des dents avec ou sans dentifrice ; en l'absence de matériel, faire rincer la bouche avec une solution rafraîchissante (le soin de bouche étant réservé pour des indications très particulières (voir fiche 8).
- Procéder au coiffage et au rasage chez l'homme.

Hygiène

- Se laver les mains avant et après l'aide à la toilette, mais aussi pendant si nécessaire.
- Utiliser des gants à usage unique non stérile de protection pour tout contact avec les sécrétions : urines, selles, pertes…
- Pour l'usage des gants et serviettes de toilette :
  - respecter le gant du haut pour le visage, les bras, le thorax, le dos, et le gant du bas pour les jambes, les pieds, la toilette génitale et du siège (*idem pour les serviettes)* ;
  - se donner des repères pour soi-même et l'équipe afin de ne pas mélanger les gants et les serviettes du haut et du bas (par exemple, garder retourné à l'envers le gant du bas ou utiliser le gant de couleur claire pour le haut et le gant de couleur foncée pour le bas).
- À la fin du soin, les gants sont bien rincés et les serviettes mises à sécher.
- En cas d'utilisation d'un seul gant de toilette et d'une serviette, procéder par ordre logique hygiénique, du plus propre au plus sale : terminer par la toilette génitale et du siège, à la suite de quoi le gant et la serviette seront mis au sale.
- Changer l'eau autant de fois que nécessaire, toujours après la toilette génitale et du siège.
- Pour la coiffure, protéger les épaules par une feuille de cellulose qui permet ensuite de récupérer les cheveux du peigne.
- Nettoyer et ranger le matériel et la salle de bain selon le protocole du service.

Sécurité

- Rester proche et disponible pour intervenir à la demande de la personne, selon ses capacités et sa fatigue ; en profiter pour refaire le lit et jeter un coup d'œil discret pour observer ce qui se passe.
- Prévenir les chutes (attention à l'eau sur le sol, aux mains savonneuses…).
- Observer la présence ou non d'une rougeur et/ou d'une douleur au niveau des points d'appui : sacrum, talons… Évaluer les facteurs de risques d'escarres (voir fiche 9) :
  - assurer une bonne hygiène de la peau ; peau propre et sèche ;
  - lors de la mobilisation du patient, éviter les frottements et cisaillements de la peau ;
  - prévenir l'infirmier de la présence de signes observés et mettre en place le protocole de prévention d'escarres (voir fiche 9).

- Lors de la toilette génitale :
  – *chez la femme* : laver de la vulve vers l'anus pour éviter une remontée de germes ; une toilette sur le bassin peut être proposée ;
  – *chez l'homme* : penser à recalotter la verge pour éviter un œdème du gland.
- Ne pas faire laver les dents ou rincer la bouche s'il y a un risque de fausse route.

Confort

- Porter une attention particulière sur :
  – le visage : selon la demande de la personne, laver à l'eau claire, savonneuse ou avec un savon spécial ;
  – le dos : après l'avoir lavé, proposer une friction avec l'eau de toilette personnelle (à ne pas confondre avec une prévention d'escarres) ;
  – les jambes : lors du lavage, les soutenir au niveau de la cheville, avec la paume de la main et non entre le pouce et l'index (douloureux) ;
  – la coiffure pour le patient alité.
- Veiller à ce que la personne ne se refroidisse pas, l'aider à se couvrir éventuellement.
- Respecter son intimité et sa pudeur : dans la chambre, s'intercaler entre son voisin et elle-même ou fermer la porte de la salle de bain, l'aider à se couvrir et ne pas rester nue.
- Veiller à la température de l'eau en tenant compte des habitudes du patient (lui faire tâter).
- ⚠ Ne pas contraindre un patient fatigué à une toilette longue.
- À la fin du soin, réinstaller soit au lit (après réfection), soit au fauteuil en fonction des prescriptions, de l'état général de la personne, de son désir, et mettre à portée de main après proposition différents objets : adaptable, eau, verre, de la lecture, téléphone, télécommande, mouchoirs, affaires personnelles.

Évaluation de la qualité du soin dispensé

Sécurité

- Les mesures pour prévenir les chutes et les escarres sont respectées ;
- la température de l'eau est mesurée pour ne pas brûler la personne ;
- son installation au lit ou au fauteuil répond aux critères de sécurité et de confort.

Hygiène

- Les mains du soignant sont lavées avant et après la toilette, le port de gants est réalisé ;
- aucun matériel de soin (propre ou sale) n'est posé sur le sol ;
- les protocoles d'hygiène et les circuits d'évacuation du linge et des déchets sont respectés.

Confort – Respect

- Les capacités d'autonomie de la personne sont respectées et ses difficultés sont prises en compte ;
- les soins intimes sont effectués avec tact et respectent l'intimité de la personne, la pudeur de la personne est protégée du regard extérieur ;

- la peau est propre et sèche, l'apparence du patient est nette et soignée, les vêtements sont propres ;
- le patient exprime sa satisfaction et son bien être.

3. Relation

Avec la personne

- La solliciter pour qu'elle exprime son confort, son inconfort, et la faire participer au soin.
- Respecter l'autonomie existante même s'il est plus facile et plus rapide de faire à la place que de laisser faire.
- Respecter le rythme de la personne, lui laisser « prendre le temps ».
- Être attentif à ses habitudes d'hygiène.
- Manifester gentillesse et tact pour les soins intimes (seins, organes génitaux).
- Découvrir la personne avec son accord préalable, être attentif à sa pudeur.
- Soigner l'image corporelle de la personne en favorisant l'habillage, la coiffure, l'esthétique.
- À la fin du soin, aider la personne à se réinstaller et lui redonner les éléments de confort : sonnette, appareillages, boisson, éléments de distraction…

Avec l'équipe : noter le soin et transmettre

- Signaler toute observation et constatation au niveau de la peau (irritation, rougeur, coupure…), et toute anomalie.
- Signaler l'autonomie du patient : ce qu'il a fait seul ce jour.
- Indiquer toute réaction inhabituelle au niveau du comportement de la personne, à travers ses attitudes et paroles.
- Noter les incidents éventuels et les informations apprises.

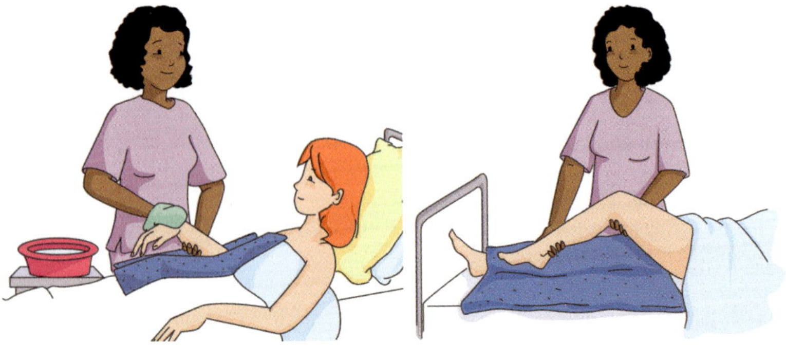

Figure 1– Toilette au lit

Bain de propreté et douche

But ▸ *Pratiques d'hygiène qui permettent la propreté du corps en entier, tout en procurant du bien être.*

Ce que vous devez savoir

- **Le bain, qui permet au corps d'être immergé, a un pouvoir relaxant et apaisant, mais la personne ne doit pas souffrir de limitations articulaires et musculaires lui interdisant l'enjambement de la baignoire et le relèvement du corps.**
- **La douche a un effet stimulant et permet de réaliser une toilette rapide et complète.**

Ils se donnent de préférence aux personnes valides ou qui ont un certain degré de participation. Il existe cependant des chariots douche pour les personnes dépendantes.

La durée du bain ne doit pas excéder 15 à 20 minutes.

Il existe des contre-indications, s'en assurer auprès de l'infirmier avant d'organiser ce soin.

Contexte législatif

Texte infirmier : Code de la santé publique

Art.R.4311-5 : Dans le cadre de son rôle propre, l'infirmier accomplit les actes ou dispense les soins suivants visant à identifier les risques et assurer le confort et la sécurité de la personne et de son environnement et comprenant son information et celle de son entourage.

1°. Soins et procédés visant à assurer l'hygiène de la personne et de son environnement.

Textes aide-soignant : Référentiel d'activités et référentiel de compétences (Arrêté du 25 janvier 2005). L'aide-soignant exerce son activité sous la responsabilité de l'infirmier, dans le cadre du rôle qui relève de l'initiative de celui-ci, défini par les articles 3 et 5 du décret relatif aux actes professionnels et à l'exercice de la profession d'infirmier.

Activités 1 : Dispenser des soins d'hygiène et de confort à la personne. Effectuer une toilette partielle ou complète en fonction de l'autonomie et du handicap. Réaliser des gestes quotidiens permettant d'assurer le confort de la personne : friction de bien être…

Activité 2 : Observer l'état général de la personne (environnement, aspect, propreté, degré de mobilité…), son autonomie et son comportement. Observer l'état de la peau et des muqueuses.

Compétence 1 : Accompagner une personne dans les actes essentiels de la vie quotidienne en tenant compte de ses besoins et de son degré d'autonomie.

Compétence 2 : Apprécier l'état clinique d'une personne.

Compétence 3 : Réaliser des soins adaptés à l'état clinique de la personne.

La règle d'ORR

1. Organisation

Tenir compte de l'état de fatigue de la personne, de sa dépendance et des ressources du service pour organiser un bain ou une douche, et utiliser le matériel technique adéquat. Il existe :

- des baignoires basses ou à hauteur variable qui peuvent être enjambées facilement ;
- des chariots de transfert à hauteur variable, pouvant être immergés dans l'eau ;
- des chariots douche ou baignoire ouvrante.

Recueil de données et des transmissions

Auprès de l'équipe et du dossier de soins pour s'informer :

- de l'absence de contre-indications : patient porteur de plâtre ou de pansement important, interdiction de se lever (contre-indication médicale), ou si la personne ressent ce jour une grande fatigue ou présente une hyperthermie ou un état douloureux ;
- de l'état physique et psychique de la personne ;
- et prendre connaissance de l'existence de précautions particulières, et d'examens à pratiquer ou de passages de professionnels (ex : IDE, kiné…) prévus à des moments précis.

Auprès du patient pour :

- le prévenir de l'aide au bain ou à la douche qu'on lui propose, lui faire choisir en l'absence de contre-indications (médicales ou matérielles) ;
- convenir du moment, en tenant compte des impératifs (cités ci-dessus) ;
- évaluer ses capacités d'autonomie, sa mobilité, afin de déterminer avec lui l'aide qu'on va lui apporter :
  - une aide au soin partielle (ex : préparation du matériel et/ou une aide ponctuelle),
  - une aide à la mobilisation avec éventuellement l'utilisation d'un matériel : lève-personne, chariot de transfert, chariot-douche…,
  - une aide totale : le soignant pratiquera le soin ;
- prendre connaissance de ses désirs et de ses habitudes d'hygiène ;
- vérifier l'existence du matériel de toilette et du linge personnel ;
- en conséquence, répertorier le matériel du service nécessaire.

Matériel

- Nécessaire de toilette de la personne, savon, shampoing, peignoir de bain ou drap pour sécher, linge propre.
- Chaise ou tabouret pour la douche.
- Chariot de transfert ou soulève patient pouvant être immergé dans l'eau de la baignoire.
- Pour éviter les glissades : tapis de bain sur le sol (ou serviette ou alèse) et tapis anti-dérapant ou serviette dans le fond de la baignoire et/ou de la douche.
- Préparer la salle de bain avant l'arrivée du patient : température, baignoire remplie à moitié, linge…

2. Réalisation

Efficacité. Aide à la personne

Se référer aux fiches de la toilette (voir fiche 1).

Aide partielle au bain ou à la douche

En fonction des capacités d'autonomie de la personne, le soignant la stimulera selon différents degrés et l'aidera au niveau d'un ou plusieurs besoins.

Exemple :

- la personne a des difficultés à se mobiliser mais peut se laver et s'habiller seule ;
- elle peut se mobiliser mais a des difficultés à se laver une partie du corps ;
- elle a des difficultés à se mobiliser, à se laver et s'habiller, mais participe activement.

Aide à la mobilisation	Aide à l'hygiène	Aide à l'habillement
Pour le bain : • Aider la personne à entrer et sortir : si l'accès n'est pas facile, demander une aide. • Si la personne peut enjamber la baignoire, lui servir d'appui éventuellement (veiller à la perte d'équilibre). • Utiliser si nécessaire le lève-personne. **Pour la douche :** • Montrer les barres d'appui, aider à l'installation sur le siège de douche relevable (ou une chaise, ou un tabouret).	• Préparer le matériel : – stimuler si la personne se lave seule ; – passer voir si tout se déroule normalement. • Aider pour laver les zones du corps difficilement accessibles : dos, fesses, pieds. • A besoin d'aide pour se laver : – savonner le gant, tendre la serviette ; – dire au fur et à mesure ce qu'il faut faire. **Pour la douche :** • Aider à régler la température, le mitigeur, le débit de l'eau.	• Vérifier le choix et la présence de vêtements : – s'habille seul, mais doit être stimulé ; – donner un coup de mains pour réajuster un vêtement et soigner l'apparence. • L'aider à choisir ses vêtements : – sortir son linge et lui présenter ; – a besoin de surveillance pour s'habiller ; – apporter certaines touches finales : boutons, fermeture éclair, chaussettes, chaussures. • Nécessite de l'aide pour se déshabiller et s'habiller.

Aide totale et utilisation du chariot douche

- La personne doit être lavée, car elle ne participe pas activement ;
- procéder avec ordre, méthode et logique, comme pour l'aide partielle et selon les mêmes précautions, proposer un shampoing ;
- rincer tout le corps à l'eau propre avec la douchette ou un broc d'eau ;
- l'envelopper avec le drap de bain, utiliser la serviette pour l'essuyer, l'habiller ;
- procéder à l'hygiène bucco-dentaire et au rasage chez l'homme (voir fiche 4).

Hygiène

- Se laver les mains avant et après le soin ; utiliser des gants si nécessaire (présence de pertes, écoulements…).
- Nettoyer et ranger le matériel et la salle de bain selon le protocole du service.

Sécurité

- Si la personne peut prendre son bain seule, lui demander de ne pas fermer la porte à clé et rester proche en cas de besoin ; si la personne est dépendante, ne pas la laisser seule.
- Vérifier que les tapis antidérapants soient présents (sol, et baignoire ou douche).
- Vérifier la température du bain (38 °C environ) ; veiller à ce que le robinet d'eau chaude ne soit pas brûlant ; en cas de douche, régler le mitigeur.

- Aider la personne à entrer et sortir du bain ; si la personne peut enjamber la baignoire, veiller à la perte d'équilibre et lui servir d'appui éventuellement.
- Sécuriser la personne lorsqu'elle entre dans la baignoire ; lui montrer les points où elle peut se tenir ; la faire entrer doucement dans l'eau et lui faire apprécier la température.
- Si l'accès du bain n'est pas facile, demander une aide.
- Lors d'utilisation d'aides techniques (lève-patient…) :
  – veiller à bloquer les freins des roues ;
  – lors de la manutention, s'assurer que la personne soit stable et en sécurité (sangles ou barres d'appui bloquées) ;
  – lors de l'immersion de la personne dans la baignoire, s'assurer de ne pas lui pincer la peau (entre les parois de la baignoire et le lève-patient) ; y être très attentif pour les personnes obèses.
- S'assurer que la personne n'ait pas froid pendant tout le temps du soin.
- En cas de fatigue de la personne, lui permettre de s'asseoir en installant une chaise près de la baignoire, ou dans la douche.
- En cas de malaise de la personne dans le bain, lui garder la tête hors de l'eau, retirer la bonde de la baignoire pour vider l'eau avant de chercher du secours.
- Observer la présence ou non d'une rougeur et/ou d'une douleur au niveau des points d'appui (sacrum, talons…) ; évaluer les facteurs de risques d'escarres (voir fiche 9).

Confort

- Proposer d'aller aux toilettes avant le bain ou la douche.
- Vérifier la température de la pièce, qui doit être supérieure à celle de la chambre : 20/22 °C.
- Fermer la porte pour garder la chaleur de la pièce et respecter la pudeur.
- Disposer les vêtements propres loin de la douche pour éviter qu'ils ne soient mouillés, mettre la sortie de bain à chauffer éventuellement sur le radiateur.
- Recouvrir le pommeau de la douche avec le gant de toilette pour atténuer la force du jet.
- Recouvrir la personne avec le drap de bain dès sa sortie et sécher rapidement ; proposer une friction de bien-être au niveau des épaules, du dos, des fesses.
- À la fin du soin, aider la personne à se réinstaller et mettre à portée de main après proposition : sonnette, adaptable, eau, verre, lecture, télécommande, affaires personnelles…

Évaluation de la qualité du soin dispensé

Sécurité – Confort – Respect

- Les mesures sont respectées pour prévenir les accidents : chutes, glissades, brûlures…
- Le matériel d'aide aux déplacement est utilisé avec prudence :
  – il ne provoque aucune blessure ou chute ;
  – les roulettes de ces matériels sont toujours bloquées à l'arrêt.
- Les capacités d'autonomie de la personne et ses difficultés sont prises en compte.

- La pudeur de la personne est protégée du regard extérieur, les soins intimes sont effectués avec tact et respectent l'intimité de la personne.
- L'apparence du patient est nette et soignée, la peau est propre et sèche, ses vêtements sont propres.
- Son installation au fauteuil ou dans son lit répond aux critères de sécurité et de confort.

Hygiène

- Les mains du soignant sont lavées avant et après la toilette ; le port de gants est réalisé si nécessaire.
- Aucun matériel de soin (propre ou sale) n'est posé sur le sol.
- Les protocoles d'hygiène et les circuits d'évacuation du linge et des déchets sont respectés.

3. Relation

Avec la personne

- Proposer le bain ou la douche, mais ne pas l'imposer à une personne qui le refuse (peur de l'eau, manque d'habitude…), prendre le temps d'expliquer l'intérêt de cette pratique, sécuriser par ses propos.
- Proposer son aide pour accompagner la personne qui se rend dans la salle de bain, revenir dans sa chambre et se réinstaller sur le fauteuil ou le lit ;
- Respecter l'autonomie, ne pas faire à la place, respecter le rythme de la personne.

Avec l'équipe : noter le soin et transmettre

- Vos observations et toute anomalie au niveau de la peau (irritation, rougeur, coupure…) ou sur le comportement de la personne, les incidents éventuels et les informations apprises au cours de la relation ;
- Aborder en équipe le problème d'une personne qui refuse un bain ou une douche.

Fiche 3

Toilette génitalo-anale Toilette du siège Pose de protection anatomique

But ▶ *Maintenir la peau en état de propreté parfaite et permettre le confort des personnes incontinentes.*

Ce que vous devez savoir

La toilette génitale s'appelle aussi « *petite toilette* » ou « *toilette intime* ». Elle se pratique tous les jours au moment de la toilette et au moment du change chez l'incontinent urinaire.

La toilette du siège se pratique tous les jours au moment de la toilette et après une selle ou une diarrhée chez l'incontinent fécal.

La protection est un change à usage unique. En fonction du degré d'incontinence, il existe différents types de changes : la protection *rectangulaire* maintenue à l'aide d'un slip pour une incontinence légère chez la femme ; la protection *anatomique* maintenue à l'aide d'un slip pour une incontinence moyenne chez l'homme et chez la femme ; le *change complet* pour les incontinences moyennes ou fortes chez les personnes grabataires.

Pour certains changes, un indicateur d'humidité indique que la protection est à changer.

Contexte législatif

Texte infirmier : Code de la santé publique

Art.R.4311-5 : Dans le cadre de son rôle propre, l'infirmier accomplit les actes ou dispense les soins suivants visant à identifier les risques et assurer le confort et la sécurité de la personne et de son environnement et comprenant son information et celle de son entourage :

1°. Soins et procédés visant à assurer l'hygiène de la personne et de son environnement.

25°. Toilette périnéale.

Textes aide-soignant : Référentiel d'activités et référentiel de compétences : Arrêté du 25 janvier 2005. L'aide-soignant exerce son activité sous la responsabilité de l'infirmier, dans le cadre du rôle qui relève de l'initiative de celui-ci, défini par les articles 3 et 5 du décret relatif aux actes professionnels et à l'exercice de la profession d'infirmier.

Activités 1 : Dispenser des soins d'hygiène et de confort à la personne. Toilette génito-anale.

Réaliser des gestes quotidiens permettant d'assurer le confort de la personne : friction de bien être…

Activité 2 : Observer l'état général de la personne : environnement, aspect, propreté, degré de mobilité…, son autonomie et son comportement. Observer l'état de la peau et des muqueuses.

Compétence 1 : Accompagner une personne dans les actes essentiels de la vie quotidienne en tenant compte de ses besoins et de son degré d'autonomie.

Compétence 2 : Apprécier l'état clinique d'une personne.

La règle d'ORR

1. Organisation

Recueil des données et des transmissions

Auprès de l'équipe et du dossier de soins pour s'informer :

- de la présence de problèmes urinaires et/ou fécaux (ex : diarrhée) ;
- de modifications de l'élimination urinaire : présence ou non d'une diurèse ;
- de la présence d'une incontinence urinaire (perte involontaire des urines) ;
- de la présence d'une incontinence fécale (perte involontaire des selles) ;
- du degré d'incontinence et du rythme de change de protection pour préparer le type de change adapté.

⚠ La décision de mettre en place des protections doit se prendre en équipe et avec l'accord de la personne elle-même, si elle a la capacité de communiquer son désir.

Auprès du patient pour :

- prévenir de la toilette génitale et/ou du siège qu'on lui propose ;
- observer la présence ou non de fuites urinaires, de souillures fécales ou d'une protection ;
- convenir du moment de la toilette génitale et/ou du siège : en début de toilette en cas de fuites urinaires ou fécales, au cours de la toilette, ou lors d'un change ;
- évaluer son état de fatigue et ses capacités d'autonomie qui détermineront :
  - une aide au soin partielle : préparation du matériel et aide ponctuelle ou totale : le soignant pratiquera le soin.
  - un change en position couchée pour une personne alitée et fatiguée, en position assise pour une personne dont l'équilibre n'est pas sûr et la stabilité aléatoire, ou en position debout pour toute personne dont l'équilibre est sûr.

Matériel

- Cuvette + eau, gant et serviette (réservés au bas du corps), savon, change à usage unique adapté à la personne ;
- sac pour récupérer le change souillé, papier-toilette.
- gants non stériles à usage unique en application des « précautions standard ».

2. Réalisation

Efficacité – Sécurité – Aide à la personne

Aide partielle à la toilette génitale

En fonction de sa fatigue, de ses capacités d'autonomie et de son degré de participation, proposer au patient de faire lui-même sa toilette intime :

- disposer le matériel autour de lui, préparer éventuellement son gant : le savonner et lui donner, aider à rincer le gant de toilette, donner la serviette ;
- en cas de perte d'autonomie psychique, nommer au fur et à mesure les gestes à pratiquer, guider et stimuler par la parole ;

- en cas de difficultés, prendre le relais et pratiquer la toilette.

Aide totale à la toilette des organes génitaux et à la toilette du siège auprès d'une personne dépendante ou inconsciente

- Mettre les gants non stériles.
- Au niveau des organes génitaux :
  - chez la femme : laver, rincer, sécher les grandes lèvres, les petites lèvres et le méat, de la vulve vers l'anus pour éviter les remontées de germes depuis l'anus ;
  - chez l'homme : toilette du gland, décalotter pour dégager les replis du prépuce, recalotter.
- Au niveau du siège : en cas de présence de selles, enlever le plus gros avec la protection, continuer avec le papier toilette, laver à l'eau et au savon. Bien nettoyer et essuyer le pli inter-fessier pour éviter la macération ; faire une friction de bien-être au niveau des fesses et du dos.
- Observer la présence ou non de rougeur et/ou douleur au niveau du sacrum. Évaluer le risque d'escarres (voir fiche 9).

Pose de protection anatomique

Le change peut se mettre en position couchée, debout, ou au fauteuil.

- En position couchée :
  - le patient étant couché sur le côté, mettre une barrière temporairement du côté opposé pour qu'il puisse s'y maintenir ou demander de l'aide ;
  - mettre le change à plat le long de son corps : la partie arrière (là où se trouvent les adhésifs) au niveau du dos, la partie avant au niveau des cuisses ;
  - déplier le change au niveau des fesses et faire basculer le patient sur le change, faire passer entre les jambes, la partie avant du change, la déplier, la faire reposer sur l'abdomen, fixer les adhésifs.
- En position debout, donner au patient un point d'appui si l'équilibre est instable :
  - prendre le change plié comme il se présente et ouvrir légèrement les côtés de la partie arrière pour décoller les adhésifs, mettre le change entre les jambes du patient ;
  - ramener un des côtés arrière sur celui de devant au niveau de la hanche et fixer l'adhésif ; procéder de même pour l'autre côté.
- Au fauteuil : la partie arrière du change est dépliée sur le fauteuil, la personne s'assied dessus, la partie avant est rabattue sur le devant, les côtés sont ramenés sur le devant et fixés.

Économie

Utiliser la protection au maximum de son efficacité car elle est d'un prix de revient élevé.

Hygiène

- Mettre les gants à usage unique;
- retirer la protection avant de procéder à la toilette génitale ;

- si la personne est trop fatiguée, ou obèse, replier la protection à plat (et non en boule) côté propre entre les jambes pour dégager les parties à laver. Retirer alors complètement la protection lorsque l'on tournera la personne sur le côté ;
- évacuer le linge sale et les déchets selon les circuits.

Confort

- Une toilette sur le bassin peut être proposée à la femme avec rinçage au bock ;
- fixer les adhésifs du change en maintenant sans trop serrer,
- être attentif à ce que les bords soient souples au niveau des cuisses.

Évaluation de la qualité du soin dispensé

Sécurité – Confort – Respect

- Les capacités d'autonomie de la personne et ses difficultés sont prises en compte ;
- les mesures sont prises pour éviter les chutes, lors de la mobilisation du patient et du change au lit ou debout ;
- une toilette génitale et/ou du siège est pratiquée à chaque change ;
- elle est pratiqué avec tact et respecte l'intimité de la personne, la pudeur de la personne qui est protégée du regard extérieur ;
- chez l'homme après la toilette, le gland est bien recalotté ;
- la peau est propre et sèche ;
- la literie est propre, sèche, sans plis, ni miettes ou corps étrangers ;
- il y a absence de fuites, lors de la pose de protection.

Hygiène

- Les mains du soignant sont lavées avant et après la toilette ;
- les « précautions standard » sont respectées lors de la toilette génitale ou du siège : port de gants à usage unique ;
- aucun matériel de soin (propre ou sale) n'est posé sur le sol ;
- les protocoles d'hygiène et les circuits d'évacuation du linge et des déchets sont respectés.

3. Relation

Avec la personne

Agir avec tact et gentillesse, découvrir la personne avec son accord ; dans une chambre à 2 lits, se mettre entre les 2 lits pour faire paravent de son corps ; proposer à la personne de faire elle-même sa toilette intime (ex. : préparer le gant).

Parler de **protection**, éviter de parler de **couche** ou d'avoir un comportement qui assimile au change du bébé.

Avec l'équipe : noter le soin et transmettre

Transmettre vos observations et toute anomalie :

- au niveau de la peau : irritation, rougeur, coupure ;
- au niveau des urines et des selles (voir fiches 16 et 22 : « Transmissions ») ;
- au niveau de l'appareil génito-urinaire : rougeur, lésions, prurit, écoulement, douleur, odeur…

Fiche 4

Soins d'hygiène complémentaire

I. Hygiène bucco-dentaire

But ▸ *Prévenir le développement des germes et l'apparition des caries grâce à l'action mécanique du brossage des dents.*

Ce que vous devez savoir

L'hygiène bucco-dentaire – ou brossage des dents – se pratique matin et soir. Elle est différente du soin de bouche qui est un soin à part entière, réservé pour des cas bien particuliers (hyperthermie, déshydratation…).
Les personnes âgées ont fréquemment des appareils dentaires. Ils doivent être entretenus comme les dents.

Contexte législatif

Texte infirmier : Code de la santé publique
Art. R.4311-5 : Dans le cadre de son rôle propre, l'infirmier accomplit les actes ou dispense les soins suivants visant à identifier les risques et assurer le confort et la sécurité de la personne et de son environnement et comprenant son information et celle de son entourage.
1°. Soins et procédés visant à assurer l'hygiène de la personne et de son environnement.
Textes aide-soignant : Référentiel d'activités et référentiel de compétences (Arrêté du 25 janvier 2005). L'aide-soignant exerce son activité sous la responsabilité de l'infirmier, dans le cadre du rôle qui relève de l'initiative de celui-ci, défini par les articles 3 et 5 du décret relatif aux actes professionnels et à l'exercice de la profession d'infirmier.
Activités 1 : Dispenser des soins d'hygiène et de confort à la personne. Hygiène bucco-dentaire.
Réaliser des gestes quotidiens permettant d'assurer le confort de la personne : friction de bien être…
Activité 2 : Observer l'état général de la personne : environnement, aspect, propreté, degré de mobilité…, son autonomie et son comportement. Observer l'état de la peau et des muqueuses.
Compétence 1 : Accompagner une personne dans les actes essentiels de la vie quotidienne en tenant compte de ses besoins et de son degré d'autonomie.
Compétence 2 : Apprécier l'état clinique d'une personne.

La règle d'ORR

1. Organisation

Recueil des données et des transmissions

Auprès de l'équipe et du dossier de soins pour s'informer :
- de contre-indications éventuelles ou de risque de fausse route.

Auprès du patient pour :
- le prévenir du soin qu'on lui propose ;

- convenir du moment de l'hygiène dentaire, en général 3 fois par jour : en fin de toilette, après les repas, le soir au coucher ;
- évaluer son état de fatigue et ses capacités d'autonomie qui détermineront une aide au soin partielle (installation et préparation du matériel) ou totale (le soignant pratiquera le soin) ;
- s'informer de ses habitudes de vie ;
- prendre connaissance de l'existence d'un appareil dentaire, de matériel d'hygiène dentaire.

Matériel

- Serviette de protection, brosse à dent, dentifrice, verre d'eau, récipient pour cracher, mouchoirs ;
- en cas d'appareil dentaire : prévoir en plus un verre ou une cupule pour déposer l'appareil dentaire, et un produit nettoyant spécifique.

2. Réalisation

Efficacité – Aide à la personne

Aide partielle au brossage des dents

En fonction de sa fatigue et de ses capacités d'autonomie, aider le patient à pratiquer son brossage des dents :

- disposer le matériel autour de lui, préparer éventuellement la brosse à dent : mettre le dentifrice ;
- faire brosser les dents avec la brosse et le dentifrice, faire rincer la bouche à l'eau claire et cracher dans le récipient, donner la serviette.
- en cas de perte d'autonomie psychique, nommer au fur et à mesure les gestes à pratiquer ; guider et stimuler par la parole ;
- en cas de difficultés, prendre le relais et pratiquer le brossage des dents.

Aide totale au brossage des dents

- Brosser les dents sur le devant et sur les côtés pendant 2 à 3 min, maintenir le récipient sous le menton pour que la personne puisse cracher, essuyer le tour de la bouche ;
- *en cas d'appareil dentaire :*
  - il est enlevé le soir au coucher, rincé à l'eau courante et trempé dans le produit nettoyant pour appareil dentaire,
  - le matin, il est brossé avec la brosse à dents et rincé avant de le redonner à la personne.

Économie

⚠ L'appareil dentaire est d'un prix élevé : **ne pas le faire tomber** car il est fragile ; **ne pas le perdre** en le mettant dans un mouchoir jetable ou dans un récipient prêtant à confusion.

Sécurité

⚠ Ne pas faire pratiquer l'hygiène bucco-dentaire aux malades qui ont perdu leur réflexe de déglutition (risque de fausse route).

Confort

- Penser à proposer ce soin et aider la personne si elle ne peut le faire seule ;
- en cas d'absence de dentifrice, le brossage peut se faire à l'eau et **en cas d'absence de matériel d'hygiène**, faire rincer la bouche avec une solution dentaire ou désinfectante qui permettra d'éliminer les débris alimentaires et de rafraîchir la bouche ;
- si la personne ne peut enlever son appareil dentaire seule, lui enlever avec un mouchoir en papier : commencer par celui du haut ; l'aider pour remettre l'appareil ;
- maintenir le haricot sous le menton pour que la personne puisse cracher, essuyer le tour de la bouche.

Hygiène

- En cas d'absence de matériel personnel, la brosse à dents ne doit jamais passer d'un patient à un autre avec le risque de contamination majeure ;
- nettoyer et ranger le matériel personnel du patient ;
- se laver les mains.

Évaluation de la qualité du soin dispensé

Sécurité – Économie

- Le brossage des dents n'est pas pratiquée au patient qui a perdu son réflexe de déglutition ;
- l'appareil dentaire d'un prix élevé est identifié au nom de la personne, pour ne pas le mélanger avec d'autres ; il est manipulé avec précautions pour éviter les risques de perte ou de chute.

Hygiène

- Les mains du soignant sont lavées avant et après le brossage des dents ;
- le patient a utilisé son matériel d'hygiène dentaire strictement personnel ;
- du matériel jetable a été utilisé en cas d'absence de matériel personnel.

3. Relation

Avec la personne

Le faire participer au soin. Lui faire demander à sa famille de rapporter le matériel manquant. Respecter ses habitudes d'hygiène.

Avec l'équipe : noter le soin et transmettre

Vos observations et toute anomalie au niveau de la bouche : rougeur, sécheresse, gonflement. Communiquer ce que la personne a été capable de faire seule.

II. Hygiène des mains et soins des ongles

But ▸ *Maintenir la propreté des mains et des ongles d'une personne alitée ou dépendante.*

Ce que vous devez savoir

Les ongles sont le réceptacle de nombreux germes et doivent être entretenus propres et courts. L'ongle croît en moyenne de 3 mm par mois. En 5 à 6 mois, l'ongle est renouvelé. Les mains se souillent facilement et sont un facteur de contamination (contamination manuportée).

La règle d'ORR

1. Organisation

Recueil des données et des transmissions

Auprès de l'équipe et du dossier de soins pour s'informer :

- d'une perte des capacités d'autonomie physique ou psychique de la personne qui l'empêche momentanément ou définitivement de pratiquer l'hygiène de ses mains ;
- de la nécessité d'un lavage des mains et d'une coupe d'ongles éventuelle.

Auprès du patient pour :

- le prévenir du soin d'hygiène qu'on lui propose ;
- évaluer son état de fatigue et ses capacités d'autonomie qui détermineront une aide au soin partielle (installation et préparation du matériel) ou totale (le soignant pratiquera lui-même le lavage des mains et éventuellement la coupe d'ongles).

Matériel

- Pour les mains : cuvette, eau, savon, serviette ;
- pour les ongles : brosse, ciseaux ou coupe-ongles, lime.

2. Réalisation

Efficacité – Hygiène

- Faire tremper les mains dans l'eau (chaude si les ongles sont durs) ;
- laver les mains, brosser les ongles ;
- si nécessaire couper les ongles en amande (en arrondi alors que pour les pieds c'est au carré), les limer.

Sécurité

Veiller à ne pas couper la peau.

Confort

- Proposer le lavage des mains au malade avant les repas et avant de se coucher et répondre à la demande ;

- le soin peut être suivi d'un massage des mains.

Évaluation de la qualité du soin dispensé

Sécurité – Confort – Respect

- La température de l'eau est mesurée pour ne pas brûler la personne ;
- les mains du patient sont propres, les ongles sont coupés sans douleur et sans lésions ;
- la personne exprime sa satisfaction et sa détente ; ses mains sont propres, les ongles sont courts et nets.

Hygiène

- Les mains du soignant sont lavées avant et après le soin ;
- aucun matériel de soin (propre ou sale) n'est posé sur le sol.

3. Relation

Avec la personne

Le soin d'ongles peut être un support relationnel. Le contact « main dans la main » avec la personne pendant 15 à 20 min, par une transmission sensorielle et émotionnelle, favorise la détente et la communication.

Le soin d'ongles personnalise la main, concourt à l'esthétique et valorise le corps.

Avec l'équipe : noter le soin et transmettre

- Toute observation au niveau de l'état cutané ou tout incident au niveau de la coupe d'ongles ;
- la satisfaction ou non de la personne.

III. Rasage de la barbe

But ▸ *Pratiquer le rasage permet au patient de garder une apparence nette et une apparence positive de lui-même.*

Ce que vous devez savoir

Le rasage s'effectue tous les jours, en général au moment de la toilette.
Le rasoir électrique s'utilise sur peau sèche.
Le rasoir mécanique s'utilise sur une peau humide.

La règle d'ORR

1. Organisation

Recueil des données et des transmissions

Au niveau de l'équipe et du dossier de soins pour s'informer :

- de l'existence de précautions particulières auprès de patients à risque : saignements prolongés lors de coupures (traitement anticoagulant…), risque d'infection.

Au niveau du patient pour :

- lui proposer le rasage de la barbe, observer l'existence du matériel personnel ;
- prendre connaissance de ses habitudes de vie ;
- évaluer son état de fatigue et ses capacités d'autonomie qui détermineront une aide au soin partielle (installation et préparation du matériel) ou totale (le soignant pratiquera lui-même le rasage).

Matériel

- Rasoir électrique ou mécanique personnel au patient avec crème à raser, blaireau, miroir ;
- récipient d'eau chaude, serviette et gant, lotion après rasage.

2. Réalisation

Efficacité – Aide à la personne

Aide partielle au rasage de la barbe

En fonction de sa fatigue et de ses capacités d'autonomie, aider le patient à pratiquer son rasage :

- respecter ses habitudes de rasage et proposer ce soin selon son désir : en début de toilette ou en fin ;
- si la personne peut se raser seule, disposer sur l'adaptable ou à portée de main tout le matériel nécessaire ;
- l'aider à s'installer en position assise, lui donner la serviette à mettre sur le thorax ;
- en cas d'utilisation de rasoir mécanique, l'aider si nécessaire à étendre la crème à raser ;
- en cas de perte d'autonomie psychique, nommer au fur et à mesure les gestes à pratiquer, guider et stimuler par la parole ;
- en cas de difficultés, prendre le relais et pratiquer le rasage.

Aide totale au rasage de la barbe

Utilisation du rasoir électrique	Utilisation du rasoir mécanique
• Il s'utilise sur peau sèche, avant la toilette ; procéder au rasage des joues, du menton, de la moustache • Ne pas irriter la peau en insistant trop sur certaines zones	• Il s'utilise sur peau humide • Étendre à la main la crème à raser et attendre environ 30 s avant de commencer le rasage : cela aide au ramollissement de la barbe • Tendre la peau, raser en allant « à rebrousse-poil » : joues, menton, moustache. • Rincer aussi souvent que nécessaire et sécher le visage.

- Raser avec précaution et prudence surtout là où la peau est plus souple et moins tendue, pour éviter de la couper ;
- être particulièrement attentif à ne pas couper la peau auprès de patients à risque ;
- étendre la lotion après rasage, après accord du patient ;
- en cas de contre-indication à la position, le rasage peut s'effectuer le patient étant couché.

Hygiène

- Le rasoir est strictement personnel et ne doit pas passer d'un malade à un autre (risque de contamination) ;
- nettoyer et ranger le matériel personnel du patient ;
- vider le rasoir électrique des poils.

Sécurité

Pour éviter de couper la peau, raser avec précaution et prudence surtout là où la peau est plus souple et moins tendue.

Ne pas laisser une personne fatiguée se raser seule avec un rasoir électrique, devant une cuvette pleine d'eau.

Confort

- Respecter les habitudes de rasage de la personne et raser selon son désir au début de la toilette ou à la fin ;
- ne jamais raser le visage d'une femme pour enlever des poils disgracieux sans son accord exprès ou celui de sa famille.

Évaluation de la qualité du soin dispensé

Sécurité – Confort – Respect

- Un patient fatigué, malhabile ou perturbé n'est pas laissé seul ; il est rasé par le soignant ;
- l'apparence du patient est nette ; la peau de son visage est lisse, avec absence de lésions cutanées : irritations, rougeurs, coupures ;
- le patient exprime son bien-être et sa satisfaction ;

Hygiène

- Les mains du soignant sont lavées avant et après le rasage de la barbe ;
- le patient a utilisé son matériel de rasage strictement personnel ;
- du matériel jetable a été utilisé en cas d'absence de matériel personnel.

3. Relation

Avec la personne

La faire participer au soin.

Avec l'équipe : noter le soin et transmettre

Transmettre vos observations au niveau de la peau (rougeur, sécheresse, gonflement, coupure…) et ce que la personne a été capable de faire seule.

Shampooing et coiffage des cheveux

But ▸ *Le shampooing, appelé aussi capiluve, est un soin d'hygiène qui permet d'assurer la propreté des cheveux et un soin de confort qui favorisera le bien-être psychologique.*

Ce que vous devez savoir

Il existe des contre-indications à ce soin : lésions au niveau de la tête (plaies, traumatismes crâniens) ou au niveau de la colonne vertébrale (fracture du rachis, port de minerve). C'est un soin qui peut se pratiquer au lit ou au fauteuil, qui est apprécié aussi bien à l'hôpital qu'à domicile.

Contexte législatif

Texte infirmier : Code de la santé publique
Art. R.4311-5 : Dans le cadre de son rôle propre, l'infirmier accomplit les actes ou dispense les soins suivants visant à identifier les risques et assurer le confort et la sécurité de la personne et de son environnement et comprenant son information et celle de son entourage.
1°. Soins et procédés visant à assurer l'hygiène de la personne et de son environnement.
Textes aide-soignant : Référentiel d'activités et référentiel de compétences (Arrêté du 25 janvier 2005). L'aide-soignant exerce son activité sous la responsabilité de l'infirmier, dans le cadre du rôle qui relève de l'initiative de celui-ci, défini par les articles 3 et 5 du décret relatif aux actes professionnels et à l'exercice de la profession infirmier.
Activités 1 : Dispenser des soins d'hygiène et de confort à la personne. Réaliser des gestes quotidiens permettant d'assurer le confort de la personne.
Activité 2 : Observer l'état général de la personne : environnement, aspect, propreté, degré de mobilité…, son autonomie et son comportement. Observer l'état de la peau et des muqueuses.
Compétence 1 : Accompagner une personne dans les actes essentiels de la vie quotidienne en tenant compte de ses besoins et de son degré d'autonomie.
Compétence 2 : Apprécier l'état clinique d'une personne.

La règle d'ORR

1. Organisation

Recueil des données et des transmissions

Auprès de l'équipe et du dossier de soins pour s'informer :

- d'une indication du shampoing ou de précautions particulières : possibilité de s'asseoir ou non ; maintien de la tête en arrière ou non… ;
- ⚠ de contre-indications éventuelles : interdiction d'asseoir le patient, ou de le mettre en position allongée.

Auprès du patient pour :

- le prévenir du shampoing et convenir de l'heure ;
- s'informer de la présence de douleurs cervicales ;
- connaître ses habitudes d'hygiène et évaluer son état de fatigue ou son handicap et son autonomie et ses capacités pour solliciter sa participation ;
- observer l'existence de matériel de toilette et linge personnel, et répertorier le matériel de service nécessaire.

En fonction de ces critères (contre-indications, précautions, fatigue, douleurs, handicap), le shampoing, en accord avec la personne, se pratiquera au lavabo ou au lit ou au cours d'une douche ou d'un bain.

Matériel

Adapter le matériel en fonction de celui du patient et des ressources du service :

- matériel **d'hygiène** : cuvette au lit ou lavabo, shampooing, serviette, eau, douchette ou broc ou bouteille ;
- matériel **de protection et fixation** : alèse en caoutchouc ou sac plastique, alèse en tissu ou serviette, pince à clamper ou épingle de sûreté ou pince à linge ;
- matériel **d'entretien des cheveux** : peigne, brosse, barettes, sèche-cheveux, miroir ;
- matériel d'évacuation du linge et des déchets : sac, haricot…

Penser :

- où poser le matériel propre dans la chambre (chariot, adaptable, chaise…) ;
- où poser le matériel utilisé (chariot, cuvette qui récupère tout le matériel…).

2. Réalisation

Efficacité – Aide à la personne

- « Prendre le temps » d'installer la personne avant de commencer le soin. Ceci est particulièrement important pour assurer son confort et éviter les débordements d'eau ou les fuites :

Installation au lavabo	Installation au lit
Faire choisir à la personne de s'installer : • dos tourné au lavabo, tête en arrière (comme chez le coiffeur), mais difficile pour les personnes qui ont la nuque raide ou douloureuse, • ou assis devant le lavabo tête penchée en avant.	**La personne est installée :** • en position demi-assise, le dos calé par le traversin plié en deux, la tête penchée en arrière, • ou à plat en diagonale dans le lit, une aide maintient la tête. La cuvette est posée à la tête du lit sur une protection ou une serviette.

Préparer une gouttière avec les alèses, ne pas faire un trop grand revers avec l'alèse en toile, car amené à être mouillé, il fera « mèche » et inondera la personne.

- Les maintenir autour du cou avec la pince, la fixer sans trop serrer pour ne pas gêner, mais suffisamment pour éviter les fuites.
- Laisser tomber l'alèse en plastique dans la cuvette ou le lavabo afin de recueillir l'eau.

- Bien mouiller tous les cheveux (même les petits au niveau de la nuque) ; appliquer le shampoing, frictionner doucement et masser le cuir chevelu du bout des doigts, rincer et faire si nécessaire un deuxième shampoing, rincer abondamment et correctement, surtout du côté opposé au soignant (moins visible).
- Retirer l'alèse en plastique (la mettre momentanément dans la cuvette ou le lavabo), retirer la cuvette et éventuellement les cotons des oreilles, le gant de protection.
- Remonter l'alèse en tissu ou la serviette sur les cheveux, les essuyer.
- Les démêler, les sécher, et les coiffer selon les habitudes et les désirs de la personne.

Économie

- Attention aux malades porteurs de lunettes ou d'appareils auditifs : les retirer, ne pas les faire tomber ;
- doser raisonnablement le shampooing.

Hygiène

- Le matériel (cuvette, broc…) ne doit pas être posé par terre ;
- protéger la brosse ou le peigne par une compresse passée à travers les dents, elle permettra de récupérer les cheveux qui tombent ;
- nettoyer le matériel, le décontaminer si nécessaire selon le protocole d'hygiène, et le ranger ;
- si le sol est mouillé, terminer le soin et penser à essuyer ;
- évacuer le linge sale et les déchets selon les circuits.

Sécurité

- Ne pas mettre les insuffisants respiratoires en position demi-allongée ;
- ne pas asseoir le patient qui doit rester allongé ;
- ce soin pouvant être ressenti comme fatigant par certains malades, s'assurer de leur degré de fatigue ;
- éviter que la personne ne prenne froid, recouvrir la tête avec une serviette, sécher avec le sèche-cheveux.

Confort

- Proposer avant le soin le bassin ou les toilettes ;
- les alèses étant roulées l'une dans l'autre, mettre contre le cou celle en coton et non celle en plastique ;
- proposer les éléments de confort : boules de coton et gant de toilette, pour éviter l'eau dans les oreilles et dans les yeux. On peut tiédir le shampooing avec un peu d'eau chaude dans une cupule ou dans sa main ;
- veiller à la bonne température de l'eau, proposer à la personne de la tâter ;
- frictionner doucement et masser le cuir chevelu ;
- démêler les cheveux avec douceur et sans tirer ; coiffer les cheveux selon les désirs de la personne, lui proposer éventuellement une mise en plis ou un brushing. Ne jamais couper les cheveux sans son accord ou celui de ses proches ;
- si la personne est mouillée, la changer.

Évaluation de la qualité du soin dispensé

Sécurité – Confort – Respect

- Le patient qui a des problèmes respiratoires est installé en position assise ;
- le patient qui doit rester allongé est installé à plat et en diagonale dans le lit ;
- la température de l'eau est mesurée ;
- les capacités d'autonomie de la personne et ses difficultés sont prises en compte ;
- l'installation de la personne n'entraîne pas d'inconfort ou de douleur, son degré de fatigue est mesuré avant et pendant le lavage et coiffage des cheveux ;
- les cheveux du patient sont propres et secs, l'image corporelle est soignée, sa coiffure est adaptée à son âge et conforme à ses désirs ;
- la personne exprime sa satisfaction.

Hygiène

- Les mains sont lavées avant et après le shampoing ;
- aucun matériel de soin (propre ou sale) n'est posé sur le sol ;
- les protocoles d'hygiène et les circuits d'évacuation du linge et des déchets sont respectés.

3. Relation

Avec la personne

- La prévenir et convenir avec elle si possible de l'heure du shampooing ;
- respecter ses habitudes d'hygiène ;
- la solliciter pour qu'elle exprime son confort ou son inconfort au niveau de son installation, la température de l'eau, une fatigue éventuelle… ;
- soigner l'image corporelle de la personne, en favorisant la coiffure, l'esthétique, proposer un miroir.

Avec l'équipe : noter le soin et transmettre

Transmettre à l'infirmier, vos observations au niveau du cuir chevelu et toute anomalie au niveau du comportement de la personne à travers ses attitudes et paroles, ainsi que l'expression de sa satisfaction ou non et de son bien-être.

Bain de pieds et soins d'ongles

But ▸ *Le bain de pieds appelé aussi pédiluve est un soin d'hygiène qui permet la propreté des pieds et un soin de confort qui procure détente et bien-être.*

Ce que vous devez savoir

C'est un soin qui peut se pratiquer au lit ou au fauteuil. L'hygiène des pieds peut se pratiquer aussi au cours de la toilette, de la douche ou du bain.
Le pédiluve au lit est contre-indiqué chez une personne qui ne peut plier les articulations des genoux (opérations, douleurs, rhumatismes) ou en présence d'œdèmes importants et douloureux, plaies ou lésions au niveau de la jambe ou du pied.
Le pédicure est le spécialiste des soins du pied, c'est à lui que reviennent les soins des cors, durillons, etc., qui demandent des techniques et du matériel particuliers.

Contexte législatif

Texte infirmier : Code de la santé publique
Art. R.4311-5 : Dans le cadre de son rôle propre, l'infirmier accomplit les actes ou dispense les soins suivants visant à identifier les risques et assurer le confort et la sécurité de la personne et de son environnement et comprenant son information et celle de son entourage.
1°. Soins et procédés visant à assurer l'hygiène de la personne et de son environnement.
Textes aide-soignant : Référentiel d'activités et référentiel de compétences (Arrêté du 25 janvier 2005). L'aide-soignant exerce son activité sous la responsabilité de l'infirmier, dans le cadre du rôle qui relève de l'initiative de celui-ci, défini par les articles 3 et 5 du décret relatif aux actes professionnels et à l'exercice de la profession infirmier.
Activités 1 : Dispenser des soins d'hygiène et de confort à la personne. Réaliser des gestes quotidiens permettant d'assurer le confort de la personne : friction de bien être…
Activité 2 : Observer l'état général de la personne : environnement, aspect, propreté, degré de mobilité…, son autonomie et son comportement. Observer l'état de la peau et des muqueuses.
Compétence 1 : Accompagner une personne dans les actes essentiels de la vie quotidienne en tenant compte de ses besoins et de son degré d'autonomie.
Compétence 2 : Apprécier l'état clinique d'une personne.

La règle d'ORR

1. Organisation

Recueil des données et des transmissions

Auprès de l'équipe et du dossier de soins

Pour s'informer de l'indication du bain de pieds, de contre-indications éventuelles (plaies, pansements, plâtres…).

Auprès du patient pour :

- le prévenir du soin d'hygiène qu'on lui propose et convenir de l'heure du pédiluve ;

- prendre connaissance de ses habitudes de vie ;
- évaluer son état de fatigue ;
- observer l'existence de matériel de toilette et linge personnel et de coupe d'ongles et répertorier le matériel de service nécessaire.

En fonction de ces critères (contre-indications, précautions, fatigue, douleurs), le pédiluve, en accord avec la personne, se pratiquera au cours d'une douche ou d'un bain, ou au fauteuil, exceptionnellement au lit.

Matériel

- Pour un **pédiluve au fauteuil** : alèse en coton ou à usage unique (ou à domicile : une serpillière propre) à poser sur le sol pour éviter de le mouiller ;
- pour un **pédiluve au lit** : alèse en coton et alèse en caoutchouc ou protection plastique (sac…) à poser sur le lit pour le protéger ;
- matériel d'hygiène : bassine d'eau, savon, serviette, gant, broc ou bouteille pour rincer ;
- matériel d'entretien des ongles : ciseaux ou pince à ongles (s'assurer qu'ils coupent), compresses, papier cellulose (sopalin) ;
- matériel de confort : linge propre, chaussettes, bas de contention, collants, chaussons… ;
- matériel d'évacuation du linge et des déchets : sac plastique, haricot…

Penser :

- où poser le matériel propre dans la chambre (chariot, adaptable, chaise…) ;
- où poser le matériel utilisé (chariot, bassine qui récupère l'ensemble du matériel…).

2. Réalisation

Efficacité – Aide à la personne

- Aider le patient à s'installer confortablement au fauteuil, la protection sur le sol et la bassine en partie remplie d'eau tiède ou chaude, dans le sens de la longueur pour que les pieds reposent à l'aise ;
- la bassine doit être suffisamment remplie, aux deux tiers ou à moitié, les chevilles sont recouvertes d'eau (compléter le niveau d'eau avec les brocs) ;
- faire tremper les pieds dans l'eau 5 à 10 minutes pour permettre de décoller les particules sales ou les peaux mortes, ramollir les ongles et procurer un délassement. Ne pas oublier la personne ;
- laver à l'eau savonneuse de la jambe vers le pied (du plus propre au plus sale), en insistant entre les orteils, rincer et sécher les jambes et les pieds ;
- pratiquer une coupe d'ongles si nécessaire, sauf pour les personnes à risque.

Hygiène

- Le matériel (cuvette, broc, savon) ne doit pas être posé directement sur le sol, mais sur la protection ;
- pour les soins de coupe d'ongles, ne pas poser le pied de la personne sur sa blouse de soignant ; intercaler la serviette si elle est propre ou un papier cellulose (sopalin), récupérer les ongles coupés dans la compresse ou le sopalin ;

- après le soin, si nécessaire, remettre des chaussettes ou bas propres ;
- si le sol est mouillé, terminer le soin et penser à essuyer ;
- nettoyer le matériel – le laver, le désinfecter – et le ranger ;
- évacuer le linge sale et les déchets selon les circuits.

Sécurité

Pour la coupe d'ongles : être particulièrement attentif et vigilant pour ne pas provoquer de mini-lésions ; adopter une position confortable et utiliser les instruments, pinces ou ciseaux, que l'on maîtrise le mieux ; couper les ongles au carré pour éviter qu'ils ne s'incarnent.

Ne pas couper les ongles présentant des anomalies, de même que ceux d'un diabétique, particulièrement sujet aux risques infectieux.

Confort

- S'assurer avant le soin que la personne n'ait pas besoin du bassin ;
- pour un **pédiluve au lit**, le bas de la literie étant replié sur le malade : enlever au préalable la couverture pour éviter une accumulation de poids et de chaleur et préserver la pudeur de la personne en installant une serviette ou une alèse entre ses jambes ;
- veiller à la bonne température de l'eau, proposer à la personne de la tâter ;
- mettre la bassine dans le sens de la longueur, ou utiliser une cuvette suffisamment grande pour que les pieds reposent à plat et à l'aise ;
- proposer une friction douce des jambes si elles sont saines et non douloureuses avec la main savonneuse ;
- frictionner les talons pour réactiver la circulation sanguine ;
- lorsque l'on retire les pieds de l'eau, déplacer la bassine au fur et à mesure, pour éviter que la personne ne se retrouve les jambes écartées ;
- bien sécher entre les doigts de pied et enlever les petites peaux mortes éventuelles (compresse sèche ou alcoolisée, ou serviette), ne pas trop insister auprès des personnes particulièrement chatouilleuses ;
- les jambes étant propres et sèches, proposer d'appliquer la crème hydratante personnelle (du bas vers le haut : sens du retour veineux).

Évaluation de la qualité du soin dispensé

Sécurité – Confort – Respect

- La température de l'eau est mesurée pour ne pas brûler la personne ;
- le degré de fatigue du patient est mesuré avant et pendant le soin ;
- l'installation de la personne n'entraîne pas d'inconfort ;
- le temps de trempage des pieds n'est pas trop long,
- les ongles ont été coupés au carré sans douleur et sans lésions ;
- en cas de lésion accidentelle au niveau de la coupe d'ongle, l'infirmier est prévenu immédiatement ;
- les soins des cors, durillons, ainsi que la coupe d'ongles des diabétiques particulièrement sujets aux risques infectieux, sont laissés au pédicure ;

- la personne exprime sa satisfaction et sa détente ; ses pieds sont secs et propres, les ongles propres et nets.

Hygiène

- Les mains du soignant sont lavées avant et après le bain de pieds et la coupe d'ongles du patient ;
- aucun matériel de soin d'hygiène (propre ou sale) n'est posé sur le sol ;
- les protocoles d'hygiène et les circuits d'évacuation du linge et des déchets sont respectés.

3. Relation

Avec la personne

- La solliciter pour qu'elle exprime son confort ou son inconfort au niveau de son installation et de la température de l'eau ;
- respecter ses habitudes d'hygiène.

Avec l'équipe : noter le soin et transmettre

- Le soin, vos observations et toute anomalie au niveau de l'état cutané (douleur ou rougeur au niveau des talons) et tout incident au moment de la coupe d'ongle : coloration de la peau, œdème ou douleur à la palpation, ongle incarné ;
- la nécessité de pratiquer une coupe d'ongles (qui n'a pas été faite car elle comportait des risques) pour programmer un soin de pédicure ;
- le comportement de la personne à travers ses attitudes et paroles.

Toilette au lit auprès d'un patient porteur de dispositif médical ou d'appareillage

But ▸ *Conserver la peau et les phanères en parfait état de propreté, et prévenir l'apparition de lésions cutanées (rougeur, escarres...).*
Assurer les soins d'hygiène et de confort auprès d'un patient dépendant ou inconscient, qui ne peut se lever : impossibilité ou interdiction (prescription médicale), en tenant compte de son état clinique et de la présence d'appareillages ou dispositifs médicaux.

Ce que vous devez savoir

La toilette est un soin du rôle propre infirmier qui, pour la personne dépendante ou inconsciente, est réalisé au lit. C'est un soin à part entière qui doit répondre à certaines précautions et qui, pour être adapté, devra tenir compte de la prescription médicale, de l'interdiction de se lever, de l'état clinique de la personne, et de la présence d'appareillages et dispositifs médicaux.
L'aide-soignant peut la pratiquer (sauf cas particulier : toilette stérile des grands brûlés).
Une toilette complète au lit, pour ne pas trop fatiguer le patient, se pratique en 20 à 40 min environ.

Contexte législatif

Texte infirmier : Code de la santé publique
Art. R.4311-5 : Dans le cadre de son rôle propre, l'infirmier accomplit les actes ou dispense les soins suivants visant à identifier les risques et assurer le confort et la sécurité de la personne et de son environnement et comprenant son information et celle de son entourage.
1°. Soins et procédés visant à assurer l'hygiène de la personne et de son environnement.
Textes aide-soignant : Référentiel d'activités et référentiel de compétences (Arrêté du 25 janvier 2005). L'aide-soignant exerce son activité sous la responsabilité de l'infirmier, dans le cadre du rôle qui relève de l'initiative de celui-ci, défini par les articles 3 et 5 du décret relatif aux actes professionnels et à l'exercice de la profession infirmier.
Activités 1 : Dispenser des soins d'hygiène et de confort à la personne. Effectuer une toilette partielle ou complète en fonction de l'autonomie et du handicap. Réaliser des gestes quotidiens permettant d'assurer le confort de la personne : friction de bien être...
Activité 2 : Observer l'état général de la personne : environnement, aspect, propreté, degré de mobilité..., son autonomie et son comportement. Observer l'état de la peau et des muqueuses. Observer le bon fonctionnement des appareillages et dispositifs médicaux.
Compétence 1 : Accompagner une personne dans les actes essentiels de la vie quotidienne en tenant compte de ses besoins et de son degré d'autonomie.
Compétence 2 : Apprécier l'état clinique d'une personne.
Compétence 3 : Réaliser des soins adaptés à l'état clinique de la personne.

La règle d'ORR

1. Organisation

Recueil des données et des transmissions

Auprès de l'équipe et du dossier de soins pour s'informer :

- de l'indication de la toilette au lit et de la prescription médicale : période post-opératoire, réanimation, coma, interdiction de lever ;
- de la raison de la dépendance de la personne : son handicap, sa pathologie, une fin de vie… ;
- de son état clinique : grande fatigue, hyperthermie, malade inconscient, en fin de vie; malade douloureux : douleur chronique, en post-opératoire…
- de la présence d'appareillages : attelle, plâtre, traction… ;
- de la présence de dispositifs médicaux : pansements, drains, sondes, oxygène… ;

Auprès du patient

Selon les informations, lui proposer une toilette complète au lit, une toilette partielle ou une toilette au chariot-douche :

- lorsqu'il est fatigué, voir avec lui les soins d'hygiène que l'on va pratiquer en priorité et ceux que l'on va différer ;
- lorsqu'il est douloureux, voir avec lui le moment le plus opportun. Attendre éventuellement les effets d'un traitement antalgique.

Matériel

Voir le matériel de la toilette au lavabo (voir fiche 1).

2. Réalisation

Efficacité – Sécurité – Hygiène – Une toilette adaptée au patient

Préalables à la toilette : allumer la présence ; fermer portes et fenêtres : veiller à la bonne température de la pièce.

Lors de présence de selles, commencer par la toilette du siège (voir fiche 3).

Proposer le bassin avant de commencer la toilette.

Le soignant procédera à la toilette avec ordre, méthode et logique comme pour la toilette au lavabo (voir fiche 1) et selon les mêmes précautions.

La toilette doit tenir compte de l'état clinique du patient

Si le patient est fatigué, la toilette ne doit pas être trop longue :

- assurer les soins d'hygiène prioritaire (visage, mains, dos, toilette génito-anale…) ;
- différer l'hygiène des autres parties du corps à un autre moment de la journée ;
- éviter les retournements intempestifs et trop nombreux ;
- proposer éventuellement une toilette au chariot-douche.

Si le patient présente une hyperthermie (voir fiche 49), la toilette doit être rapide et précise pour éviter la fatigue et le refroidissement du patient :

- voir avec lui la température de l'eau qu'il désire ;
- ne découvrir les zones à laver qu'au fur et à mesure et sécher rapidement ;

- en cas de transpiration forte, proposer de le rafraîchir avec une friction avec son eau de toilette.

Si le patient est douloureux (voir fiche 58), la toilette doit être un moment de répit et non d'augmentation de la douleur :

- demander l'aide d'un soignant pour synchroniser en douceur les différents gestes ;
- réfléchir à ne retourner qu'une fois le patient et laver : ⇨visage⇨thorax⇨bras⇨jambes-pieds⇨organes génitaux, tourner ⇨dos⇨fesses⇨jambes-pieds (en ajustant les gants haut et bas).

Si le patient est hémiplégique, l'aide sera partielle ou totale :

- selon le handicap, la toilette peut se pratiquer au lit, au chariot-douche, ou au lavabo ;
- faire participer l'hémiplégique et le stimuler pour qu'il s'intéresse à son côté paralysé ;
- toilette du siège et pose de protections anatomiques lors d'incontinence.

Si le patient est inconscient, la toilette doit être effectuée avec douceur et attention car le patient ne peut exprimer ce qu'il peut éventuellement ressentir :

- observer l'hygiène de la peau pour prévenir l'altération des téguments (rougeur, escarres... ; voir fiche 9).
- nettoyer les yeux au sérum physiologique stérile ; les paupières sont maintenues fermées après hydratation pour éviter un dessèchement et une ulcération de la cornée ;
- faire des soins de bouche pluri-quotidiens avec hydratation des lèvres (voir fiche 8)

La toilette doit tenir compte de la présence d'appareillages

• **Le patient est porteur d'un plâtre ou d'une attelle** : au-delà d'une prescription médicale, la présence d'appareillages souvent encombrants, lourds et fatigants, justifie souvent la toilette au lit. L'objectif lors de la toilette et des soins d'hygiène est :

- d'éviter de mouiller l'intérieur du plâtre (jersey-mousse), avec risque de macération au niveau de la peau ;
- de garder propres et sans mauvaises odeurs les contentions plâtrées ou attelles qui peuvent être souillées lors des repas, des soins, des sécrétions du patient... Cependant un patient, porteur d'un plâtre qui ne concerne qu'une partie limitée d'un membre – bras, avant-bras, botte, cruro-pédieux (cuisse-jambe-pied) – peut selon son état (sauf contre-indication) prendre une douche, voire un bain, si le membre plâtré est protégé efficacement (sac plastique fermé avec un sparadrap ou Elastoplast) et non immergé dans l'eau. Lors de la toilette, les parties en dehors du plâtre sont lavées à l'eau et au savon (en veillant à ne pas mouiller les bords du plâtre) et sont bien séchées ;
- de nettoyer rapidement (car plus facile à enlever) toute tâche ou souillure (alimentation, sang, urines, selles...) avec de l'eau tiède savonneuse en mouillant modérément ;
- en cas de plâtre cruro-pédieux – hanche-genou-cheville – qui recouvre et bloque les articulations, entraîne des difficultés de mobilisation et se trouve souvent souillé lorsque le patient va à la selle :

 – protéger au maximum les bords du plâtre (papier hygiénique) lors de l'installation sur le bassin ; nettoyer le plâtre le plus rapidement possible en présence de souillures,
 – proposer éventuellement une petite toilette.

• **Le patient est sous traction** (voir fiche 33) : selon la dépendance du patient, le soignant procèdera à une toilette complète au lit ou une aide partielle ; dans ce cas, le patient devant rester couché, installer le nécessaire sur l'adaptable et fournir l'aide nécessaire (voir fiche 1) avec les précautions suivantes :
 – le patient installé dans le lit doit conserver l'alignement du membre et des différents segments du corps par rapport à la traction ;
 – les poids de la traction ne doivent jamais être retirés, même pour la toilette ou pour faire le lit, car la traction doit être continue.

La toilette doit tenir compte de la présence de dispositifs médicaux

Les malades en post-opératoire ou en épisodes aigus de la maladie sont porteurs de nombreux dispositifs médicaux, auxquels l'aide-soignant doit être attentif lors des soins d'hygiène.

• **Le patient est porteur de perfusion** (voir fiche 41) :
 – hygiène rigoureuse de la peau lors de la toilette, protéger le pansement de l'humidité ;
 – la tubulure et le pansement doivent rester propres ; éviter qu'ils soient en contact avec les liquides biologiques : sang, sécrétions, urines, selles, vomissements.

• **Le patient est porteur de sonde** :
 – éviter toute traction lors des soins ; les tubulures sont libres, ni coincées, ni coudées, ni pincées, ni désadaptées ;
 – en cas de sonde nasale (naso-gastrique ou à oxygène), assurer la propreté du nez et enlever les croûtes au niveau de la sonde (voir fiche 21) ;
 – en cas de sonde vésicale, procéder à une toilette génitale (voir fiche 15) : laver, désinfecter.

• **Le patient est porteur de pansements, de drains :**
 – les pansements doivent rester propres, occlusifs et secs et ne doivent être ni décollés, ni plissés ; lors des soins d'hygiène corporelle, éviter de les mouiller et de les toucher inutilement ;
 – l'ensemble du système redon doit toujours rester stérile, et ne doit pas être désadapté pour assurer sa fonction évacuatrice. Le flacon doit être maintenu en déclive pour éviter la remontée de sécrétions dans la plaie ;
 – les tubulures et drains ne sont ni coincés, ni coudés.

• **Le patient est intubé, ventilé (voir fiche 44)** :
 – les soins d'hygiène sont réalisés avec beaucoup de douceur et d'attention pour ne pas désadapter la ventilation artificielle ;
 – l'aide-soignant est attentif à tous les dispositifs médicaux dont est porteur le patient (voir ci-contre : perfusion, sondes, drains, pansements…).

Évaluation de la qualité du soin dispensé

Efficacité – sécurité – confort (voir fiche 1)

- La toilette tient compte de l'état clinique du patient, de la présence d'appareillages et/ou de dispositifs médicaux ;
- le patient est propre, et exprime sa satisfaction.

3. Relation

Avec la personne

- La solliciter pour qu'elle exprime son confort, son inconfort, et la faire participer au soin ;
- communiquer avec un patient inconscient, lui expliquer au fur et à mesure ce qu'on lui fait.

Avec l'équipe. Noter le soin et transmettre

- Toute réaction inhabituelle au niveau du comportement de la personne, à travers ses attitudes et paroles ;
- les incidents éventuels et les informations apprises.

Fiche 8

Soin de bouche non médicamenteux

But ▸ *Maintenir l'hygiène et le bien-être buccal pour des personnes chez qui la maladie a perturbé les caractéristiques physiologiques de la cavité buccale et fragilisé les muqueuses.*

Ce que vous devez savoir

On note dans une bouche physiologiquement normale un certain degré d'humidité, une réaction légèrement alcaline (pH) et l'absence de germes pathogènes. **C'est un soin d'hygiène de la bouche** (palais, gencives, langue, lèvres) et **non des dents**, qui ne doit pas remplacer l'hygiène bucco-dentaire.

La fièvre diminue la sécrétion salivaire, dessèche les muqueuses, fendille les lèvres entraînant une mauvaise haleine et un mauvais goût dans la bouche. Certains médicaments et régimes ainsi que le fait de ne pas s'alimenter favorisent le développement d'un enduit jaunâtre malodorant (aspect saburral). C'est un soin nécessaire et de confort, non stérile et pratiqué par l'aide-soignant **pour les patients en hyperthermie, ne s'alimentant pas par voie buccale, dans le coma, en fin de vie.**

Dans certaines pathologies avec infections locales, il peut y avoir application de produits médicamenteux. Ce soin sera pratiqué par l'infirmier.

Contexte législatif

Texte infirmier : Code de la santé publique

Art. R.4311-5 : Dans le cadre de son rôle propre, l'infirmier accomplit les actes ou dispense les soins suivants visant à identifier les risques et assurer le confort et la sécurité de la personne et de son environnement et comprenant son information et celle de son entourage.

28°. Soins de bouche avec application de produits non médicamenteux.

Textes aide-soignant : Référentiel d'activités et référentiel de compétences : Arrêté du 25 janvier 2005. L'aide-soignant exerce son activité sous la responsabilité de l'infirmier, dans le cadre du rôle qui relève de l'initiative de celui-ci, défini par les articles 3 et 5 du décret relatif aux actes professionnels et à l'exercice de la profession infirmier ;

Activités 1 : Dispenser des soins d'hygiène et de confort à la personne. Soins de bouche non médicaux.

Activité 2 : Observer la personne ; observer l'état d'hydratation.

Compétence 2 : Apprécier l'état clinique d'une personne.

Compétence 3 : Réaliser des soins adaptés à l'état clinique de la personne.

La règle d'ORR

1. Organisation

Recueil des données et des transmissions

Auprès de l'équipe et du dossier de soins pour s'informer :

- des indications du soin de bouche chez des patients :

– déshydratés, fiévreux, expectorants, comateux, en fin de vie,
– ne s'alimentant pas par voie buccale,
– suite à une intervention sur l'appareil digestif : jeune prolongé, sonde d'aspiration ;

- de précautions à prendre chez des patients :
  – à risque de fausse route, inconscients incapables de cracher,
  – très dépendants, dont la fonction de déglutition est altérée ;
- de la solution qui doit être employée.

Auprès du patient pour :

- évaluer son niveau de conscience et sa capacité à participer au soin ;
- l'informer du soin, de préférence loin des repas pour éviter les nausées ;
- observer l'état de sa cavité buccale (bouche sèche, ulcérée, malodorante, salive épaisse…) et la présence éventuelle d'une prothèse dentaire.

Matériel

- Pour le soin lui-même : **dans un plateau** : compresses, abaisse-langue ou pince Kocher ; **dans un verre d'eau** : solution à préparer (généralement antiseptique) et à diluer selon le protocole du service ;
- serviette ou protection, verre pour la prothèse dentaire, verre à dents, haricot ;
- gants non stériles à usage unique ;
- en cas de risque de projection : masque et surblouse ;
- il existe des kits tout prêts pour les soins de bouche avec les bâtonnets prêts et imprégnés d'une solution (rafraîchissante ou antiseptique).

2. Réalisation

Efficacité

- Faire un tampon avec la compresse autour de l'abaisse-langue ou de la pince Kocher, l'imbiber de solution ;
- éliminer le surplus de liquide en pressant le tampon sur le bord du verre ou avec un deuxième abaisse-langue ;
- nettoyer la cavité buccale : palais, gencives, face interne des joues, langue et lèvres ; en cas d'enduit épais, répéter plusieurs fois ;
- faire rincer la bouche avec la fin de la solution (sauf si le malade a perdu ses réflexes de déglutition) ; essuyer la bouche.

Hygiène

- Si la personne porte une prothèse dentaire, la retirer **avant** de pratiquer le soin de bouche, la faire tremper, la nettoyer ;
- pratiquer le soin en maintenant avec le pouce l'extrémité de la compresse, ce qui permettra de la dérouler pour la jeter, sans toucher la partie sale ;
- changer de compresses autant de fois que nécessaire.

Sécurité

- La solution ne doit pas être administrée pure ; la diluer à l'eau, vérifier la dilution ;

- en fabriquant le tampon, protéger l'extrémité du support pour ne pas blesser ;
- pour éviter le risque de fausse route en cas de perte du réflexe de déglutition : ne pas trop imbiber le tampon, éliminer le surplus ; ne pas faire rincer la bouche ;
- ne pas irriter ou faire saigner en voulant tout nettoyer d'un coup.

Confort

- Éviter de faire souffrir. Les muqueuses étant fragilisées, effectuer ce soin avec douceur, sans précipitation et en plusieurs fois, si nécessaire ;
- pratiquer ce soin loin des heures de repas pour éviter nausées ou vomissements ; de même, ne pas aller trop loin au fond de la bouche ;
- lubrifier les lèvres si nécessaire (type vaseline) ;
- effectuer plusieurs fois par 24 h, être spécialement attentif et disponible auprès des **personnes en fin de vie** ;
- proposer à la famille d'apporter un brumisateur d'eau pour réhydrater la bouche.

Évaluation de la qualité du soin dispensé

Sécurité – Confort

- Toute précaution est prise auprès d'un patient qui risque une fausse route ;
- le soin s'est déroulé sans incident : vomissements, saignements, fausse route ;
- la cavité buccale et les lèvres bouche sont hydratés et propres ; les mauvaises odeurs ont diminué, voire disparu ;
- le patient exprime sa satisfaction, son confort et la diminution de la douleur.

Hygiène

- Les mains du soignant sont lavées avant et après le soin de bouche ; les gants sont mis, ainsi que des protections si nécessaire ;
- aucun matériel de soin d'hygiène (propre ou sale) n'est posé sur le sol ;
- les protocoles d'hygiène et les circuits d'évacuation du linge et des déchets sont respectés.

3. Relation

Avec le malade

- Informer la personne du soin et la faire participer.
- Être à l'écoute de la **personne en fin de vie** pour qui ce soin apporte un confort très appréciable.
- **Si le malade est inconscient**, procéder avec douceur et ne pas oublier de faire très régulièrement ce soin.

Avec l'équipe : noter le soin et transmettre

Transmettre à l'infirmier vos observations et toute anomalie au niveau de :

- **la cavité buccale** : plaies, coupures, crevasses, croûtes, assèchement important, saignements des gencives ;
- **l'aspect de la langue** : sèche, fendillée, rouge vif, dépapillée, avec ulcérations douloureuses, recouverte d'enduit saburral blanchâtre ;
- **l'odeur de l'haleine** : fétide, ammoniacale, acidulée (pomme reinette).

Fiche 9

Soins préventifs d'escarres

But ▶ *Mettre en place un ensemble de moyens préventifs auprès du patient alité pour éviter l'apparition d'une nécrose au niveau des tissus comprimés.*

Ce que vous devez savoir

- Un **appui continu et prolongé** au niveau de la peau provoque une diminution de la circulation, une absence d'oxygène au niveau des cellules et la mort des tissus (nécrose).
- Le déclenchement de l'escarre est également lié à la tolérance tissulaire du patient en lien avec les agressions subies par la peau et l'état clinique du patient (modifications touchant la circulation et l'oxygénation).
- Les facteurs de risque sont évalués par l'intermédiaire de grilles (ex. : échelle de Norton, de Braden, MNA, évaluation du risque nutritionnel).
- **L'escarre se développe en 4 stades** : I. l'érythème, II. la phlyctène ou désépidermisation, III. l'ulcération, IV. la nécrose. La prévention de l'escarre se situe **AVANT** (prévention = avant) l'apparition de la rougeur, et au stade I. L'escarre au stade II est une escarre constituée et demande des **soins curatifs** qui sont de la **compétence de l'infirmier.**

En fonction de la position du patient, les zones cutanées les plus exposées sont celles où une surface osseuse est saillante. Toute escarre constituée prolonge en moyenne la durée de l'hospitalisation de 4 mois et demi. On dénombre 10 % de décès directement liés à une complication des escarres, la complication majeure étant l'infection.

⚠ La prévention doit devenir la seule arme dans la lutte contre l'escarre. **C'est l'affaire de tous.**

Contexte législatif

Texte infirmier : Code de la santé publique

Art. R.4311-5 : Dans le cadre de son rôle propre, l'infirmier accomplit les actes ou dispense les soins suivants visant à identifier les risques et assurer le confort et la sécurité de la personne et de son environnement et comprenant son information et celle de son entourage.

22° : Prévention et soins d'escarres.

Textes aide-soignant : Référentiel d'activités et référentiel de compétences (Arrêté du 25 janvier 2005). L'aide-soignant exerce son activité sous la responsabilité de l'infirmier, dans le cadre du rôle qui relève de l'initiative de celui-ci, défini par les articles 3 et 5 du décret relatif aux actes professionnels et à l'exercice de la profession infirmier.

Activités 1 : Dispenser des soins d'hygiène et de confort à la personne ; réaliser des gestes quotidiens permettant d'assurer le confort de la personne et de prévenir les escarres.

Activité 2 : Observer la personne. Observer l'état de la peau et des muqueuses. Surveiller les points d'appui. Observer les signes pathologiques : escarres…

Compétence 2 : Apprécier l'état clinique d'une personne.

Compétence 3 : Réaliser des soins adaptés à l'état clinique de la personne.

⇨ Il est à noter que si la prévention et les soins d'escarres font partie du rôle propre de l'infirmier, seule la prévention des escarres relève de la compétence de l'aide-soignant.

…règle d'ORR

1. Organisation

Recueil des données et des transmissions

Auprès de l'équipe et du dossier de soins pour s'informer :

- d'une immobilité, d'un alitement permanent (paralysie, inconscience, coma, plâtre…) ;
- de la présence de facteurs de risque liés au patient et à sa pathologie :
  - son âge (les personnes âgées sont principalement à risque),
  - l'état cutané : fragilité et/ou vieillissement de la peau, présence d'oedèmes,
  - une incontinence urinaire et/ou fécale qui favorise la macération de la peau,
  - une hyperthermie qui entraîne une sudation excessive,
  - un état psychique confusionnel, désorientation, semi-conscience, inconscience,
  - l'état nutritionnel : carences protidiques, déshydratation, pathologies nutritionnelles (obésité, diabète),
  - l'état général et l'existence de pathologies qui ne favorisent pas la participation du patient à se mobiliser et/ou à signaler une douleur (paralysies, coma…), ou qui entraînent des troubles vasculaires (diabète, hypertension, artérites et tabagisme) ;
- de la lecture de la grille d'évaluation de facteurs de risques ;
- de la présence d'une grille pour gérer les postures et changements de positions.

Auprès du patient pour :

- l'entendre exprimer une douleur sur une zone propice aux escarres ;
- observer l'état de la peau et ses facteurs de risque : peau sèche, fine, qui garde le pli (dénutrie, déshydratée), présence d'oedèmes, d'irritations, de cisaillements, ramollie par la macération, une hygiène imparfaite ;
- observer l'état de la literie (vérifier l'absence de plis, de miettes, de débris) et la protection des zones de contact (sondes, tubulures, bassin, moyens de contention…).

Matériel

- **matelas** de décharge (ou anti-escarre), ils peuvent être à air, à eau, en mousse (à plots, gaufrés), multi-alvéolaires, couette, etc., par lequel toutes les forces de pression sur les points vulnérables sont réparties sur une plus grande surface ;
- **fiches de suivi** : alimentaire, fiche de changement de position ;
- huile spécifique pour les effleurages.

2. Réalisation

Efficacité

- Examiner biquotidiennement la peau au niveau des zones à risque, des proéminences osseuses, plus particulièrement au niveau du sacrum et des talons. Chez les patients porteurs de sonde nasale ou urinaire, éviter le contact direct des tuyaux contre les orifices (narine, méat urinaire).

- Pratiquer des effleurages doux après un lavage des mains, sur une peau propre (après la toilette ou le change) :
  - avec des huiles hyperoxygénées (ne pas utiliser alcool, savon, pommades) ;
  - à main nue, avec la pulpe des doigts, pendant 15 à 30 secondes ;
  - le port de gants entraîne un échauffement de la peau.
- Mettre en place un protecteur cutané transparent (ex. : op-site) qui agit efficacement contre le cisaillement et le frottement, évite la macération, permet le massage et la surveillance de la peau.
- Supprimer l'appui :
  - éduquer le malade à se mobiliser, lui apprendre les soulèvements ;
  - pratiquer les changements de positions pour varier, soulager, lever les points d'appui toutes les 2 à 3 heures, jour et nuit ;
  - mettre en place une fiche de suivi de changements de position ;
  - placer un matelas de décharge, adapter la housse correspondante, éviter les épaisseurs ;
  - favoriser le lever au fauteuil (sauf si contre-indication).
- Assurer une bonne hygiène de la peau et du lit :
  - ne pas laisser le malade souillé, mouillé par les selles, transpiration, sécrétions… ;
  - tirer les draps, éliminer les plis, les corps étrangers, les miettes…
- Assurer une bonne hygiène alimentaire :
  - favoriser les aliments protéinés ;
  - contrôler l'absorption de boissons, la sécheresse de la bouche, utiliser l'eau gélifiée si besoin ;
  - mettre en place une fiche alimentaire.

Hygiène

- Procéder à des changes fréquents pour les malades incontinents ;
- prendre soin des matelas de prévention d'escarres :
  - protéger spécialement les matelas mousse (surtout en cas d'incontinence),
  - les housses spécifiques aux matelas de décharge sont lavées avec le linge de l'hôpital,
  - si la surface du matelas est imperméable, elle doit être nettoyée au moment du change des draps et désinfectée à la sortie du malade.

Sécurité

- La négligence est l'élément le plus dangereux de la prévention ;
- mettre en place les moyens de prévention, dès qu'un facteur de risque apparaît important, avant même l'apparition d'une rougeur ;
- il faut la somme de **plusieurs moyens** de prévention adaptés ; se contenter d'un seul moyen est inefficace et dangereux, car il rassure sans prévenir ;
- se méfier des petits moyens (écorce d'orange, rond de caoutchouc) qui donnent l'illusion de prévenir, mais le plus souvent aggravent le risque ;
- ne pas masquer l'état cutané avec un colorant (ex. : éosine) ;

- le massage sous la forme de pétrissage et de décollement des plans cutanés **s'avère actuellement néfaste** et à proscrire, de même que l'alternance froid-chaud (séchoir-glaçon).

Confort

- Prévenir les escarres évitera au malade de souffrir ;
- éviter le frottement et les cisaillements de la peau lors des retournements des patients ;
- agir avec soin et douceur ;
- donner des aides (perroquet, barre d'appui) pour faciliter les soulèvements et changements de position ;
- éviter le poids de la literie sur les pieds en faisant : un **pli d'aisance**, ou en installant un **arceau de lit** ;
- aider le patient à manger si nécessaire pour s'assurer de l'apport de protéines, stimuler l'appétit, proposer souvent à boire.

Évaluation de la qualité de la prévention

Sécurité – Confort

- Le matériel de prévention est utilisé et les actions de prévention sont mises en place ;
- les changements de position sont effectués régulièrement selon le protocole de service ; les gestes sont effectués avec douceur ;
- les fiches de suivi sont mises en place et remplies (changement de position, alimentation…) ;
- la prévention ne présente pas de gestes néfastes ni dangereux ;
- tous les membres de l'équipe sont concernés par l'action de prévention pour assurer la continuité des soins ;
- le patient ne présente pas d'escarres.

Hygiène

- Les mains sont lavées avant les effleurages pratiqués sur une peau propre ;
- la peau du patient est propre et lavée en cas de souillure ;
- la literie est propre et changée dès que nécessaire ;
- les matelas et coussins de décharge (avec housse) sont propres et entretenus.

3. Relation

Avec le patient

- Éduquer le patient et son entourage quand cela est possible, afin qu'ils participent à la prévention ;
- être attentif aux plaintes, traduisant une douleur, interroger le patient sur d'éventuelles douleurs ;
- expliquer les gestes de prévention, agir avec soin.

Avec l'équipe : noter le soin et transmettre

- Transmettre à l'infirmier les moyens mis en place, et l'état de la peau : érythème, rougeur, douleur ;
- noter les observations sur les fiches de suivi : retournement alimentaire, hydrique.

II

BESOIN DE SE VÊTIR ET DE SE DÉVÊTIR

Module 1 : Actes de la vie quotidienne

Fiche 10

Habillage et déshabillage

But ► *Aider la personne à être vêtue de façon adéquate en fonction de sa pathologie, de la température ambiante et de ses habitudes vestimentaires.*

Ce que vous devez savoir

Le vêtement est un élément protecteur par rapport à la température extérieure et à l'intimité sexuelle. C'est un moyen de **communication non verbale,** il contribue au confort physique et joue un rôle majeur dans l'état de bien-être psychologique de la personne (la prise de décision dans le choix de vêtements appropriés exige une intégrité des fonctions physiques, psychologiques ou mentales de la personne).

Se vêtir et se dévêtir demande beaucoup de **coordination, de dextérité, d'équilibre** ainsi qu'une bonne amplitude de mouvements et une certaine capacité neuromusculaire.

Certains patients ou personnes âgées peuvent présenter un désintérêt pour leur apparence physique et une difficulté à garder leurs vêtements ajustés et propres.

L'aide-soignant guidera la personne dans le choix de ses vêtements en fonction de son état et de sa dépendance physique et psychologique, l'aidera et la stimulera à se vêtir et se dévêtir.

Contexte législatif

Texte infirmier : Code de la santé publique

Art.R.4311-5 : Dans le cadre de son rôle propre, l'infirmier accomplit les actes ou dispense les soins suivants visant à identifier les risques et assurer le confort et la sécurité de la personne et de son environnement et comprenant son information et celle de son entourage.

1°. Soins et procédés visant à assurer l'hygiène de la personne et de son environnement.

Textes aide-soignant : Référentiel d'activités et référentiel de compétences (Arrêté du 25 janvier 2005). L'aide-soignant exerce son activité sous la responsabilité de l'infirmier, dans le cadre du rôle qui relève de l'initiative de celui-ci, défini par les articles 3 et 5 du décret relatif aux actes professionnels et à l'exercice de la profession infirmier.

Activités 1 : Dispenser des soins d'hygiène et de confort à la personne ; déshabiller /habiller la personne partiellement ou complètement.

Compétence 1 : Accompagner une personne dans les actes essentiels de la vie quotidienne en tenant compte de ses besoins et de son degré d'autonomie.

La règle d'ORR

1. Organisation

Recueil des données et des transmissions

Auprès de l'équipe et du dossier de soins pour s'informer :

- des capacités du patient à s'habiller ou se déshabiller et/ou de ses difficultés :

  - physiques : au niveau de la coordination, dextérité, équilibre, capacité neuromusculaire, amplitude des mouvements, douleur au niveau des épaules limitant la possibilité de se vêtir et de se dévêtir,
  - psychologiques : difficultés ou désintérêt à choisir,
  - mentales : choix inadaptés par rapport à la température…

Auprès du patient pour :

- Guider la personne dans le choix de ses vêtements, en fonction de son état ;
- l'aider et la stimuler à se vêtir et se dévêtir ;
- évaluer son état de fatigue et ses capacités d'autonomie qui détermineront une aide au soin partielle (préparation des vêtements et aide ponctuelle) ou totale (le soignant habillera ou déshabillera le patient) ;
- prévoir les vêtements : les faire choisir à la personne (si possible) et les rassembler.

2. Réalisation

Efficacité. Aide à la personne

Aider la personne si elle ne peut pratiquer ce soin seule.

Aide partielle à l'habillage et au déshabillage

En fonction de sa fatigue, de ses capacités d'autonomie et de son degré de participation, aider le patient à s'habiller et à se déshabiller :

- Proposer de l'aide à se vêtir et se dévêtir quand la personne présente :
  - un handicap ou une incapacité physique : immobilisation d'un membre, paralysie, grande fatigue…,
  - une incapacité psychologique : désorientation… ;
- préparer les vêtements : mettre au dessus celui qui sera mis en premier ;
- donner un coup de main pour réajuster un vêtement ;
- apporter certaines touches finales : boutons, fermeture éclair, chaussettes…

En cas de perte d'autonomie psychique, nommer au fur et à mesure les gestes à pratiquer, expliquer la façon de procéder pour l'habillage et le déshabillage, guider et stimuler par la parole.

En cas de difficultés, rendre le relais pour vêtir et dévêtir la personne.

Aide totale à l'habillage et au déshabillage

- Un membre handicapé, douloureux, immobilisé, sera déshabillé en dernier, habillé en premier ;
- réajuster les vêtements trop longs pour éviter le risque de chute ;
- dans le lit, veiller à ce que les vêtements soient bien tirés et ne fassent pas de plis.

Hygiène

- Les vêtements proposés sont changés régulièrement et ne doivent pas être tâchés ;
- les vêtements sales s'ils appartiennent à l'hôpital sont placés dans un sac à linge, s'ils sont personnels sont placés à part dans l'armoire du malade.

Sécurité

Les vêtements doivent être adaptés à la température ambiante pour éviter une trop forte transpiration et une déshydratation :

- en cas d'hyperthermie, la personne est en partie déshabillée ou découverte ;
- éviter le risque de chute en réajustant les vêtements trop longs et en veillant à ce que les pieds soient maintenus dans les chaussures ;
- pour les personnes âgées, les sécuriser en respectant leurs habitudes vestimentaires ;
- expliquer la façon de procéder pour l'habillage ou le déshabillage.

Confort

Un vêtement confortable est un vêtement propre, **adapté** à la température ambiante, suffisamment ample pour **permettre** une respiration et une digestion normale et ne pas gêner la circulation sanguine, les mouvements, le sommeil, le repos. Ils sont **faciles à manipuler** pour l'élimination et protègent l'intimité du patient :

- en fonction de son état, lui proposer ses vêtements personnels ;
- pour un patient qui porte une chemise de l'hôpital, lorsqu'il se lève, bien fermer la chemise dans le dos (au besoin avec un sparadrap) ou lui proposer de mettre un slip ;
- veiller à ce que les vêtements dans le lit soient bien tirés et ne fassent pas de plis ;
- préférer des vêtements amples et larges, s'ouvrant facilement, faciles à mettre.

Évaluation de la qualité du soin dispensé

Sécurité – Confort – Respect

- La personne porte ses vêtements personnels si son état le permet ;
- elle exprime sa satisfaction ; le choix des vêtements est conforme à ses désirs ;
- la chemise d'hôpital ou le vêtement respecte sa pudeur et son intimité ;
- les vêtements proposés sont adaptés à la température ambiante, propres, bien ajustés, et favorisent l'esthétique ;
- les chaussures sont adaptées aux pieds et les maintiennent sans risque de chute.

3. Relation

Avec le patient

- Ne pas faire « à la place » pour aller plus vite, respecter le rythme de la personne ;
- faire preuve de patience auprès des personnes qui refusent de se vêtir ;
- stimuler les personnes qui manifestent un désintérêt pour leur apparence physique ;
- faire participer la famille pour qu'elle apporte des vêtements adaptés à l'état de la personne ;
- favoriser l'image corporelle et l'esthétique dans le choix des formes et des couleurs, ajuster les vêtements pour qu'ils soient plaisants sur le corps : ne pas laisser les jupons dépasser, les bas tirebouchonner, les braguettes mal fermées, etc. ;
- mettre des vêtements en état : signaler les vêtements troués, déchirés, sans boutons.

Avec l'équipe : noter le soin et transmettre

Transmettre vos observations sur le soin et toute anomalie dans le choix et la capacité de la personne à se vêtir et à se dévêtir, ainsi que sur son comportement.

III

BESOIN DE BOIRE ET MANGER

Module 1 : Actes de la vie quotidienne

Module 2 : État clinique du patient

Module 3 : Soins – Aide aux soins réalisés par l'IDE

Fiche 11

Service du repas et installation du patient

But ▸ *Proposer un service du repas agréable pour stimuler l'appétit du patient et l'installer assis en chambre, ou en salle ou au lit pour lui permettre de s'alimenter.*

Ce que vous devez savoir

Le temps du repas est un moment privilégié que le patient attend, qui lui permet de se détendre et de retrouver ses forces. C'est un facteur de rétablissement et de guérison.

Le choix et la commande des repas, l'installation du patient, la présentation du repas, la qualité des aliments à bonne température sont des facteurs importants qui stimulent l'appétit. Il existe selon les collectivités :

- **un système de fabrication des repas en « liaison chaude » où les aliments sont préparés le jour de leur distribution ;**
- **un système de fabrication en « liaison froide » où les aliments cuisinés à l'avance sont stockés dans une chambre froide et remis en température : 65 °C à l'arrivée dans le service.**

Le service des repas dans les collectivités répond à des règles strictes d'hygiène pour prévenir la multiplication des germes et les intoxications alimentaires.

Contexte législatif

Texte infirmier : Code de la santé publique

Art. R.4311-5 : Dans le cadre de son rôle propre, l'infirmier accomplit les actes ou dispense les soins suivants visant à identifier les risques et assurer le confort et la sécurité de la personne et de son environnement et comprenant son information et celle de son entourage.

2°. Surveillance de l'hygiène et de l'équilibre alimentaire.

Textes aide-soignant : Référentiel d'activités et référentiel de compétences (Arrêté du 25 janvier 2005). L'aide-soignant exerce son activité sous la responsabilité de l'infirmier, dans le cadre du rôle qui relève de l'initiative de celui-ci, défini par les articles 3 et 5 du décret relatif aux actes professionnels et à l'exercice de la profession infirmier.

Activités 1 : Dispenser des soins liés à l'alimentation :

– installer et préparer la personne pour le repas au lit, assis en chambre ou en salle ;

– aider au choix et à la commande des repas.

Compétence 1 : Accompagner une personne dans les actes essentiels de la vie quotidienne en tenant compte de ses besoins et de son degré d'autonomie.

La règle d'ORR

1. Organisation

Recueil des données et des transmissions

Auprès de l'équipe et du dossier de soins pour s'informer :

- d'une interdiction au lever ;
- d'un régime alimentaire prescrit, ou si le patient doit rester à jeun ; d'une allergie éventuelle ;
- de la texture du repas (mouliné, mixé, semi-liquide, gélifié) et d'un risque de fausse route éventuel.

Auprès du patient pour :

- repérer son état dentaire et la présence d'un appareil ;
- connaître ses envies, ses goûts, ses habitudes alimentaires, sa culture et éventuellement des interdits alimentaires ;
- évaluer son état de fatigue pour voir avec lui où il veut prendre son repas : à table, au lit…

2. Réalisation

Efficacité – Confort

- *Prendre la commande du repas* et proposer le menu standard (en l'absence de régime) et le modifier éventuellement en fonction des réactions et des goûts du patient, en tenant compte :
  - de l'équilibre alimentaire et de l'état dentaire de la personne,
  - de ses interdits culturels et religieux,
  - de modifications du transit que la personne pourrait exprimer et des conseils à donner en fonction des selles (plutôt rares et dures ou plutôt molles et fréquentes).
- *Préparer les chariots repas* à leur arrivée, les garnir et les mettre en température selon leur mode d'utilisation. Au préalable pour la liaison froide :
  - séparer les plats chauds des plats froids ; retirer le plateau d'un patient absent avant de le réchauffer et le mettre au réfrigérateur (maximum 2 heures),
  - respecter le temps de chauffage des aliments pour conserver leur saveur.
- *Aider la personne à s'installer* :
  - proposer au patient d'aller aux toilettes, ou lui donner le bassin avant la distribution du repas ; faire laver les mains,
  - au fauteuil ou au lit, le haut du corps est bien « calé » avec un oreiller pour rester droit et placer l'adaptable à la bonne hauteur,
  - en salle à manger, aider la personne à rejoindre la salle selon sa mobilité (aide à la marche, déambulateur, fauteuil roulant) et à s'installer à sa place habituelle, devant son couvert.
- *Servir le repas*, vérifier :
  - que le plateau corresponde au patient et à la commande ; qu'il dispose de tous ses couverts, serviette, carafe d'eau et verre.

- Débarrasser le plateau ou la table :
  - vérifier les restes alimentaires laissés et que la personne ait bien pris ses médicaments disposés près d'elle, au besoin l'aider à les prendre ;
  - réinstaller la personne dans son lit ou au fauteuil ou la raccompagner dans sa chambre.

Hygiène

Pour le repas :
- se laver les mains, revêtir une surblouse propre ;
- vérifier que la vaisselle et que le plateau soient propres, ne pas mettre les doigts dans les verres ou dans les assiettes.

Après le repas :
- le repas terminé, ramasser la vaisselle sale, séparer les restes alimentaires et les jeter ainsi que les aliments non consommés ;
- nettoyer avec une chiffonnette, trempée dans un nettoyant désinfectant et réservée à cet usage, le dessus de l'adaptable ou la table du malade ;
- mettre la vaisselle à laver dans le lave-vaisselle, nettoyer le chariot repas.

Sécurité

- Dans le système **liaison froide, respecter** les règles de remise en température dès l'arrivée du chariot dans le service, **ne pas réchauffer** plusieurs fois un repas, **ne pas laisser** un plateau à température ambiante ;
- contrôler si le plateau correspond au régime prescrit et que le patient n'est pas à jeun ;
- mettre la sonnette à portée de main.

Confort

- Disposer le repas agréablement, soigner la présentation pour stimuler l'appétit et servir les aliments chauds ;
- si la personne ne le peut (bras handicapé, plâtre, grande fatigue, personne âgée dépendante) : ouvrir les barquettes, pots…, rompre les sachets, couper les aliments, éplucher les fruits, rompre le pain, etc. ;
- à la fin du repas, proposer une **hygiène dentaire**.

Évaluation de la qualité du soin dispensé

Hygiène
- Les mains sont lavées et la sur-blouse réservée au service du repas ;
- les règles strictes d'hygiène liées à la collectivité sont respectées et on ne déplore pas d'infections alimentaires ;
- les aliments non consommés et les déchets alimentaires sont jetés dans les sacs réservés à cet effet.

Confort – respect
- La personne est installée confortablement afin qu'elle ne puisse ni glisser, ni tomber ;

- le menu correspond à la commande, en cas de changement la personne est prévenue, une explication lui est donnée ;
- les interdits alimentaires à la culture et/ou la religion sont respectés ;
- la personne exprime sa satisfaction de son installation, de la commande du repas et du service.

3. Relation

Avec le patient

- S'assurer de sa satisfaction pendant le service du repas, sinon lui demander pourquoi ;
- respecter sans jugement les habitudes alimentaires ou les interdits liés à une culture.

Avec l'équipe : noter le soin et transmettre

- Transmettre toute remarque sur le comportement de la personne à travers ses attitudes et ses paroles lors de son installation et lors du service du repas ;
- noter sur la fiche alimentaire, les quantités absorbées et les aliments préférés (ex. : « a mangé 2 cuillères de pâtes, 3 bouchées de viande, 1/2 pot de yaourt »).

Fiche 12

Prévention des fausses routes

BUT ▸ *Prévenir le passage intempestif d'aliments (ou de corps étrangers) dans les voies respiratoires, entraînant un risque d'asphyxie.*

Ce que vous devez savoir

Le pharynx est le carrefour des voies aéro-digestives. C'est à ce niveau que va se passer la déglutition.

La déglutition comprend 2 temps principaux : le *temps buccal* où la langue en se plaquant contre le palais va chasser les aliments mastiqués au fond de la gorge, et le *temps pharyngé,* où, par son action réflexe, la respiration s'arrête pour permettre d'avaler.

Pour que cette action se produise sans incident, des réflexes de sécurité involontaires se mettent en place.

Le risque de fausses routes est total chez des malades qui ont perdu momentanément leur réflexe de sécurité : comas, opérés... Ils sont alors intubés (assistance respiratoire assistée) et ne sont jamais nourris par voie buccale, mais par sonde gastrique.

Sans être aboli, le réflexe de déglutition peut être mis en difficulté :

- ***dans certaines pathologies* qui entraînent une sensation de gêne ou de blocage à la déglutition : c'est la dysphagie ;**
- ***chez les personnes âgées* : ceci est dû au ralentissement de la motilité digestive et neuromusculaire ;**
- ***lors des repas,* si les aliments surtout liquides sont donnés trop vite, en trop grande quantité : repas donnés aux personnes âgées ou personnes à risque ;**
- ***lors des vomissements* par une inondation pharyngée.**

Contexte législatif

Texte infirmier : Code de la santé publique

Art. R.4311-5 : Dans le cadre de son rôle propre, l'infirmier accomplit les actes ou dispense les soins suivants visant à identifier les risques et assurer le confort et la sécurité de la personne et de son environnement et comprenant son information et celle de son entourage.

2°. Surveillance de l'hygiène et de l'équilibre alimentaire.

Textes aide-soignant : Référentiel d'activités et référentiel de compétences (Arrêté du 25 janvier 2005). L'aide-soignant exerce son activité sous la responsabilité de l'infirmier, dans le cadre du rôle qui relève de l'initiative de celui-ci, défini par les articles 3 et 5 du décret relatif aux actes professionnels et à l'exercice de la profession infirmier.

Activités 1 : Dispenser des soins liés à l'alimentation : apporter une aide partielle ou totale à la prise de repas et à l'hydratation régulière.

Activité 2 : Observer l'état général et les réactions de la personne :
- observer l'état d'hydratation ;
- observer la quantité et la qualité des aliments absorbés et la quantité des boissons absorbées ;
- surveillance de l'alimentation et de l'hydratation et signes d'alerte.

Compétence 1 : Accompagner une personne dans les actes essentiels de la vie quotidienne en tenant compte de ses besoins et de son degré d'autonomie.

Compétence 2 : Apprécier l'état clinique d'une personne.

Compétence 3 : réaliser des soins adaptés à l'état clinique de la personne ; pratiquer des soins d'urgence.

La règle d'ORR

1. Organisation

Recueil des données et des transmissions

Auprès de l'équipe et du dossier de soins pour s'informer :

- de contre-indications à la prise de repas (par voie buccale) ;
- de précautions particulières à prendre lors du repas, de l'existence d'un trouble de la déglutition, de tout risque éventuel de fausse route ;
- de l'état dentaire de la personne ;
- de sa capacité physique, et sa tonicité ; son état psychique.

Auprès du patient pour :

- repérer ses habitudes alimentaires, son appétit et son état de fatigue.

2. Réalisation

Efficacité

Appliquer avec précaution et rigueur les règles de sécurité.

Sécurité – Installation – Aide à la prise

- Installer la personne assise, bien droite, la tête ne doit pas pencher vers l'arrière, les pieds posés à plat sur le sol ;
- donner des petits morceaux d'aliments, donner à boire lentement, ou à la cuillère ou à la pipette ;
- être attentif à la texture et à la consistance des aliments ;
- donner le temps à la personne pour qu'elle mastique et avale lentement les aliments.

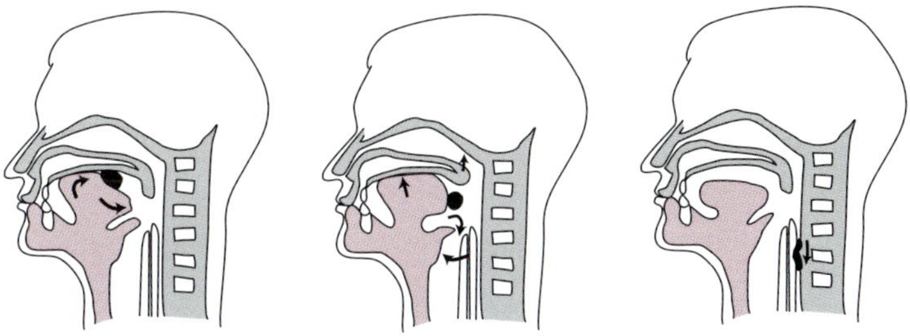

Temps buccal — Temps pharyngé avec arrêt de la respiration — Temps œsophagien

Confort

- Pour réduire le risque de fausse route de la personne âgée, on peut stimuler :
  - *le réflexe de déglutition* par l'ingestion d'aliments légèrement plus chauds ou plus froids que la température corporelle,
  - *la mastication* par des aliments salés ou sucrés (si le régime l'y autorise),
  - *la salivation* par des soins buccaux avant le repas en hydratant la bouche ;
- privilégier les aliments tels : gelées, sorbets, soupes crèmes, aliments en purée, hachés, pilés, en cube ; l'eau gélifiée ;
- respecter des temps de pause entre les bouchées ;
- se rappeler qu'on mange et digère mieux, quand on est détendu et qu'on a le temps de manger.

Évaluation de la qualité du soin dispensé

Sécurité – Confort – Respect

- L'absorption du repas s'est effectuée sans risque, et sans fausse route ;
- en cas de problème, les gestes d'urgence ont été pratiqués et les fonctions vitales conservées ;
- la personne a pris son repas à son rythme ;
- elle exprime sa satisfaction en fin de repas.

3. Relation

Avec la personne

Parler et communiquer pendant l'administration du repas pour favoriser la détente et le plaisir.

Avec l'équipe : noter le soin et transmettre

Transmettre toute anomalie au moment du repas : hoquet, spasmes, nausées (haut-le-cœur), toux d'irritation, vomissements, coloration du visage ou pâleur.

Prévenir tout nouveau soignant (stagiaire, élève) qui prend en charge le repas d'une personne âgée, de tout risque éventuel de fausse route.

Aide au repas et hydratation

But ▸ *Stimuler l'autonomie du patient, si nécessaire l'aider partiellement ou totalement à s'alimenter, et s'assurer de sa prise alimentaire et hydrique.*

Ce que vous devez savoir

- **L'apport alimentaire répond aux besoins énergétiques de l'organisme (glucides, lipides) pour sa croissance et le maintien de sa température, et aux besoins plastiques (protides) pour l'entretien des tissus et leur réparation (cicatrisation).** ***La dénutrition*** **(fréquente chez la personne âgée) résulte d'une insuffisance d'apports nutritifs aux cellules de l'organisme.**
- **L'apport hydrique permet d'assurer une stabilité d'eau dans notre organisme en remplacement des pertes (urines, selles, transpiration, respiration) ; il doit être d'environ 2,5 litres par jour. Tout individu doit ajuster les apports hydriques en fonction de ses besoins (1,5 litre environ apporté par les boissons) ; lorsque l'organisme perd davantage d'eau qu'il n'en reçoit, le sang se concentre un peu plus, déclenchant la sensation de soif.**

Dans certains cas, la personne ne peut compenser seule ses pertes, ceci en fonction :
- **de troubles physiologiques et de pathologies ;**
- **de son âge : bébés, jeunes enfants (ne savent pas et ne peuvent pas), personnes âgées (ne ressentent pas la sensation de soif), et désorientées (oublient de boire).**

La déshydratation **résulte de modifications ou d'une diminution importante des secteurs hydriques (extra et intra cellulaires).**

Contexte législatif

Texte infirmier : Code de la santé publique

Art. R.4311-5 : Dans le cadre de son rôle propre, l'infirmier accomplit les actes ou dispense les soins suivants visant à identifier les risques et assurer le confort et la sécurité de la personne et de son environnement et comprenant son information et celle de son entourage.

2°. Surveillance de l'hygiène et de l'équilibre alimentaire.

Textes aide-soignant : Référentiel d'activités et référentiel de compétences (Arrêté du 25 janvier 2005). L'aide-soignant exerce son activité sous la responsabilité de l'infirmier, dans le cadre du rôle qui relève de l'initiative de celui-ci, défini par les articles 3 et 5 du décret relatif aux actes professionnels et à l'exercice de la profession infirmier.

Activités 1 : Dispenser des soins liés à l'alimentation : apporter une aide partielle ou totale à la prise de repas et à l'hydratation régulière.

Activité 2 : Observer la personne :
- observer l'état d'hydratation ;
- surveillance de l'alimentation et de l'hydratation et signes d'alerte.

Compétence 1 : Accompagner une personne dans les actes essentiels de la vie quotidienne en tenant compte de ses besoins et de son degré d'autonomie.

Compétence 2 : Apprécier l'état clinique d'une personne.

Compétence 3 : Réaliser des soins adaptés à l'état clinique de la personne

La règle d'ORR

1. Organisation

Recueil des données et des transmissions

Auprès de l'équipe et du dossier de soins pour s'informer :

- de contre-indications à la prise du repas (par voie buccale), de patient à jeun ;
- de l'existence d'un régime spécifique ;
- de la tonicité du patient, de son état dentaire ;
- de précautions particulières à prendre lors du repas (risque de fausse route…) ;
- de la présence de médicaments qui modifient l'équilibre hydrique : diurétiques, laxatifs… ;
- de circonstances qui demandent un besoin accru en eau : température ambiante élevée, canicule (les personnes âgées étant à risque) ;
- de la présence de symptômes chez les patients entraînant une déperdition en eau : vomissements ou diarrhées, fièvre, personnes à jeun…

Auprès du patient pour repérer :

- son appétit, sa capacité à boire, à prendre son repas seul ;
- son état de fatigue pour déterminer l'aide à apporter.

2. Réalisation

Après l'installation du patient (voir fiche 11), procéder à l'aide au repas.

Efficacité

Selon le handicap du patient, sa fatigue, une immobilisation d'un membre (plâtre, appareillages…), l'aide-soignant va apporter une aide partielle ou totale à la personne.

Aide à la prise du repas

- Préparer ce qu'il y a sur le plateau : donner la serviette, ouvrir les barquettes, pots…, rompre les sachets, couper les aliments, couper les fruits…
- remplir le verre d'eau, le lui donner si nécessaire pour qu'elle boive ;
- prendre le relais et faire manger en fin de repas si la fatigue s'installe.

Aide totale

- Se placer au même niveau que la personne, s'asseoir à côté d'elle :
  - ne pas tout mélanger dans l'assiette (sucré et salé) surtout si le repas est mouliné,
  - lui demander par quoi elle veut commencer, si la température lui convient,
  - respecter son rythme, ne pas brusquer, s'assurer que la personne a bien avalé avant de proposer une autre cuillère,
  - laisser le temps de « souffler » entre deux cuillères, faire des pauses, proposer à boire entre les bouchées.
- En cas de perte d'autonomie psychique :
  - nommer au fur et à mesure les gestes à pratiquer, guider et stimuler par la parole,

- inciter la personne à boire : selon son degré de désorientation, passer régulièrement pour lui rappeler à boire, lui remplir son verre et le lui tendre ou tenir le verre et la faire boire ;
- en cas de difficultés, prendre le relais et faire manger.

Hygiène

- Se laver les mains, revêtir une sur-blouse propre ;
- ne pas mettre les doigts dans les verres ou les assiettes.

Sécurité

- Prévenir les fausses routes alimentaires (voir fiche 12) ;
- faire en sorte que la personne ait toujours suffisamment à boire ;
- pour les personnes à risque de déshydratation (voir ci-dessus : recueil de données), mettre en place une « fiche hydratation » et noter les quantités prises ;
- encourager à boire les personnes âgées qui ne ressentent pas toujours ce besoin, passer régulièrement les voir.

Confort

- Vérifier l'installation du patient, la réajuster éventuellement en cours de repas ;
- à la fin du repas, proposer une hygiène dentaire ;
- définir avec la personne qui doit s'hydrater, ses boissons préférées pour l'inciter à boire (soupes froides, glaces, boissons fraîches ou autres…).

Évaluation de la qualité du soin dispensé

Sécurité – Confort

- L'absorption du repas s'est effectuée sans risque et sans fausse route ;
- en cas de problème, les gestes d'urgence ont été pratiqués et les fonctions vitales conservées ;
- la personne s'hydrate régulièrement et ne présente pas de facteurs de déshydratation ;
- une aide est apportée en fonction de ses besoins ;
- la personne a mangé à son rythme et exprime sa satisfaction.

3. Relation

Avec le patient

- Lui expliquer la raison d'un changement éventuel de menu ;
- l'encourager au cours du repas, ne pas brusquer les patients plus longs que les autres ;
- ne jamais utiliser les manœuvres qui obligeraient une personne que l'on fait manger à ouvrir la bouche et avaler contre son gré le contenu de la cuillère ;
- essayer de comprendre un refus de manger ;
- expliquer l'importance de l'hydratation auprès des personnes à risque (personnes âgées, température extérieure élevée, fièvre, diarrhées…) ;

- solliciter les familles pour qu'elles participent à la prévention de la déshydratation, surtout par forte chaleur.

Avec l'équipe. Noter le soin et transmettre

- Noter sur la fiche alimentaire les quantités absorbées et les aliments préférés (ex : a mangé 2 cuillères de pâtes, 3 bouchées de viande, ½ pot de yaourt…) ;
- chez les personnes déshydratées ou à risque : noter la quantité de liquide bue ;
- tous signes liés à l'observation du patient : sécheresse de la peau, perte d'élasticité (garde le pli cutané) ; sécheresse des muqueuses ; agitation, quantité des urines… ;
- indiquer tout changement sur le comportement de la personne dans la prise du repas, ainsi que tout incident :
  - refus de manger, difficulté à déglutir, fausse route, couleur du visage,
  - dégoût, nausées, spasmes, hoquet, douleurs abdominales (pesanteur, crampes, brûlure…), vomissement…,
  - une exagération de l'appétit : *polyphagie* ; une diminution de l'appétit : *anorexie* ; une exagération de la soif : *polydypsie*.

Recueil des vomissements

But ▸ *Les vomissements sont les symptômes d'une affection.
Leur recueil et leur observation permettront d'orienter le diagnostic.
Par sa présence, l'aide-soignant peut aider le malade
à supporter ce moment souvent très pénible.*

Ce que vous devez savoir

Le vomissement est le rejet brutal par la bouche du contenu de l'estomac. Il est différent de l'éructation qui est un renvoi gazeux, de la régurgitation qui est un reflux sans effort du contenu de l'œsophage (fréquent chez les bébés). L'hémathémèse est un vomissement de sang.

Contexte législatif

Texte infirmier : Code de la santé publique
Art. R.4311-5 : Dans le cadre de son rôle propre, l'infirmier accomplit les actes ou dispense les soins suivants visant à identifier les risques et assurer le confort et la sécurité de la personne et de son environnement et comprenant son information et celle de son entourage.
2°. Surveillance de l'hygiène et de l'équilibre alimentaire.
Textes aide-soignant : Référentiel d'activités et référentiel de compétences (Arrêté du 25 janvier 2005). L'aide-soignant exerce son activité sous la responsabilité de l'infirmier, dans le cadre du rôle qui relève de l'initiative de celui-ci, défini par les articles 3 et 5 du décret relatif aux actes professionnels et à l'exercice de la profession infirmier.
Activité 2 : Observer l'état général et les réactions de la personne ; surveillance de l'alimentation et de l'hydratation et signes d'alerte.
Compétence 2 : Apprécier l'état clinique d'une personne.
Compétence 3 : Réaliser des soins adaptés à l'état clinique de la personne.

La règle d'ORR

1. Organisation

Recueil des données et des transmissions

Auprès de l'équipe et du dossier de soins pour s'informer :

- de l'existence de pathologies digestives (ex : gastrites, intoxications, appendicite, occlusion…) ou neurologiques (ex : syndrome méningé, tumeurs cérébrales…) entraînant fréquemment des vomissements ;
- de la présence de traitements lourds (cancer, sida…), difficiles à supporter et provoquant ce type d'effets indésirables.

Auprès du patient pour :
- repérer des signes avant-coureurs (nausées…) et chercher rapidement le matériel.

Le matériel

- Matériel de **protection** : serviette, alèse, papier cellulose (sopalin) ;
- matériel de **récupération** : haricot ou cuvette.

puis, après les vomissements, le matériel :
- matériel d'**hygiène** et de **confort** : cuvette, gant, serviette, verre, mouchoir, change éventuel (chemise, drap).

2. Réalisation

Efficacité

- Agir avec rapidité s'il y a des signes avant-coureurs, aider le malade à trouver la meilleure position, le protéger des salissures et tenir le haricot ;
- lui redonner les éléments de confort ;
- recueillir les vomissements, les observer et en noter les caractéristiques.

Hygiène

Lorsque le malade a fini de vomir, éloigner le haricot, le couvrir :
- essuyer le visage, le rafraîchir à l'eau, lui proposer de se moucher, faire rincer la bouche ;
- faire laver les mains et changer la chemise ou pyjama, le drap du lit si nécessaire et nettoyer.

Sécurité

Mettre un enfant, un opéré, un comateux en position latérale de sécurité.

Confort

Pendant les vomissements :
- si le malade est allongé, faire tourner la tête sur le côté ou soutenir la tête en maintenant le haricot ;
- l'aider s'il le peut à se mettre en position demi-assise ;
- après avoir remis au propre, réinstaller confortablement, et proposer de faire rincer la bouche avec une solution rafraîchissante ; si des nausées se manifestent encore, laisser près de la personne le haricot et la sonnette ;
- aérer la pièce.

Évaluation de la qualité du soin dispensé

Sécurité – Confort – Hygiène
- Toute personne à risque qui vomit a été mise en position latérale de sécurité ;
- le matériel donné avec rapidité protège des salissures ;
- le soignant est resté auprès de la personne et lui a assuré son aide et son réconfort ;
- les éléments d'hygiène et de confort ont été donnés au patient à la fin des vomissements ;
- les vomissements ont été observés pour en transmettre les caractéristiques.

3. Relation

Avec le malade

Rester près de la personne, rassurer par sa présence et son aide sans manifester de dégoût.

Avec l'équipe : noter le soin et transmettre

Transmettre vos observations et les caractéristiques des vomissements :

- le moment de leur apparition, l'horaire par rapport aux repas, en jet : avec ou sans effort ;
- la fréquence : isolés ou répétés ;
- la quantité : montrer éventuellement le haricot ;
- leur aspect : alimentaires ou non, bileux (vert, jaune), fécaloïdes, sanglants, l'odeur ;
- les signes d'accompagnement : fièvre, diarrhée.

Fiche 15

Aide au soin réalisé par l'IDE : alimentation par sonde gastrique

But ▸ *Permettre au patient, qui ne peut plus s'alimenter par la bouche ou insuffisamment, un apport nutritionnel satisfaisant, par l'intermédiaire d'une sonde mise en place au niveau de l'estomac, et d'un dispositif permettant l'administration du liquide nutritif. Aider l'infirmière dans l'organisation de ce soin et sa surveillance.*

Ce que vous devez savoir

L'alimentation entérale utilise les voies normales du tube digestif, contrairement à l'alimentation parentérale qui est introduite directement dans le sang par voie veineuse (perfusion). Elle est indiquée quand l'alimentation par voie orale est impossible ou insuffisante et que l'état du tube digestif permet l'utilisation de la voie intestinale ; elle peut être temporaire ou définitive.

Les aliments ayant subi un début de digestion (mixés, liquéfiés, préparés par la diététicienne ou industriellement) sont introduits dans le tube digestif (estomac ou intestin) grâce à une sonde introduite par les voies naturelles (naso-gastrique) ou par une ouverture pratiquée par le chirurgien au niveau de l'estomac (sonde de gastrostomie) ou au niveau du jéjunum (sonde de jéjunostomie).

L'infirmière exécute la prescription médicale : nutriments, et mode d'administration. Des risques et des complications peuvent être liés au dispositif et à l'alimentation entérale : troubles digestifs, vomissements, risque de fausse route, d'inhalation bronchique, d'asphyxie.

L'aide-soignant participe au confort et à la surveillance du patient.

Contexte législatif

Texte infirmier : Code de la santé publique

Art. R.4311-5 : Dans le cadre de son rôle propre, l'infirmier accomplit les actes ou dispense les soins suivants visant à identifier les risques et assurer le confort et la sécurité de la personne et de son environnement et comprenant son information et celle de son entourage.

7 : Administration de l'alimentation par sonde gastrique, sous réserve des dispositions prévues à l'article R.4311-7 et changement de sonde d'alimentation gastrique.

8 : Soins et surveillance de patients **en assistance nutritive entérale** et parentérale.

Textes aide-soignant : Référentiel d'activités et référentiel de compétences (Arrêté du 25 janvier 2005). L'aide-soignant exerce son activité sous la responsabilité de l'infirmier, dans le cadre du rôle qui relève de l'initiative de celui-ci, défini par les articles 3 et 5 du décret relatif aux actes professionnels et à l'exercice de la profession infirmier.

Activité 2 : Observer l'état général et les réactions de la personne ; surveillance de l'alimentation et de l'hydratation et signes d'alerte.

Activités 3 : Aider l'infirmier à la réalisation de soins.

Compétence 2 : Apprécier l'état clinique d'une personne.

Compétence 3 : Réaliser des soins adaptés à l'état clinique de la personne.

La règle d'ORR

1. Organisation

Recueil des données et des transmissions

Auprès de l'équipe et du dossier de soins pour s'informer :

- des indications de l'assistance nutritive entérale :
  - problèmes de déglutition : disparition du réflexe, paralysie, baisse de la vigilance,
  - suites opératoires sur l'appareil digestif, chez un polytraumatisé,
  - cancers des voies digestives supérieures, qui entraînent une obstruction au niveau de la bouche ou de l'œsophage,
  - pour des patients inconscients qui ont perdu leur réflexe de déglutition, la sonde gastrique n'est posée qu'après une intubation endotrachéale pour éviter le risque de fausse route et d'inondation bronchique ;
- de la nature du dispositif (poche ou nutripompe) et de la répartition quotidienne (distribution de manière continue ou en discontinu).

Auprès du patient pour :

- observer le déroulement de l'alimentation par sonde et le bon fonctionnement du système ;
- observer les réactions éventuelles du patient, le laisser s'exprimer sur le déroulement du soin.

Matériel

- Aider l'infirmière à préparer le système de distribution entérale :

Les Drips	Les nutripompes	Les produits ou les poches
Ils sont composés de flacons ou boîtes d'alimentation et de tubulures similaires à celles du goutte à goutte de perfusion. La poche est accrochée sur un pied à sérum, en surélevé (ces dispositifs utilisant la gravité) ; une molette permet de régler le débit. Cette alimentation peut se pratiquer en discontinu et permet de suivre le rythme biologique du patient : soit 4 repas par jour, toutes les 4 heures.	Elles sont des machines à pulser les aliments qui permettent d'administrer les mélanges nutritifs à un débit précis et constant sur une longue durée. Un agitateur permet l'homogénéisation. Ils existent sous deux formes : – les pompes réfrigérées : elles contiennent un bac réfrigéré qui maintient le mélange nutritif entre 0 °C et 4 °C. Selon les modèles, elles peuvent être munies d'une alarme, d'un dispositif d'affichage, d'un agitateur et d'un régleur de débit. L'alimentation peut être distribuée en fractionné ou en continu. – Les pompes non réfrigérées : elles ne comportent pas de bac à glace et sont de simples régulateurs de débit. La tubulure se fixe sur la nutripompe et le produit dans son emballage d'origine est administré à température ambiante. Elles sont en général réservées à l'alimentation semi-continue	– Les produits nutritifs prêts à l'emploi, de préparation industrielle, sont stockés à température ambiante ; ils varient suivant leur composition en glucides, lipides, protéines, fibres. Les dosages sont réalisés de façon individualisée par une diététicienne. – Les mélanges en préparation extemporanée par le service diététique ou la pharmacie doivent être conservés au réfrigérateur et réchauffés à la température ambiante avant leur administration.

- En cas de changement de sonde par l'infirmière, préparer une sonde gastrique avec le matériel adéquat : anesthésique local, sparadrap, seringue (qui s'adapte à la sonde), compresses et gants, stéthoscope.

2. Réalisation

Efficacité – Confort

- Veiller au confort du patient, relever son buste pour une meilleure installation et une meilleure digestion (sauf contre-indication).
- Observer la sonde et le système d'alimentation :
  - vérifier le positionnement de la sonde, dans l'alignement de la narine pour éviter une compression du bord extérieur, et sa bonne fixation, qu'elle soit bien connectée à la poche et qu'il reste suffisamment de liquide,
  - s'assurer que la pompe de nutrition soit bien branchée et fonctionne régulièrement, qu'il n'y ait pas d'air dans la tubulure et qu'elle ne soit pas coudée,
  - le liquide ne doit pas être trop froid (attention à la poche qui sort du réfrigérateur), il s'écoule régulièrement avec un débit pas trop rapide, les flacons sont en quantité suffisante,
  - en distribution discontinue, le système doit rester clos ; l'extrémité de la sonde est fermée par un bouchon et fixée avec un sparadrap sur la joue. Veiller à l'absence d'irritation.
- Lors des soins d'hygiène quotidiens :
  - laver le nez et la narine en contact avec la sonde ainsi que la sonde (traces de produits gras ou collants),
  - ⚠ dépister une rougeur sur le bord extérieur de la narine (risque d'escarre), modifier le contact de la sonde avec la peau,
  - à la fin du soin, proposer une hygiène dentaire ou de faire rincer la bouche, vérifier l'état de la muqueuse buccale qui doit être rosée et humide.
- Faire un suivi de l'élimination urinaire et des selles, avec un suivi du poids (en moyenne tous les 3 jours).

Sécurité

- Être attentif aux risques de fausse route, d'inhalations bronchiques et d'asphyxie ;
- ⚠ arrêter la pompe et prévenir l'infirmier d'urgence lorsqu'un patient présente :
  - une toux, des troubles respiratoires : polypnée, cyanose, respiration « barbotante »,
  - des vomissements, des douleurs abdominales, des régurgitations ;
- surveiller une modification du débit (vérifier régulièrement).

Hygiène

Se laver les mains lors de tout soin auprès de la personne.

- **Hygiène alimentaire :** connaître et respecter les règles de conservation des nutriments :
  - toutes les boîtes entamées doivent être entreposées dans un réfrigérateur pour éviter la multiplication des germes,

- les préparations ne sont sorties qu'au moment de l'administration des aliments,
- les mélanges ne doivent pas être utilisés s'ils ont été exposés plus de 3 heures à température ambiante.

- **Hygiène du matériel :**
  - veiller à la propreté de la nutripompe,
  - la nettoyer et la désinfecter ; les tubulures reliant la sonde à l'appareil sont changées tous les jours.

Évaluation de la qualité du soin

Sécurité – Confort – Hygiène

- L'infirmier est prévenu de tout signe alarmant ;
- la nutrition est efficace et bien tolérée ; le poids et les selles sont surveillés ;
- la muqueuse nasale est intègre, la muqueuse buccale est physiologiquement normale ;
- les règles d'hygiène générale et alimentaire sont respectées ;
- le patient exprime sa satisfaction.

3. Relation

Avec le patient

- Bien expliquer le déroulement du soin et les précautions à prendre (position demi-assise) ;
- être à l'écoute de toutes questions ou plaintes ; venir le voir fréquemment.

Avec l'équipe : noter le soin et transmettre

- Toute anomalie et problème rencontré auprès du patient ;
- un débit qui se modifie : trop rapide, ou ralenti (sonde obstruée par des dépôts) ;
- des troubles digestifs : crampe, régurgitation, vomissement, ballonnement, gaz, diarrhée…
- la présence de selles ou non, et les noter (une diarrhée ou une constipation) ; les selles sont souvent pâteuses et abondantes dans l'alimentation entérale.
- noter la diurèse, ainsi que la courbe de poids.

IV

BESOIN D'ÉLIMINER

URINES

Module 1 : Actes de la vie quotidienne

Module 3 : Soins aux personnes dépendantes

Fiche 16 Pose d'urinal

Fiche 17 Prévention de l'incontinence urinaire

Module 2 : État clinique

Fiche 18 Prélèvement non stérile des urines ; examens d'urines

Fiche 19 Mesure de la diurèse

Module 3 : Soins – Soins aux personnes dépendantes Soins liés aux dispositifs médicaux

Fiche 20 Pose de collecteur externe : étui pénien et change de poche.

Fiche 21 Sonde vésicale : toilette génitale ; vidange du sac collecteur.

Fiche 22 Observation des patients sous dialyse

SELLES

Module 1 : Actes de la vie quotidienne

Module 3 : Soins aux personnes dépendantes

Fiche 23 Pose de bassin

Module 2 : État clinique

Fiche 24 Prélèvement non stérile des matières fécales

Fiche 25 Surveillance des selles et leur transcription
Prévention de la constipation

Module 3 : Soins – Soins aux personnes dépendantes Soins liés aux dispositifs médicaux

Fiche 26 Entretien journalier d'une colostomie ancienne, cicatrisée et appareillée.

Fiche 27 Aide et assistance auprès d'un patient en cas de diarrhée.

Pose d'urinal

But ▸ *Permettre au patient alité qui ne peut se déplacer, d'éliminer ses urines. Le recueil et l'observation des urines peuvent aider au diagnostic ou à suivre l'évolution de la maladie.*

Ce que vous devez savoir

L'urine sécrétée par le rein et recueillie dans la vessie est un liquide organique qui permet l'élimination des déchets. La miction est l'action d'uriner. La vessie contient environ 300 ml.

L'incontinence urinaire est l'incapacité à retenir ses urines.

L'urine normale est de couleur jaune pâle, claire, limpide et stérile à l'émission. D'odeur fade, elle dégage au contact de l'air une odeur d'ammoniaque très désagréable. Les urines trop longtemps conservées deviennent rapidement un milieu de culture pour les micro-organismes, pouvant être à l'origine d'infections nosocomiales.

Contexte législatif

Texte infirmier : Code de la santé publique

Art. R.4311-5 : Dans le cadre de son rôle propre, l'infirmier accomplit les actes ou dispense les soins suivants visant à identifier les risques et assurer le confort et la sécurité de la personne et de son environnement et comprenant son information et celle de son entourage.

9°. Surveillance de l'élimination urinaire.

Textes aide-soignant : Référentiel d'activités et référentiel de compétences (Arrêté du 25 janvier 2005). L'aide-soignant exerce son activité sous la responsabilité de l'infirmier, dans le cadre du rôle qui relève de l'initiative de celui-ci, défini par les articles 3 et 5 du décret relatif aux actes professionnels et à l'exercice de la profession infirmier.

Activités 1 : Dispenser des soins liés à l'élimination :
– pose de l'urinal ;
– nettoyer et désinfecter les différents matériels liés à l'élimination.

Activité 2 : Surveiller l'élimination urinaire ; observer les modifications de ces états.

Activité 5 : Laver, nettoyer, désinfecter certains matériels de soins.

Compétence 1 : Accompagner une personne dans les actes essentiels de la vie quotidienne en tenant compte de ses besoins et de son degré d'autonomie.

Compétence 2 : Apprécier l'état clinique d'une personne.

Compétence 6 : Utiliser les techniques d'entretien des locaux et du matériel spécifique aux établissements sanitaires, sociaux, et médico-sociaux.

La règle d'ORR

1. Organisation

Recueil des données et des transmissions

Auprès de l'équipe et du dossier de soins pour s'informer :

- de la conservation des urines pour des examens éventuels : diurèse (voir fiche 19), examens d'urines (voir fiche 18), examens de laboratoire…

Auprès du patient pour :

- le prévenir du soin, lui expliquer les consignes et vérifier qu'il les a bien comprises ;
- répondre à son appel et prendre connaissance de ses habitudes hygiéniques.

Matériel

- Un urinal (appelé aussi **pistolet**) en verre épais ou en plastique, essuie-tout (sopalin) ou papier-toilette ;
- gants à usage unique non stériles, en application des précautions « standard ».

2. Réalisation

Efficacité

L'urinal est placé à la demande du malade ou proposé régulièrement dans la journée (le matin au réveil, avant le repas, le soir au coucher) ; répondre à l'appel une fois la miction terminée (sonnette).

Ne garder les urines que si cela est nécessaire (diurèse ou examens) ou si elles présentent des anomalies, pour les montrer à l'infirmier. Les jeter dans les toilettes ou dans les bocaux réservés à cet usage.

Hygiène

L'urinal est individuel, utiliser des gants à usage unique :

- bien vider l'urinal et bien le rincer après chaque miction, le nettoyer une fois par jour au savon liquide ou avec un produit nettoyant désinfectant ; veiller à ce qu'il n'y ait pas de dépôt, rincer ;
- l'urinal vide ou plein ne doit pas être posé sur l'adaptable, ni sur la table de chevet et ne doit pas être posé à terre, car il peut être source de contamination ; après usage, replacer l'urinal dans son support au niveau de la table de chevet ou sous le lit sur un support métallique ;
- ⚠ **cas spécial** : les urines d'un malade contagieux doivent être décontaminées (mise en contact avec un désinfectant avant d'être jetées).

Confort

Certains patients même alités sont susceptibles d'utiliser seuls l'urinal à condition qu'il soit facile d'accès. Si le malade le peut, lui laisser placer lui-même l'urinal :

- répondre rapidement à l'appel du patient pour lui retirer l'urinal. Si exceptionnellement on ne peut répondre vite à l'appel, proposer au patient de déposer l'urinal sur un sopalin sur une chaise ;

- ne pas laisser traîner un urinal plein, ce qui est désagréable à l'odeur.

Sécurité

- Si l'urinal est en verre, vérifier que les bords ne soient pas ébréchés ;
- un contact prolongé d'un urinal contre les organes génitaux (verge, bourses) peut entraîner des irritations locales, voire même des escarres ;
- un contact prolongé de la verge dans un urinal plein d'urines peut entraîner une infection ascendante de l'arbre urinaire.

Évaluation de la qualité du soin dispensé

Sécurité – Confort – Respect

- L'infirmier est prévenu en urgence de signes d'alerte au cours d'émission des urines (voir transmissions) ;
- le soin est pratiqué avec tact et respecte la pudeur et l'intimité de la personne ;
- les urines sont conservées et traitées en cas d'examens spécifiques ;
- la réponse à la demande est effectuée rapidement (dans un temps normal à la moyenne).

Hygiène

- Les « précautions standard » sont respectées dans la manipulation du matériel ;
- l'urinal n'est pas posé sur le sol, sur l'adaptable, ou sur la table de nuit ;
- en cas de patient contagieux, les urines sont décontaminées avant d'être jetées selon le protocole ;
- les règles d'utilisation des produits nettoyants et désinfectants sont respectées ;
- les protocoles de nettoyage et de désinfection sont respectés.

3. Relation

Avec le patient

Donner l'urinal avec naturel, discrétion, rapidité ; respecter les habitudes hygiéniques :

- si l'aide-soignant place l'urinal, saisir la verge avec l'intermédiaire d'une compresse ou d'un essuie-tout et non pas à mains nues. Dans une chambre à 2 lits, se mettre entre les 2 lits pour faire paravent de son corps, recouvrir le patient et s'éloigner pendant la miction ;
- être particulièrement attentif et disponible auprès d'une personne partiellement incontinente urinaire (existence de pertes ou fuites).

Avec l'équipe : noter le soin et transmettre

Transmettre vos observations. Prévenir l'infirmier devant un patient :

- qui saigne en urinant : **hématurie** ;
- qui souffre en urinant (impression de brûlures) : **dysurie** ;
- qui urine souvent mais peu à la fois : **pollakiurie** ;
- qui présente une diminution du volume de ses urines : **oligurie** ;

…ésente une augmentation du volume de ses urines : **polyurie** ;

… n'urine pas : **anurie** (absence d'urines dans la vessie : urgence absolue) ou **rétention** (absence de miction bien que la vessie soit pleine). La personne ressent une vessie dure, douloureuse, ronde comme un ballon ; c'est un « globe vésical ». Seul un sondage pratiqué en urgence par l'IDE pourra évacuer la vessie de son contenu et calmer la douleur.

Signaler :

- **toutes anomalies au niveau de la couleur et la limpidité des urines** : présence de sang : **hématurie** ; présence de pus : **pyurie** ; des urines **troubles** (flocons ou précipitations lors de certaines infections) ; des urines **foncées** (en cas de fièvre ou déshydratation) ; des urines **brun acajou** (en cas d'ictère). Certains médicaments ou aliments peuvent colorer les urines ;
- **toutes anomalies au niveau de l'odeur** (ex. : odeur de **pomme reinette** en présence d'acétone).

Prévention de l'incontinence urinaire

But ▸ *Mettre en place des actions préventives pour éviter qu'une personne, qui serait « sujette à risque d'incontinence urinaire » de par sa pathologie ou son vieillissement, ou qui présenterait des fuites urinaires, n'évolue vers une incontinence urinaire définitive.*

Ce que vous devez savoir

L'incontinence urinaire est une perte involontaire de ses urines. Elle peut être temporaire (par la présence de fuites) ou définitive. Elle affecte la personne moralement qui en éprouve souvent de la honte. Toute **incontinence temporaire** doit donner l'espoir à la personne, avec la mise en place de soins adaptés, de retrouver la maîtrise de son élimination et l'estime d'elle-même.

Certaines pathologies et le vieillissement modifient le processus de continence en agissant :

- soit au niveau de la vessie : en la rendant excitable, hyperactive, se contractant de façon incontrôlée, provoquant parfois des fuites souvent précédées d'un **besoin impérieux**, urgent, intense, douloureux ; ou en la rendant atone (molle) : la personne ne ressent plus le besoin d'uriner ;
- soit au niveau des sphincters vésicaux : en diminuant l'efficacité de leur « verrouillage » (ceux-ci agissant comme un robinet). **En cas d'effort :** rire, toux éternuement, le sphincter de la vessie ne peut plus jouer son rôle entraînant des fuites.

⚠ L'incontinence ***temporaire*** peut être favorisée par des facteurs dits « **précipitants** » auxquels les soignants doivent être particulièrement attentifs, dans l'organisation et la prise en charge de la personne.

Une modification récente de l'environnement	Un environnement inadapté	Un comportement inadapté du personnel
– Une hospitalisation, un changement de chambre. – Une perte de repères. – Le stress, l'anxiété.	– Une difficulté d'accès aux toilettes : locaux mal indiqués, mauvais éclairage…	– Une réponse trop tardive à l'appel. – Des actes en série qui perturbent les habitudes de vie. – Des attitudes autoritaires, de reproche.

Contexte législatif

Texte infirmier : Code de la santé publique

Art. R.4311-5 : Dans le cadre de son rôle propre, l'infirmier accomplit les actes ou dispense les soins suivants visant à identifier les risques et assurer le confort et la sécurité de la personne et de son environnement et comprenant son information et celle de son entourage.

9°. Surveillance de l'élimination urinaire.

Textes aide-soignant : Référentiel d'activités et référentiel de compétences (Arrêté du 25 janvier 2005). L'aide-soignant exerce son activité sous la responsabilité de l'infirmier, dans le cadre du rôle qui relève de l'initiative de celui-ci, défini par les articles 3 et 5 du décret relatif aux actes professionnels et à l'exercice de la profession infirmier.

Activités 1 : Dispenser des soins liés à l'élimination.

Activité 2 : Surveiller l'élimination urinaire ; observer les modifications de ces états.

Compétence 1 : Accompagner une personne dans les actes essentiels de la vie quotidienne en tenant compte de ses besoins et de son degré d'autonomie.

Compétence 2 : Apprécier l'état clinique d'une personne.

Compétence 3 : Réaliser des soins adaptés à l'état clinique de la personne.

Face à des fuites urinaires, on ne doit pas cataloguer la personne comme « incontinente » et tout doit être tenté pour éviter que cette incontinence de « circonstance » ou temporaire ne devienne définitive.

Tous les membres de l'équipe et la famille doivent participer à la mise en place d'un programme de soins d'actions préventives.

La règle d'ORR

1. Organisation

Recueil des données et des transmissions

Auprès de l'équipe et du dossier de soins pour s'informer de la présence :

- de facteurs occasionnels ou précipitants pouvant favoriser l'incontinence urinaire :
  - épisodes aigus : hyperthermie, déshydratation, effets secondaires de médicaments…,
  - facteurs d'irritation vésicale : constipation, fécalome, infection urinaire, port de sonde urinaire…,
  - perte de la mobilité : marche douloureuse, essoufflement, hypotension orthostatique (avec peur de tomber)… ;
- de facteurs affectifs : traumatisme affectif ou psychologique, syndrome dépressif… ;
- d'un régime prescrit : restriction hydrique, augmentation de la quantité liquidienne journalière… ;
- des diurétiques ou médicaments qui modifient la diurèse, pour en repérer le lien avec des horaires de fuites diurnes ou nocturnes… ;
- d'une fiche de surveillance mictionnelle qui permet de voir le rythme d'élimination de la personne.

Auprès de la personne pour :

- l'interroger sur son rythme d'élimination en l'absence de documents ;
- repérer des facteurs précipitants : fièvre, constipation ;

- évaluer l'impact des pertes urinaires sur son moral et sa motivation pour retrouver une continence.

Matériel et organisation de la prévention

- respecter les rythmes d'excrétion propres à chacun ;
- amener régulièrement la personne aux toilettes, ou proposer le bassin, plus particulièrement au réveil, avant et après les repas et au coucher ;
- en cas de WC trop éloignés, mettre une chaise percée, un urinal ou un bassin à proximité ;
- vérifier que l'accès aux toilettes soit dégagé et qu'il n'y ait pas d'obstacles sur le parcours des toilettes (tabouret, chaise, porte difficile à ouvrir…).

2. Réalisation

Efficacité

- Répondre rapidement à chaque appel, d'autant plus chez les personnes manifestant un besoin impérieux, donc urgent.
- Faire boire et encourager à boire (1,5 L à 2 L par jour, sauf contre-indication) pour lutter contre la déshydratation et les infections urinaires.
- Éviter de donner des liquides diurétiques comme le café, le thé, le jus de pamplemousse, le cacao et l'alcool chez une personne « à risque d'incontinence ». Si la personne désire en boire, penser à la faire uriner une demi-heure après.
- Conseiller d'éviter de boire de l'eau froide qui stimule la miction : fontaine réfrigérante.
- Connaître l'existence ou non de la prise de diurétiques, en repérer éventuellement le lien avec des horaires de fuites diurnes ou nocturnes. Transmettre à l'infirmier.
- Ne pas mettre systématiquement de « protection » à la personne sous prétexte qu'elle a eu des fuites ou un incident d'incontinence. La décision doit se prendre en équipe et avec l'accord de la personne elle-même.
- Repérer grâce à la présence de « grille mictionnelle » les horaires d'élimination de la personne et lui proposer le bassin ou les toilettes.

Exemple de feuille de surveillance mictionnelle hebdomadaire

Inscrire M pour Mouillé chaque fois qu'il y a incontinence.

	6 h	8 h	10 h	12 h	14 h	16 h	18 h	20 h	22 h
Lundi	bassin			M		bassin		bassin	
Mardi	M			bassin		bassin			M
Mercredi	bassin			M	bassin			bassin	
Jeudi	M	bassin		bassin			bassin		bassin
Vendredi		bassin		bassin		bassin			bassin
Samedi	bassin			M			bassin		bassin
Dimanche		bassin		bassin			bassin		bassin

Hygiène

- En cas de fuites, changer les vêtements ou la literie le plus vite possible ;
- procéder à une toilette intime en cas d'incontinence et lors de change de protection (en cas de port de protection temporaire) (voir fiche 3) ;
- vérifier et assurer l'état de propreté du bassin, de l'urinal ou des toilettes, et la présence de papier toilette.

Sécurité

- Lors de modifications récentes de l'environnement, améliorer l'orientation pour aller aux toilettes, rassurer la personne, lui expliquer comment et où elle peut satisfaire ses besoins.
- Éventuellement faire le chemin des toilettes avec la personne (âgée ou désorientée) si elle est valide, lui montrer les boutons électriques.
- Vérifier que la personne ait toujours sa sonnette à portée, ou un moyen d'appel.
- En cas d'épisode pathologique aigu repérer l'incontinence en tant que **symptôme temporaire**. Lorsque l'épisode aigu est passé, si l'incontinence persiste, présenter la personne à heures fixes aux toilettes suffit en général à restaurer la continence.

Confort

- S'assurer du confort des toilettes (éclairage, présence de barre d'appui, siège à hauteur…) ;
- favoriser le port de vêtements adaptés et faciles à enlever : fermetures à glissière avec gros anneau ; vêtements suffisamment larges pour être manipulés facilement etc. Voir éventuellement avec la famille ;
- en cas de port de protections temporaires, les adapter au type de fuites : protections anatomiques, changes complets… Le choix se fait en équipe.

3. Relation

Avec le malade

- Abandonner les automatismes ou actes en série qui ne sont pas adaptés à la personne.
- Proscrire tout reproche, menace, punitions qui aggravent le sentiment de peur et d'angoisse et engendrent l'incontinence ; ne pas traiter la personne de « dégoûtante » ou dire « qu'elle l'a fait exprès ».
- Bannir les attitudes autoritaires qui favorisent l'inertie, entraînent l'opposition.
- Ne pas materner de manière outrancière ou inadaptée : cela infantilise la personne et peut la conduire vers une dépendance ou un état de régression.
- Quand une personne porte des protections temporaires, ressent le besoin d'uriner et demande le bassin ou d'aller aux toilettes, ne pas lui répondre « faites dans votre couche » ; ce qui aurait pour effet de l'installer progressivement dans l'incontinence.
- Démontrer l'importance de l'hydratation et corriger les idées fausses ; expliquer qu'éviter de boire diminue la diurèse (donc les envies d'uriner) mais augmente le risque d'infection urinaire, facteur générateur d'incontinence.

Évaluation de la qualité de la prévention

- L'équipe est sensibilisée à la prévention de l'incontinence urinaire ;
- tout problème de fuite est discuté en équipe : une protection n'est pas mise systématiquement ;
- l'équipe est attentive aux facteurs précipitants : les comportements inadaptés pouvant être modifiés sont bannis ;
- une grille mictionnelle est mise en place et remplie régulièrement ;
- le patient et sa famille sont partie prenante du projet : ils sont encouragés par les soignants.

Avec l'équipe : noter le soin et transmettre

- La présence de rougeurs, lésions, prurit, écoulement au niveau de l'appareil génito-urinaire ;
- la quantité (diurèse), la couleur, l'odeur des urines ;
- une perte de la mobilité, une marche douloureuse, un essoufflement, des vertiges…

Réfléchir en équipe sur :

- la pertinence de la présence des barrières (qui limitent l'autonomie de la personne) ;
- la mise en place d'une « grille mictionnelle » qui permet de suivre les épisodes de continence et d'incontinence, la remplir régulièrement ;
- la décision de mettre des protections suite à des fuites ou à un accident d'incontinence.

Exemple de la grille mictionnelle sur 24 heures de Mme DA

Heure	Besoin d'uriner	Volume	Lieu	Commentaire
7 h 30	++	150 mL	Bassin	Sonnette près du lit
10 h 30	+	200 mL	Sur le bassin	Sans aide
13 h	+	100 mL	Bassin sur toilette	Aide à la marche
16 h	++	–	Sur sa protection au fauteuil	Ne peut se retenir
20 h	+	200 mL	Bassin/toilette	Aide à la marche
2 h	change	–	Protection	Ne sent pas le besoin d'uriner
6 h	++	250 mL	Bassin	Sonnette près du lit
Total		900 mL plus fuites		

Fiche 18

Prélèvement non stérile des urines Examens d'urines

But ▸ *Prélever des urines pour pratiquer une analyse cytologique (examen des cellules) ou chimique des urines : recherche d'albumine, sucre et acétone.*

Ce que vous devez savoir

- **Les analyses d'urines sont effectuées sur des urines fraîchement émises (certains corps sont volatiles). L'examen chimique des urines ne nécessite pas un recueil aseptique. Par contre, une recherche bactériologique de germes dans les urines (ECBU : examen cyto-bactériologique des urines) nécessite un prélèvement stérile et relève de la compétence de l'infirmier.**
- **La recherche d'albumine, sucre, acétone se fait pour tout patient entrant et à la demande du médecin. Elle permet de dépister certaines maladies de l'arbre urinaire : néphropathies ou diabète.**

L'**albuminurie** est la présence d'albumine dans les urines. La **glycosurie** est la présence de sucre dans les urines. L'**acétonurie** est la présence d'acétone dans les urines.

Les **tests urinaires** à lecture instantanée sont d'un emploi pratique, facile et rapide mais doivent être utilisés avec rigueur, pour ne pas être source d'erreurs. Les tests existent sous 2-formes : bandelettes ou comprimés. L'examen d'urine met en contact l'urine et le réactif instauré par le laboratoire. La lecture se fait par comparaison de la bandelette ou du comprimé avec le modèle qui est une échelle colorimétrique qui entoure le flacon.

Contexte législatif

Texte infirmier : Code de la santé publique

Art. R.4311-5 : Dans le cadre de son rôle propre, l'infirmier accomplit les actes ou dispense les soins suivants visant à identifier les risques et assurer le confort et la sécurité de la personne et de son environnement et comprenant son information et celle de son entourage.

9°. Surveillance de l'élimination urinaire.

Textes aide-soignant : Référentiel d'activités et référentiel de compétences (Arrêté du 25 janvier 2005). L'aide-soignant exerce son activité sous la responsabilité de l'infirmier, dans le cadre du rôle qui relève de l'initiative de celui-ci, défini par les articles 3 et 5 du décret relatif aux actes professionnels et à l'exercice de la profession infirmier.

Activité 2 : Surveiller l'élimination urinaire.

Compétence 2 : Apprécier l'état clinique d'une personne.

La règle d'ORR

1. Organisation

Recueil des données et des transmissions

Auprès de l'équipe et du dossier de soins pour s'informer :
- des examens éventuels : examens de laboratoire…

Auprès du patient pour :
- le prévenir du soin, lui demander d'uriner pour avoir des urines fraîches.

Matériel

Urinal ; bassin ; verre à pied + urines ; compte-gouttes ; tube à essai ; gants à usage unique ; trotteuse et selon l'analyse demandée :
- **flacon de bandelettes**. Ex : *Multistix* (recherche albumine, sucre, acétone), *Albustix* (recherche albumine seule), *Kéto-diastix* (recherche sucre, acétone) ;
- **flacon de comprimés**. Ex : *Clinitest* (recherche sucre), *Acétest* (recherche acétone) ;
- **flacon de laboratoire** étiqueté au nom du patient.

2. Réalisation

Efficacité

Si le patient n'arrive pas à uriner, faciliter en faisant couler de l'eau dans le lavabo.

Pour l'analyse avec les bandelettes :
- sortir une bandelette adaptée à la recherche demandée ; la tremper dans l'urine ; éliminer l'excès d'urines, attendre le temps indiqué (trotteuse) ;
- comparer les zones réactives de la bandelette avec l'échelle colorimétrique.

Pour l'analyse avec les comprimés :

Pour le sucre : dans un tube propre mélanger dans l'ordre : 5 gouttes d'urine, 10 gouttes d'eau mesurées avec le compte-gouttes et le comprimé de recherche de sucre (*Clinitest*).

Pour l'acétone : faire tomber une goutte d'urine sur le comprimé (*Acétest*) :
- attendre la réaction chimique, respecter les temps de lecture ;
- comparer les résultats avec l'échelle colorimétrique propre à chaque flacon.

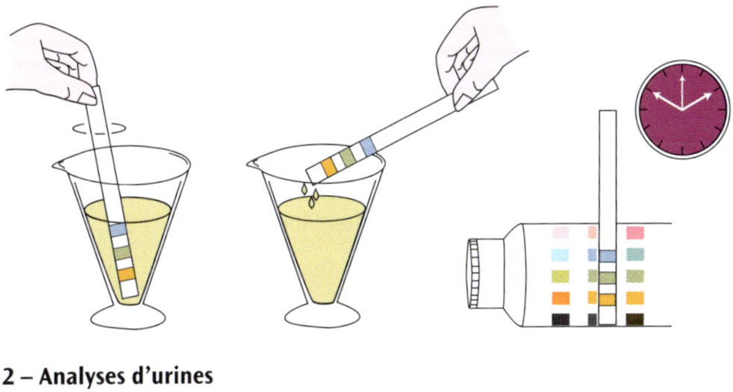

Figure 2 – Analyses d'urines

Hygiène

- Le récipient qui recueille l'urine est propre et sec. Le réactif ne doit pas être en contact avec des traces de détergent ou de javel (risque de faux positifs) ;
- se laver les mains avant et après le soin. Utiliser des gants pour toutes les manipulations. Après usage, le récipient est nettoyé, désinfecté selon le protocole du service.

Sécurité

Les règles suivantes sont **impératives** si on ne veut pas induire de fausses réactions qui seraient dommageables pour le patient :

- lire attentivement le mode d'emploi pour tout nouveau réactif ;
- vérifier la date de péremption du flacon (ne pas utiliser au-delà) ;
- conserver le flacon à l'abri de la chaleur (au-dessous de 30 °C), de la lumière et de l'humidité ; ne pas stocker au réfrigérateur ;
- ne pas toucher les zones réactives des bandelettes ;
- ne pas enlever le sachet dessiccant qui absorbe l'humidité ;
- bien refermer le flacon après avoir retiré la bandelette ou le comprimé ;
- respecter impérativement les temps de lecture (de la lecture immédiate à 1 min) ;
- pour la lecture, utiliser l'échelle colorimétrique correspondant (ex : ne pas lire sur une autre échelle colorimétrique venant d'un flacon ou d'un autre laboratoire) ;
- en lisant la bandelette, repérer si une autre plage de couleur vire : ex. : sang ou pH et le signaler à l'infirmier ;
- les comprimés sont caustiques, ne pas laisser à portée des enfants.

Confort

Si la personne ne peut uriner tout de suite, lui donner le récipient, s'éloigner en lui remettant la sonnette.

Évaluation de la qualité du soin dispensé

Sécurité – Hygiène

- Les analyses sont pratiquées sur des urines fraîches ;
- les flacons sont conservés et utilisés avec les précautions requises ;
- l'analyse est rigoureuse et répond au mode d'emploi ;
- en cas de doute une nouvelle analyse est pratiquée ;
- les règles d'hygiène suivent le protocole.

3. Relation

Avec le patient

Expliquer à la personne le soin et ce qu'on attend d'elle.

Avec l'équipe : noter le soin et transmettre

Transmettre toutes anomalies : présence de sang, pus, dépôts. Noter le nombre de + (croix) lues sur l'échelle colorimétrique.

Pour un examen de laboratoire (cytologie), porter les urines avec le bon rempli.

Mesure de la diurèse

But ▸ *Recueillir les urines émises sur 24 h pour en évaluer la quantité et établir une courbe de surveillance.*

Ce que vous devez savoir

La diurèse est le volume des urines émises en 24 h, elle varie physiologiquement selon la transpiration et les boissons ingérées. La quantité moyenne est de 1,5 L environ. Certains médicaments, les diurétiques, ont pour but de faire augmenter la diurèse.

La mesure de la diurèse est un élément important de diagnostic, elle permet :

- **d'apprécier le fonctionnement rénal et ses anomalies et de déceler des pathologies ;**
- **de suivre l'évolution de certaines maladies rénales, circulatoires ;**
- **de suivre l'efficacité de certains traitements ;**
- **d'identifier les signes d'une aggravation subite de l'état du patient sur le plan cardio-circulatoire.**

La diurèse varie physiologiquement selon la transpiration et les boissons ingérées. Certains médicaments, les diurétiques, ont pour but de faire augmenter la diurèse.

Contexte législatif

Texte infirmier : Code de la santé publique

Art. R.4311-5 : Dans le cadre de son rôle propre, l'infirmier accomplit les actes ou dispense les soins suivants visant à identifier les risques et assurer le confort et la sécurité de la personne et de son environnement et comprenant son information et celle de son entourage.

9°. Surveillance de l'élimination urinaire.

19 : Recueil des observations de toute nature susceptibles de concourir à la connaissance de l'état de santé de la personne et appréciation des principaux paramètres servant à sa surveillance : volume de la diurèse…

Textes aide-soignant : Référentiel d'activités et référentiel de compétences (Arrêté du 25 janvier 2005). L'aide-soignant exerce son activité sous la responsabilité de l'infirmier, dans le cadre du rôle qui relève de l'initiative de celui-ci, défini par les articles 3 et 5 du décret relatif aux actes professionnels et à l'exercice de la profession infirmier.

Activité 2 : Observer et mesurer les paramètres vitaux (volume urinaire) :

– surveiller l'élimination urinaire ;
– observer les modifications de ces états et les écarts dans la mesure des paramètres ;
– réaliser les courbes de surveillance.

Compétence 2 : Apprécier l'état clinique d'une personne.

La règle d'ORR

1. Organisation

Recueil des données et des transmissions

Auprès de l'équipe et du dossier de soins pour s'informer :

- des indications de la mise en route d'une diurèse à la demande du médecin ;
- de la présence ou non de médicaments diurétiques ;

Au lit du patient pour :

- le prévenir du soin, lui expliquer les consignes et vérifier qu'il les a bien comprises ;
- observer son état : présence d'oedèmes ou non.

Matériel

- Un bocal gradué muni d'un couvercle, étiqueté (nom, prénom du malade, heure de début) ;
- des gants à usage unique non stériles.

2. Réalisation

Efficacité – Sécurité – Confort

La mise en route d'une diurèse se fait à partir d'une vessie vide :

- faire uriner le patient, jeter les urines, noter l'heure (par ex. 8 h) ;
- toute la journée et toute la nuit jusqu'au lendemain à 8 h (c'est-à-dire pendant 24 h), garder les urines en les mettant dans le bocal ;
- le lendemain à 8 h, faire uriner le patient et mettre ses urines dans le bocal.

Mesurer la quantité d'urines recueillie dans le ou les bocaux et établir la courbe sur la feuille de température, selon le code réservé : hachurer journellement la zone correspondant au résultat de la diurèse.

Pour éviter les causes d'erreurs :

- bien étiqueter les bocaux pour ne pas les confondre avec ceux du voisin ;
- prévenir du soin le patient, ses proches et l'équipe soignante ;
- prévoir suffisamment de bocaux, la famille, pour ne pas déranger, pouvant être amenée à vider elle-même les urines.

Hygiène

- Se laver les mains avant et après le soin ;
- le bocal doit être propre, sec et bien fermé (odeurs) ;
- lors du transvasement des urines dans le bocal, ne pas souiller le sol ;
- après relevé de la diurèse, les urines sont jetées, les bocaux nettoyés et rincés et séchés avant d'être remis pour une nouvelle diurèse ;
- utiliser des gants à usage unique pour toutes ces manipulations.

Évaluation de la qualité du soin dispensé

Sécurité – Confort – Respect

- L'infirmier est prévenu en urgence de signes d'alerte ou d'urgence (voir transmissions, fiche 16) ;
- le soignant s'est assuré que le patient a bien compris les consignes.

Hygiène

- Les « précautions standard » sont respectées dans la manipulation du matériel ;
- le sol n'est pas souillé, ou alors nettoyé et décontaminé ;
- l'entretien des bocaux en cours et en fin de diurèse est effectué selon le protocole du service.

3. Relation

Avec le patient

Bien expliquer au malade sa participation active et s'assurer qu'il ait bien compris les consignes suivantes :

- ne pas uriner aux toilettes ;
- uriner avant d'aller à la selle ;
- prévenir s'il a eu des fuites ou des oublis ou erreurs.

Avec l'équipe : noter le soin et transmettre

- Transmettre la couleur et l'aspect des urines, établir la courbe (courbe tracée ou zone hachurée) et noter « urines perdues » s'il y a eu des erreurs ;
- prévenir l'infirmier des signes d'alerte ou d'urgence (voir transmission fiche 16) ;
- une mesure de la diurèse anormalement élevée : polyurie (au-delà de 2 L) ou basse oligurie (au dessous de 1 L).

Fiche 20

Pose de collecteur externe : étui pénien, change de poche

But ▸ *L'étui pénien est un étui en latex, percé d'un orifice, que l'on adapte sur la verge du patient pour permettre de recueillir les urines et les collecter dans un sac.*
Lorsque la poche est pleine ou souillée, elle est désadaptée de l'étui pénien, pour la remplacer par une poche vide et propre.

Ce que vous devez savoir

Ce système évite les inconvénients du sondage vésical et les risques inhérents à la sonde (spécialement les infections urinaires). Il est réservé aux hommes qui présentent une incontinence urinaire ou une contre-indication au sondage vésical.
C'est un système externe qui exige des règles d'hygiène strictes pour la pose de l'étui et le change de la poche et relève de la compétence de l'aide-soignant.

Contexte législatif

Texte infirmier : Code de la santé publique
Art. R.4311-5 : Dans le cadre de son rôle propre, l'infirmier accomplit les actes ou dispense les soins suivants visant à identifier les risques et assurer le confort et la sécurité de la personne et de son environnement et comprenant son information et celle de son entourage.
9 : Surveillance de l'élimination urinaire.
Textes aide-soignant : Référentiel d'activités et référentiel de compétences (Arrêté du 25 janvier 2005). L'aide-soignant exerce son activité sous la responsabilité de l'infirmier, dans le cadre du rôle qui relève de l'initiative de celui-ci, défini par les articles 3 et 5 du décret relatif aux actes professionnels et à l'exercice de la profession infirmier.
Activité 1 : Dispenser des soins liés à l'élimination ; poser un étui pénien et changer la poche.
Activité 2 : Surveiller l'élimination urinaire.
Compétence 2 : Apprécier l'état clinique d'une personne.
Compétence 3 : Réaliser des soins adaptés à l'état clinique de la personne.
⇨ La pose de l'étui pénien et le change de la poche reliée à l'étui pénien sont **des soins d'hygiène** et relèvent de la compétence de l'aide-soignant.

La règle d'ORR

1. Organisation

Recueil des données et des transmissions

Auprès de l'équipe et du dossier de soins pour s'informer :
- des raisons de la pose chez un patient incontinent :

- pallier l'inconfort d'une incontinence urinaire, et éviter ou supprimer les changes,
- mettre en route une diurèse ou pratiquer des examens d'urines ;
- du type de matériel utilisé :
  - étui pénien avec joint de fixation : à découper au diamètre de la verge,
  - étui pénien auto-adhésif standard (avec adhésif incorporé),
  - il existe des étuis péniens auto-adhésifs pour verge rétractée.

Auprès du patient pour :

- lui expliquer lors de la première pose d'un étui pénien, le but de ce soin et ses avantages. Lui présenter les dispositifs, et choisir un étui de taille adaptée à la verge ;
- l'entendre s'exprimer sur l'étui pénien et ses effets, lors d'un changement du dispositif ;
- s'assurer de son confort et du bon diamètre de l'étui :
  - ni trop large, ce qui entraînerait des fuites urinaires par décollement ou torsion du dispositif,
  - ni trop serré, ce qui entraînerait une compression circulaire au niveau de la verge avec risque d'oedème ;
- observer le fonctionnement du dispositif afin de vérifier l'absence d'incidents et dépister des anomalies : fuites, irritations, atteinte cutanée, gêne, douleur…

Matériel

- Pour une toilette génitale à l'eau et au savon (voir fiche 3) ;
- gants à usage unique ;
- étui pénien et joint de fixation ou étui pénien avec adhésif incorporé ; éventuellement rasoir ;
- selon le niveau d'exigence du service, le protocole mis en place et le type de pathologies, le soin peut être pratiqué avec des compresses stériles ou non (biologiquement propres) et avec utilisation d'antiseptique ou non (type dakin ou chlorexidrine) ;
- poche à urines, pince à clamper.

2. Réalisation

Efficacité

Pour la pose de l'étui :

- enrouler le joint de fixation autour de la verge à la racine du poil ;
- enfiler l'étui sur la verge, le dérouler et le faire adhérer sur la partie adhésive du joint de fixation ; raccorder l'étui à la poche à urines ;

Pour le change de la poche :

- clamper l'extrémité de l'étui pénien ;
- désadapter la poche de l'étui pénien en utilisant une compresse de protection au niveau du raccord ; reconnecter l'étui pénien avec la nouvelle poche, déclamper.

Hygiène

Le soin, s'il n'est pas stérile doit être fait avec des règles d'hygiène stricte :

- se laver les mains, mettre des gants à usage unique ;

- changer le système (étui + joint) tous les jours après la toilette génitale. Pour retirer l'étui précédent, le rouler sous les doigts ;
- changer la poche en respectant les exigences d'hygiène du service ou le protocole ;
- éviter les fuites d'urine au moment de la manipulation : en clampant l'extrémité de l'étui pénien et en utilisant le capuchon de la poche neuve pour recapuchonner la poche pleine d'urines ;
- la poche ne doit pas être posée à terre et sera vidée dans le pot à diurèse ou dans les toilettes.

Sécurité

- En enroulant le joint autour du pénis, conserver le film plastique (côté extérieur) pour éviter d'étirer le joint un peu élastique, ce qui aurait pour effet de trop serrer le pénis (effet garrot), retirer ensuite le film plastique ;
- la poche à urines doit toujours se trouver plus bas que le niveau de la vessie pour permettre l'écoulement de l'urine : une poche située au même niveau que la vessie, empêche l'écoulement de l'urine, provoquant une stase urinaire avec risque d'infection.

Confort

- Si nécessaire, proposer au patient de raser les poils ce qui permettra une meilleure adhérence du dispositif et sans douleur ;
- choisir un étui pénien de taille adaptée ;
- l'étui pénien s'adapte au joint de fixation : ne pas remplacer ce dernier par du sparadrap, ce qui entraînerait un grand inconfort pour le patient eu moment de le retirer ;
- le joint de fixation étant très adhésif par rapport au latex (des gants), retirer un gant à usage unique au moment de la pose pour éviter qu'il n'adhère au joint et n'entraîne des difficultés d'adaptation ;
- reposer un nouvel étui pénien après s'être assuré de l'intégrité de la peau ;
- changer la poche régulièrement avant qu'elle ne soit trop lourde ou trop pleine, ou lors des déplacements du patient (examens…) et à sa demande avant des visites ;
- bien installer le patient après le change en vérifiant que le tube de raccord ne soit pas plié, coudé, écrasé ;
- le sac peut être fixé en contrebas du lit, du fauteuil ou selon les désirs du patient sur lui-même (sa jambe) et caché par son pyjama.

Évaluation de la qualité du soin dispensé

Sécurité – Confort – Hygiène

- Les précautions sont prises au niveau de la pose du dispositif, le patient ne ressent aucune douleur, ni compression ;
- les soins d'hygiène sont effectués avec douceur, et la peau est indemne ;
- le dispositif fonctionne sans fuites, l'urine s'écoule normalement ; la poche est située en contrebas ;
- le patient exprime son confort et sa satisfaction dans la réalisation du soin.

3. Relation

Avec le patient

- Ce soin a une dimension intime qui demande d'agir avec tact, respect et douceur ;
- avant une première pose d'un étui pénien, prendre le temps d'expliquer le dispositif, son fonctionnement, son intérêt : la comparaison avec un préservatif troué à son extrémité est une image généralement bien comprise ;
- si le patient le peut, lui proposer de dérouler lui-même l'étui pénien sur sa verge ;
- bien lui expliquer que lors de ses déplacements, la poche doit se situer en contrebas.

Avec l'équipe : noter le soin et transmettre

- La présence d'une rougeur, d'une irritation, d'une lésion au niveau de la verge ;
- au niveau des urines : le volume, éventuellement l'aspect, la couleur, l'odeur.

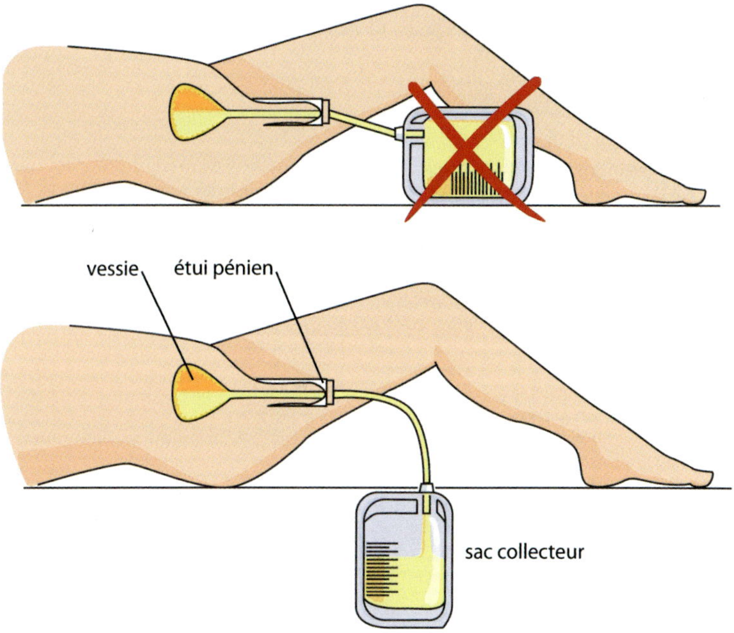

Figures 3a et b – Poche à urines reliée à étui pelvien

Fiche 21

Sonde vésicale. Toilette génitale, vidange du sac collecteur

But ▸ *Procéder à une toilette génitale et vider une poche remplie d'urines, par l'intermédiaire d'un robinet, pour limiter les manipulations et les risques de contamination.*

Ce que vous devez savoir

La sonde vésicale à demeure est introduite dans la vessie. Le risque majeur est l'infection urinaire. Toutes les manipulations aseptiques liées à la sonde et son raccord au collecteur relèvent de la compétence de l'infirmier.

Le sac collecteur d'urines est équipé d'une valve antireflux qui empêche la remontée des urines et des microbes. Un robinet de vidange permet d'éliminer les urines. Le sac peut ainsi rester en place plusieurs jours. La vidange de ce collecteur peut relever de la compétence de l'aide-soignant.

Contexte législatif

Texte infirmier : Code de la santé publique :

Art. R.4311-5 : Dans le cadre de son rôle propre, l'infirmier accomplit les actes, ou dispense les soins suivants visant à identifier les risques et assurer le confort et la sécurité de la personne et de son environnement et comprenant son information et celle de son entourage.

9 : Surveillance de l'élimination urinaire et changement de sonde vésicale.

Textes aide-soignant : Référentiel d'activités et référentiel de compétences (Arrêté du 25 janvier 2005). L'aide-soignant exerce son activité sous la responsabilité de l'infirmier, dans le cadre du rôle qui relève de l'initiative de celui-ci, défini par les articles 3 et 5 du décret relatif aux actes professionnels et à l'exercice de la profession infirmier.

Activité 1 : Dispenser des soins liés à l'élimination :

- toilette génitale y compris aux personnes porteuses d'une sonde à demeure ;
- sonde vésicale : surveillance du patient et vidange du sac collecteur ;

Activité 2 : Surveiller l'élimination urinaire ; observer le bon fonctionnement des appareillages et dispositifs médicaux.

Compétence 2 : Apprécier l'état clinique d'une personne.

Compétence 3 : Réaliser des soins adaptés à l'état clinique de la personne.

⇨ Le changement de la sonde vésicale et du sac collecteur relié à la sonde sont **des soins stériles** et relèvent de la compétence de l'infirmier.

⇨ La vidange du sac collecteur par l'intermédiaire d'un robinet, relève de la compétence de l'aide-soignant.

La règle d'ORR

1. Organisation

Recueil des données et des transmissions

Auprès de l'équipe et du dossier de soins pour s'informer :
- de la présence d'une sonde urinaire (date de pose), d'une diurèse ;
- de la survenue d'incidents : sonde arrachée, bouchée, infection urinaire, désadaptation accidentelle du sac et de la sonde, fuites diverses…

Auprès du patient pour :
- planifier la toilette génitale le matin et la vidange du sac collecteur au moment d'un relevé éventuel de la diurèse ;
- voir le niveau de remplissage de la poche pour en réaliser la vidange aseptique (quand le sac est rempli aux deux tiers) ;
- observer la poche des urines, couleur et écoulement ;
- vérifier l'absence de fuites, découvrir le patient avec son accord :
  - rechercher une tache d'humidité sous les fesses, une sensation d'humidité exprimée par le malade, une désadaptation de la sonde et du sac collecteur,
  - vérifier la propreté de la sonde et l'absence de fuite au niveau du méat, le long du tuyau et jusqu'au sac ;
- être à l'écoute d'une plainte du patient du type :
  - gêne, douleur, au niveau de la sonde,
  - frissons ou sensation de fièvre et/ou douleur lombaire, abdominale ; si besoin, vérifier régulièrement sa température centrale ;
- évaluer son degré de dépendance physique et psychologique pour adapter le soin.

Matériel

Pour une toilette sur le bassin bock rempli d'eau tiède :
- gant de toilette, serviette, savon, cuvette ; sparadrap, sac poubelle ;
- compresses stériles + antiseptique et bocal pour recueillir les urines.

2. Réalisation

Efficacité – Hygiène

Se laver les mains, mettre des gants, suivre le protocole du service s'il existe.

Toilette génitale
- Effectuer une toilette minutieuse de la zone génitale (voir fiche 3) ;
- chez la femme, laver du méat urinaire vers l'anus, rincer, ne pas faire de mouvement de va-et-vient pour ne pas faire remonter des germes, sécher en tamponnant ;
- laver la sonde à l'eau et au savon, rincer du méat vers la sonde (en évitant de même les mouvements de va-et-vient), selon le protocole, désinfecter la sonde avec une compresse imbibée d'antiseptique ;
- positionner la sonde au dessus de la cuisse, la fixer avec le sparadrap :
  - sur la face interne de la cuisse chez la femme,

– sur l'abdomen (verge bien recalottée posée sur le pubis) chez l'homme (cette position sert à prévenir l'escarre et l'œdème du gland).

Vidange de la poche

- Utiliser des compresses stériles avec utilisation d'un antiseptique ;
- ne pas toucher le robinet avec les doigts ;
- le désinfecter à l'ouverture et à la fermeture (compresse avec un antiseptique) ;
- ouvrir le robinet au dessus du bocal, laisser écouler les urines, fermer le robinet ;
- le robinet de vidange ne doit pas toucher les bords du bocal ;
- fixer la poche en déclive, au lit, au fauteuil ou à la jambe du patient ;
- en cas de souillure par des fuites d'urines, laver et désinfecter ;
- éliminer les déchets par la filière DASRI (déchets risque infectieux).

Sécurité

Se rappeler que **les infections urinaires sont en tête des infections nosocomiales** et que toute manipulation du sac collecteur demande de la part de l'aide-soignant une **rigueur totale** dans le respect des règles d'hygiène et d'asepsie.

- Ne pas tirer sur la sonde pendant le nettoyage ;
- ne pas la repousser dans l'urêtre (risque de lésion) ;
- le sac collecteur doit toujours se trouver plus bas que le niveau de la vessie ;
- en cas de mobilisation du malade (retournement, transfert, etc.), si le collecteur doit passer au-dessus du malade, clamper la sonde pour éviter un reflux éventuel ;
- surveiller que les urines s'écoulent régulièrement dans le sac ;
- veiller à ce qu'il n'y ait pas de fuites au niveau du robinet de la sonde et du raccord ;
- en installant le patient, vérifier toujours que la sonde soit bien en place, ni pliée, ni coudée, ni écrasée sous le patient.

Évaluation de la qualité du soin dispensé

Sécurité – Confort

- La sonde est fixée et sans risque (chez l'homme), la poche est en déclive ;
- l'urine s'écoule régulièrement dans le sac collecteur et sans fuite ;
- lors d'une mobilisation accidentelle de la sonde et de toute désadaptation de la poche, l'infirmier est prévenu immédiatement ;
- les données cliniques sont observées au moins une fois par jour : température, aspect des urines, frissons, douleurs ressenties par la personne.

Hygiène

- Les mesures et protocoles d'hygiène sont respectés ;
- l'asepsie du robinet est effectuée à chaque vidange.

Confort

S'assurer que le sac est bien fixé soit avec un crochet de suspension, ou attaché au lit ou au fauteuil. Vidanger la poche lorsqu'elle est pleine.

3. Relation

Avec le patient

- L'informer du soin et des principes du système clos (sonde et sac collecteur jamais ouvert ou débranché) ; bien lui expliquer que la poche doit se trouver en contrebas et qu'il n'hésite pas à appeler pour toute anomalie (fuites, gêne, etc.) ;

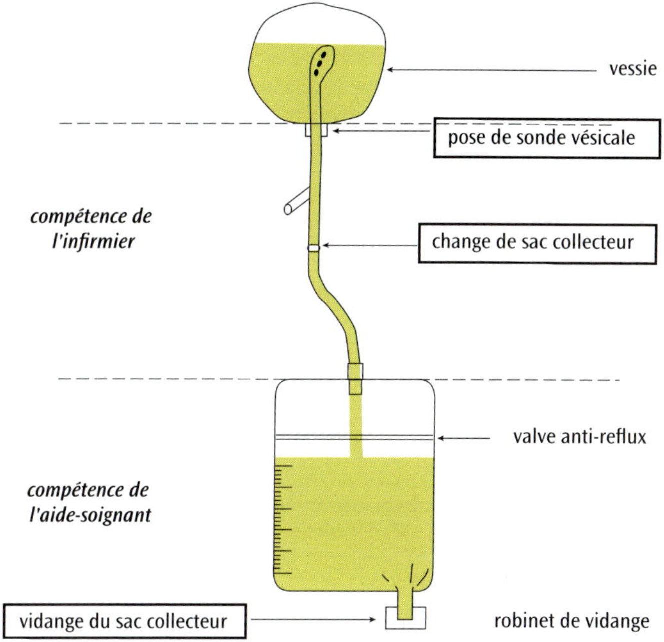

Figure 4 – Vidangeur du collecteur (faire particulièrement attention aux points sensible signalés par les encadrés)

- lui conseiller de boire (sauf contre-indications) pour assurer une diurèse régulière et lutter contre le risque d'infection urinaire.

Avec l'équipe : noter le soin et transmettre

- Transmettre le volume vidangé ; l'aspect, la couleur, l'odeur et toute anomalie au niveau des urines et de la zone génito-urinaire (œdème, rougeur, écoulement).
- prévenir l'infirmier en cas :
  - de désadaptation de la sonde,
  - d'un patient qui présente des frissons, hyperthermie, douleur.

Fiche 22

Observation des patients sous dialyse

But ▸ *Aider l'infirmier dans le déroulement d'une dialyse, pour que le patient soit accueilli, installé confortablement et traité selon les règles d'hygiène et de sécurité.*

Ce que vous devez savoir

La dialyse est une thérapeutique qui permet d'éliminer les déchets toxiques (notamment l'urée) du sang, dont le rein malade ne peut se débarrasser. Elle est réalisée à l'aide d'un appareil appelé générateur qui fabrique le liquide de dialyse ou dialysat et d'un filtre appelé dialyseur ou rein artificiel.

L'ensemble est relié au patient par un tuyau directement branché sur les vaisseaux de l'avant-bras par l'intermédiaire d'une fistule artério-veineuse (FAV). Elle est créée en reliant l'artère radiale (du poignet) à une veine du bras proche, pour faciliter les ponctions fréquentes de la veine (3 fois par semaine avec des aiguilles à gros calibre).

Au début d'une dialyse, le néphrologue calcule le poids sec, c'est-à-dire le poids du patient normalement hydraté, et détermine la perte de poids à obtenir après la dialyse.

La dialyse peut provoquer des malaises divers, mais aussi des complications thrombo-emboliques (embolie gazeuse), hémorragiques, allergiques, infectieuses…

Contexte législatif

Texte infirmier : Code de la santé publique

Art. R.4311-7 : l'infirmier est habilité à pratiquer les actes suivants soit en application d'une prescription médicale qui, sauf urgence, est écrite, qualitative, quantitative, datée et signée, soit en application d'un protocole écrit, qualitatif, quantitatif, préalablement établi, daté et signé par le médecin.

33° : branchement, surveillance et débranchement d'une dialyse rénale, péritonéale, ou d'un circuit d'un échange plasmatique.

Art. R.4311-9 : L'infirmier est habilité à accomplir sur prescription médicale, écrite, qualitative et quantitative, datée et signée, les actes et soins suivants, à condition qu'un médecin puisse intervenir à tout moment.

3 : préparation, utilisation et surveillance des appareils de circulation extracorporelle.

Textes aide-soignant : Référentiel d'activités et référentiel de compétences (Arrêté du 25 janvier 2005). L'aide-soignant exerce son activité sous la responsabilité de l'infirmier, dans le cadre du rôle qui relève de l'initiative de celui-ci, défini par les articles 3 et 5 du décret relatif aux actes professionnels et à l'exercice de la profession infirmier.

Activité 2 : Observer la personne et mesurer les principaux paramètres liés à l'état de santé de la personne. Observer le bon fonctionnement des appareillages et dispositifs médicaux.

Activité 3 : Aider l'infirmier à la réalisation de soins.

Compétence 2 : Apprécier l'état clinique d'une personne.

Compétence 3 : Réaliser des soins adaptés à l'état clinique de la personne.

La règle d'ORR

1. Organisation

Recueil des données et des transmissions

Auprès de l'équipe et du dossier de soins pour s'informer :

- du protocole thérapeutique mis en place par le médecin et le nombre de séances ; en général 3 séances de 4 h par semaine.

Auprès du patient pour l'accueillir et demander ce qui s'est passé depuis la dernière séance, qu'il puisse s'exprimer :

- sur des manifestations physiques ou troubles :
  - fatigue, diarrhée, crampes, oedèmes des membres inférieurs, toux, dyspnée,
  - perte ou prise de poids, anorexie,
  - difficulté à suivre le régime et la restriction hydrique ;
- sur ses difficultés liées à la maladie et ce qu'elle entraîne au niveau :
  - de sa dépendance à la machine et à l'équipe soignante,
  - des perturbations au niveau de l'image corporelle, de l'estime de soi et des pertes et deuils que la pathologie entraîne,
  - de ce long temps passé à se soigner.

Matériel

- Gants stériles, lunettes et masque ;
- pour l'IDE : set de branchement stérile, matériel de désinfection et de ponction de la FAV.

2. Réalisation

Sécurité – Confort – Hygiène

Une séance de dialyse se décompose en plusieurs temps.

Avant l'arrivée du patient

Vérification du montage de la machine.

À l'arrivée du patient :

- l'accueillir et l'installer : communiquer avec lui ; la chronicité de la maladie instaure une certaine complicité entre les soignants et le patient ;
- le peser : la pesée détermine la perte de poids à obtenir après la dialyse :
  - en enlevant chaussures, pull et manteau,
  - lui conseiller des vêtements confortables, faciles d'entretien (tâches de sang), ayant à peu près le même poids,
  - si le patient est alité, enlever les couvertures et les oreillers ;
- vérifier la présence ou non d'oedèmes ;
- installer le patient dans une position confortable car il doit rester 4 heures dans le lit avec le bras attaché ;
- respecter ses habitudes : serviette, coussin… ;

- lui donner la sonnette, les télécommandes du lit, de la télévision, son casque audio…
- préparer le bras où se trouve la fistule artério-veineuse (FAV). Pour éviter des complications infectieuses, l'hygiène doit être très rigoureuse :
  – se laver les mains, se protéger avec des gants, des lunettes et un masque,
  – laver le bras de la fistule avec de l'eau et du savon ; rincer, sécher ;

Pendant la dialyse, observer

- Le patient : son faciès, son état de conscience ;
- le bras du patient et la présence de rougeur, douleur…
- être attentif à l'apparition de malaises et transmettre immédiatement à l'infirmier : un prurit rapide en début de séance, toux, dyspnée, céphalées, nausées, vomissements, diarrhée ;
- le dispositif mis en place : si les tubulures ne sont pas coudées et si les alarmes sonnent ;
- contrôler le pouls et la tension ;
- donner la collation.

Après la dialyse

- Repeser le patient pour évaluer la perte de poids (dans les mêmes conditions que la pesée à l'arrivée) ;
- après son départ, démonter et nettoyer la machine ;
- faire les commandes de matériel : linge et repas.

Évaluation de la qualité du soin dispensé

Sécurité – Hygiène- Confort

- La pesée et la prise de tension sont rigoureuses et justes ;
- les protocoles d'hygiène et de sécurité sont respectés ;
- le patient est observé et surveillé tout au long de la dialyse, l'infirmier est immédiatement prévenu de tout incident (au niveau du patient) ou anomalie (au niveau de la machine) ;
- la collation est servie pendant la dialyse ;
- le patient exprime sa satisfaction de sa prise en charge pendant la dialyse ;

3. Relation

Avec le patient

Cette thérapeutique entraîne une grande servitude pour le patient et des modifications dans son style de vie :

- L'aider à exprimer ses sentiments, ses craintes et ses préoccupations face à ce changement ;
- la chronicité de la maladie entraîne des comportements spécifiques ;
  – pendant la dialyse, respecter les rituels d'installation et de déroulement du soin,
  – bien indiquer le temps approximatif de la séance, prévenir si un retard est prévu ;
- être à l'écoute du patient et de ses proches, entendre les baisses de moral ou leur manifestations (pleurs, repli sur soi, absence de communication) ;

- être attentif aux changements de comportement ainsi qu'aux troubles du sommeil et de l'appétit ;
- l'encourager à rencontrer des membres des associations susceptibles de l'informer et de l'aider, lui donner les coordonnées à sa demande.

Avec l'équipe : transmettre

- Le poids et la tension à l'arrivée et au départ du patient ;
- pendant la dialyse, prévenir immédiatement l'infirmier de l'apparition de tout incident ou malaise, de la sonnerie des alarmes ;
- transmettre des modifications du comportement, de l'état psychique (angoisses...).

Fiche 23

Pose de bassin

But ▸ *Permettre au malade alité qui ne peut se déplacer, d'éliminer les selles chez l'homme, et les urines et les selles chez la femme. Le recueil des selles et leur observation peuvent aider au diagnostic ou au suivi de l'évolution de la maladie.*

Ce que vous devez savoir

Les selles sont les déchets de la digestion, elles sont constituées des résidus alimentaires non digérés et de microbes qui constituent la flore microbienne.
Le transit intestinal est la progression des aliments à l'intérieur du tube digestif. Il se fait grâce aux mouvements inconscients de l'intestin : le **péristaltisme**. Selon les habitudes de vie et le rythme de vie de la personne, le transit intestinal peut être accéléré ou ralenti.
La selle normale chez l'adulte est quotidienne, spontanée, moulée, de couleur brune, elle s'accompagne de gaz. Son volume est d'environ 200-g. La **défécation** est l'action d'aller à la selle. L'**incontinence fécale** est l'incapacité à retenir ses selles.

Contexte législatif

Texte infirmier : Code de la santé publique :
Art. R.4311-5 : Dans le cadre de son rôle propre, l'infirmier accomplit les actes, ou dispense les soins suivants visant à identifier les risques et assurer le confort et la sécurité de la personne et de son environnement et comprenant son information et celle de son entourage
9°. Surveillance de l'élimination intestinale
Textes aide-soignant : Référentiel d'activités et référentiel de compétences (Arrêté du 25 janvier 2005). L'aide-soignant exerce son activité sous la responsabilité de l'infirmier, dans le cadre du rôle qui relève de l'initiative de celui-ci, défini par les articles 3 et 5 du décret relatif aux actes professionnels et à l'exercice de la profession infirmier.
Activités 1 : Dispenser des soins liés à l'élimination :
- pose du bassin ;
- nettoyer et désinfecter les différents matériels liés à l'élimination.

Activité 2 : Surveiller l'élimination intestinale ; le transit ; observer les modifications de ces états.
Activité 5 : Laver, nettoyer, désinfecter certains matériels de soins.
Compétence 1 : Accompagner une personne dans les actes essentiels de la vie quotidienne en tenant compte de ses besoins et de son degré d'autonomie.
Compétence 2 : Apprécier l'état clinique d'une personne.
Compétence 6 : Utiliser les techniques d'entretien des locaux et du matériel spécifique aux établissements sanitaires, sociaux, et médico-sociaux.

La règle d'ORR

1. Organisation

Recueil des données et des transmissions

Auprès de l'équipe et du dossier de soins pour s'informer :
- de la conservation des selles pour des examens éventuels : prélèvements de selles (voir fiche 24), examens de laboratoire… ;
- de l'existence d'une fiche de suivi de selles, pour en noter le rythme.

Auprès du patient pour :
- répondre à son appel et prendre connaissance de ses habitudes hygiéniques.

Matériel

- Un bassin de lit en acier inoxydable ou en plastique ; essuie-tout (sopalin) ; papier-toilette ;
- gants à usage unique.

2. Réalisation

Efficacité

Le bassin est proposé et placé à la demande du malade. Plus fréquemment chez la femme (selles et urines) que chez l'homme (selles uniquement) :
- si on doit conserver les urines pour un examen, demander au malade d'uriner avant de déféquer ;
- si les selles présentent des anomalies, les couvrir, les garder pour les montrer à l'infirmier ;
- jeter les selles dans les toilettes si elles ne doivent pas être conservées.

Hygiène

Le bassin est individuel et personnel, il est désinfecté régulièrement et à la sortie du malade :
- au préalable, disposer une feuille de sopalin au fond du bassin ;
- utiliser des gants à usage unique pour toute manipulation du bassin ;
- essuyer la personne avec le papier-toilette, si elle ne peut le faire seule ; essuyer d'avant en arrière, ne pas ramener les selles vers l'urètre (orifice urinaire) ;
- pratiquer une toilette du siège en cas de diarrhée ou d'incontinence ;
- si la personne s'essuie seule, lui proposer de se laver ensuite les mains ;
- ne jamais poser le bassin sur le sol ; le vider, le nettoyer, le désinfecter ou utiliser un lave-bassin ;
- **cas spécial** : les selles d'un malade contagieux doivent être décontaminées avant d'être jetées ;
- **cas particuliers** : pour un malade **porteur d'un plâtre**, le protéger pour éviter de le souiller. Pour un malade **porteur d'escarre** au niveau du sacrum, nettoyer attentivement et protéger éventuellement le pansement.

Confort et installation

La personne peut se soulever

L'aider en mettant son avant-bras sous ses reins. Glisser rapidement le bassin en évitant le frottement. Mettre éventuellement une serviette roulée au creux des reins.

La personne est obèse ou ne peut se soulever

Faire tourner la personne sur le côté. Poser le bassin contre son siège. Retourner la personne sur le bassin.

Toujours fournir le papier hygiénique même pour la femme pour une simple miction.

Répondre rapidement à l'appel du malade pour lui retirer le bassin

Être sur un bassin est toujours inconfortable :

- enlever le bassin avec douceur pour éviter une irritation ou une excoriation du siège ;
- à la fin du soin, réinstaller confortablement la personne et proposer d'aérer la pièce.

Sécurité

Un bassin posé sur un matelas prévention d'escarres (à eau ou à air) sous une personne obèse peut entraîner un déséquilibre (risque de chute). Éventuellement mettre la barrière de lit.

Évaluation de la qualité du soin dispensé

Sécurité – Confort – Respect

- L'infirmier est prévenu en urgence de signes d'alerte au cours d'émission des urines (voir transmissions) ;
- le soin est pratiqué avec tact et respecte la pudeur et l'intimité de la personne ;
- les selles sont conservées et traitées en cas d'examens spécifiques ;
- la réponse à la demande est effectuée rapidement (dans un temps normal à la moyenne).

Hygiène

- Les « précautions standard » sont respectées dans la manipulation du matériel ;
- le bassin n'est pas posé sur le sol, sur l'adaptable, ou sur la table de nuit ;
- en cas de patient contagieux, les selles sont décontaminées avant d'être jetées selon le protocole ;
- les règles d'utilisation des produits nettoyants et désinfectants sont respectées ;
- les protocoles de nettoyage et de désinfection sont respectés.

3. Relation

Avec le patient

Répondre avec tact et gentillesse à la demande du bassin, recouvrir le malade et s'éloigner pendant la miction ou la défécation et respecter les habitudes hygiéniques de la personne.

Être particulièrement attentif et disponible auprès d'une personne incontinente.

Avec l'équipe : noter le soin et transmettre

Vos observations et toutes anomalies :

- un patient qui souffre en allant à la selle : douleurs abdominales, ballonnements, nausées ;
- un patient qui émet souvent des selles (6 à 8) ou des selles liquides : diarrhée ;
- un patient qui présente un retard à l'évacuation des selles, par rapport à ses habitudes de vie : constipation au-delà de 3 jours ;
- un patient qui présente des hémorroïdes ou leur aggravation : dilatation des veines anales et rectales ;
- un patient qui n'émet que des gaz (important en post opératoire : la reprise des gaz signifiant la reprise du transit) ;
- anomalies au niveau de la couleur : rouge, présence de sang, **rectorragie** ; noire, présence de sang digéré, **méléna** ; blanches ou décolorées, en cas de problème hépatique. Certains médicaments ou aliments colorent les selles (en noir : épinards, fer, charbon…) ;
- anomalies au niveau de l'odeur (odeur fétide) ou présence de parasites : vers intestinaux…

Inscrire les selles sur la feuille de température ou celle réservée à cet usage, en respectant le code du service.

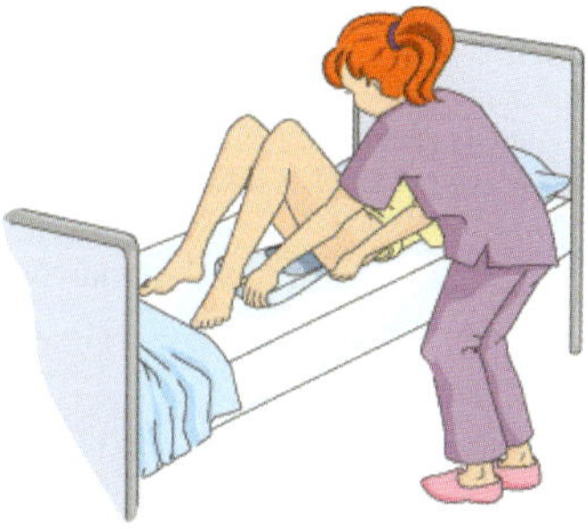

– La personne soulève les hanches,
– l'aide glisse le bassin

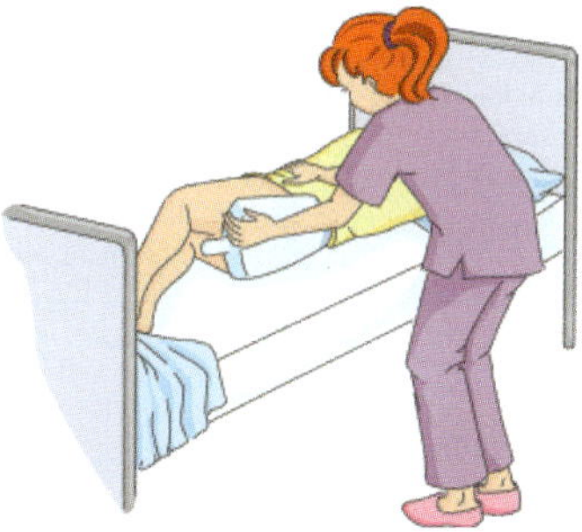

– La personne est tournée sur le côté,
– le bassin est posé contre elle,
– l'aide retourne la personne sur le bassin

Figure 5 – Différentes façons de poser le bassin

Fiche 24

Prélèvement non stérile des matières fécales

But ▸ *Prélever des matières fécales pour rechercher une présence de parasites ou de sang.*

Ce que vous devez savoir

La recherche de parasites ou de sang ne nécessite pas un recueil aseptique ou stérile. C'est un examen coprologique. Les parasites recherchés les plus fréquents sont les oxyures (vers intestinaux), surtout au niveau des enfants. Une recherche bactériologique des selles s'appelle une coproculture et nécessite un prélèvement stérile pratiqué par l'IDE.

Contexte législatif

Texte infirmier : Code de la santé publique :
Art. R.4311-5 : Dans le cadre de son rôle propre, l'infirmier accomplit les actes ou dispense les soins suivants visant à identifier les risques et assurer le confort et la sécurité de la personne et de son environnement et comprenant son information et celle de son entourage.
9°. Surveillance de l'élimination intestinale.
34 : Détection de parasitoses externes et soins aux personnes atteintes de celles-ci.
Textes aide-soignant : Référentiel d'activités et référentiel de compétences (Arrêté du 25 janvier 2005). L'aide-soignant exerce son activité sous la responsabilité de l'infirmier, dans le cadre du rôle qui relève de l'initiative de celui-ci, défini par les articles 3 et 5 du décret relatif aux actes professionnels et à l'exercice de la profession infirmier.
Activité 2 : Surveiller l'élimination intestinale, observer les modifications de ces états.
Compétence 2 : Apprécier l'état clinique d'une personne.

La règle d'ORR

1. Organisation

Recueil des données et des transmissions

Auprès de l'équipe et du dossier de soins pour s'informer :

- du type de prélèvement de selles à effectuer et du type de flacon de laboratoire à utiliser ;
- si le prélèvement peut être gardé au froid (bas du réfrigérateur) ou doit être porté immédiatement au laboratoire (examen à chaud : selles fraîchement émises).

Auprès du patient pour :

- l'informer de l'examen à pratiquer et lui demander de vous appeler lorsqu'il aura envie d'aller à la selle.

Matériel

- Bassin ou pot de laboratoire pour recueillir les selles, flacon du laboratoire étiqueté au nom du patient ;
- spatule en bois (abaisse-langue), papier-toilette.

2. Réalisation

Efficacité

Recueillir les selles fraîchement émises. Avec la spatule, prendre un échantillon que l'on dépose dans le flacon du laboratoire.

Certains examens nécessitent d'être faits « à chaud » (ex. : recherche d'amibes). Entourer le flacon de coton pour le garder à température et porter immédiatement au laboratoire.

Confort

Remettre au patient le bassin, lui donner la sonnette et lui demander d'appeler dès qu'il aura émis les selles.

Évaluation de la qualité du soin dispensé

- Le prélèvement des selles est effectué ;
- le flacon étiqueté au nom du patient, avec le bon de commande, est porté au laboratoire.

3. Relation

Avec le patient

L'informer de l'examen et lui expliquer le soin et ce qu'on attend de lui.

Avec l'équipe : transmettre

Transmettre que le recueil a été effectué. Porter les selles au laboratoire en s'assurant que le bon d'examen est présent et dûment rempli.

Surveillance des selles et leur transcription : prévention de la constipation

But ▸ *Mettre en place des actions d'hygiène alimentaire et d'hygiène de vie, pour favoriser chez la personne une évacuation régulière des selles.*

Ce que vous devez savoir

Les selles sont de couleur brune, d'émission facile, régulières et rythmées de 1 à 3/4 jours. Selon les habitudes et le rythme de vie, les habitudes alimentaires de la personne, le transit intestinal peut être ralenti ou accéléré. On observe des variations pathologiques au niveau de la fréquence :

- **plusieurs selles par jour, pouvant aller de 6 à 8 en cas de diarrhée : les selles sont trop liquides, trop fréquentes et trop abondantes, elles peuvent être mélangées avec des glaires, du pus et devenir jaunes, verdâtres (*Voir fiche*) ;**
- **des selles rares, dures et sèches en cas de constipation. C'est un retard à l'évacuation des selles au-delà de 2 à 3 jours, pouvant atteindre 8 à 10 jours qui peut s'accompagner de douleurs abdominales, d'une fièvre, d'une anorexie (perte d'appétit) et d'un amaigrissement. Il est important de connaître les rythmes d'élimination de la personne avant de parler de constipation.**

Des causes graves liées à certaines pathologies au niveau du côlon, du rectum et de l'anus feront pratiquer des examens complémentaires.

D'autres causes peuvent être occasionnelles telles que l'alitement prolongé, l'immobilisation, la fièvre, la grossesse, les voyages et les effets secondaires de médicaments (ex. : morphine).

Chez la personne âgée, un manque d'apport hydrique régulier ajouté à une paresse du côlon peut entraîner un fécalome qui est une accumulation d'un volume important de matières fécales déshydratées au niveau du rectum.

Contexte législatif

Texte infirmier : Code de la santé publique

Art. R.4311-5 : Dans le cadre de son rôle propre, l'infirmier accomplit les actes, ou dispense les soins suivants visant à identifier les risques et assurer le confort et la sécurité de la personne et de son environnement et comprenant son information et celle de son entourage.

9°. Surveillance de l'élimination intestinale.

Textes aide-soignant : Référentiel d'activités et référentiel de compétences (Arrêté du 25 janvier 2005). L'aide-soignant exerce son activité sous la responsabilité de l'infirmier, dans le cadre du rôle qui relève de l'initiative de celui-ci, défini par les articles 3 et 5 du décret relatif aux actes professionnels et à l'exercice de la profession infirmier.

Activités 1 : Dispenser des soins liés à l'élimination.

Activité 2 : Surveiller l'élimination intestinale, le transit; observer les modifications de ces états.

Compétence 1 : Accompagner une personne dans les actes essentiels de la vie quotidienne en tenant compte de ses besoins et de son degré d'autonomie.

Compétence 2 : Apprécier l'état clinique d'une personne.

La règle d'ORR

1. Organisation

Recueil des données et des transmissions

Auprès de l'équipe et du dossier de soins pour s'informer :

- de causes occasionnelles pouvant favoriser la constipation : l'immobilisation, la fièvre ;
- du rythme d'élimination de la personne, par la présence d'une fiche de suivi des selles ;
- du régime alimentaire suivi ;
- de la prise de médicaments ayant des effets secondaires (ex : morphine).

Auprès du patient pour :

- l'interroger sur son rythme d'élimination (en l'absence de fiche) ;
- observer la présence de douleurs abdominales, fièvre, anorexie, nausées... ou d'un manque d'apport hydrique chez la personne âgée.

Matériel

- Gants non stériles à usage unique en application des « précautions standard » ;
- bassin ou chaise percée, papier toilettes ;
- feuille de surveillance des selles qui permet de suivre le rythme d'élimination, d'évaluer les effets des médicaments et de prévenir les complications. Pour cela, qu'il y ait ou non des selles, leur présence (X) ou leur absence (0) est notée chaque jour. Cette feuille de surveillance est très utile chez la personne âgée qui présente souvent des difficultés à éliminer régulièrement ses selles. L'absence ou la présence des selles est donc notée sur un relevé quotidien, visible par l'infirmier, et le médecin

Exemple d'une feuille de surveillance des selles et leur transcription

Octobre 2007				Mme Dupont		
Lundi	Mardi	Mercredi	Jeudi	Vendredi	Samedi	Dimanche
	1 0	2 0	3 0	4 0	5 0	6 0
7 XX	8 0	9 0	10 X	11 X	12 0	13 0
14 0	15 X	16 0	17 X	18 X	19	20
21	22	23	24	25	26	27
28	29	30	31			

0 = absence de selles ; X = présence de selles ; il peut y en avoir plusieurs.

Quand un AS note une présence de selles l'après-midi, alors qu'il n'y en avait pas le matin, il rajoute une croix sur le 0.

2. Réalisation

Efficacité

- Établir une routine d'élimination pour la personne : lui donner le bassin de lit, l'installer sur la chaise percée, la conduire aux toilettes ou lui suggérer d'aller aux toilettes à heures fixes (tous les matins, au réveil, ou après le petit déjeuner) ;
- lui laisser un temps suffisant pour éliminer les selles ;

- mettre en place la feuille de surveillance des selles et la remplir quotidiennement.

Proposer à la personne de :

- **boire souvent** (sauf contre-indication), jusqu'à 1,5 à 2 litres par jour ; vérifier que la personne ait toujours sa bouteille à portée de main ou que sa carafe soit toujours pleine ;
- essayer des petits moyens qui peuvent aider à déclencher le réflexe d'exonération (envie de vouloir aller à la selle) : prendre un grand verre d'eau fraîche ou de jus de fruit, le matin au réveil (sauf contre-indication) ;
- se rendre régulièrement à la selle (même si cela est sans effet) et au même moment si possible ; si la personne est désorientée, lui rappeler d'aller aux toilettes ; utiliser des repères fixes (par ex. le matin avant la toilette), lui donner des directives simples.

Au moment du repas :

- conseiller de consommer des légumes verts, des légumes secs, des aliments à base de son (pain, gâteaux…) qui **apportent des fibres**, lui en expliquer l'importance ;
- expliquer qu'une bonne mastication a un effet sur la digestion et le péristaltisme ;
- la renseigner sur les effets bénéfiques des laxatifs naturels : pruneaux, raisins, pommes, huiles végétales… et sur les effets nocifs de l'abus de laxatifs et de l'automédication.

Aliments conseillés	Recommandations
• Consommer légumes verts, légumes secs, aliments à base de son (pain, gateaux…) qui apportent des fibres • Boire au moins 2 litres d'eau par jour • Prendre un grand verre d'eau fraîche ou de jus de fruit, le matin, au réveil, ce qui permet de déclencher le réflexe de vouloir aller à la selle	• Se présenter régulièrement à la selle dans un endroit calme et sans précipitation • Se lever et marcher quelques pas • Pratiquer des exercices physiques pour renforcer la musculature abdominale

Pour la personne immobilisée :

- pratiquer une mobilisation passive ou active des membres supérieurs et inférieurs pendant les soins d'hygiène, pratiquer des changements de position ;
- suggérer à la personne (sauf contre-indication) ou l'aider à se mobiliser dans le lit, changer de positions, ou se lever et marcher quelques pas pour favoriser le péristaltisme.

Hygiène

Veiller à l'hygiène des locaux : que le lieu soit calme, propre avec présence de papier toilette.

Sécurité

Assurer la sécurité de la personne pour se rendre aux toilettes :

- veiller à ce que ses chaussures soient adaptées pour éviter tout risque de chute ;

- vérifier qu'aucun obstacle physique ne rende l'accès aux toilettes difficile : éclairer le trajet et la pièce, s'assurer que le sol ne soit pas glissant et qu'il n'y ait pas d'objets qui traînent ;
- préparer éventuellement le déambulateur ou mettre une chaise sur le parcours du lit aux toilettes ;
- accompagner la personne si besoin, lui montrer la présence de barres d'appui.

Veiller à la sécurité de la personne lors de l'élimination :

- si la porte est restée entrouverte intentionnellement, jeter un coup d'œil discret ;
- demander à travers la porte si tout va bien ;
- en cas de difficulté, rester auprès de la personne ;
- la maintenir éventuellement pour éviter une chute et envisager l'utilisation de la chaise percée.

Confort

- Vérifier que la personne soit capable de se déshabiller, de se rhabiller, d'utiliser correctement le papier-toilette, l'aider si nécessaire ;
- proposer un environnement qui respecte **l'intimité** de la personne lors de l'élimination, sortir de la pièce (excepté si problème de sécurité), une fois la personne installée confortablement ;
- ne pas presser la personne, ne pas l'oublier sur le siège (en la laissant indéfiniment) ;
- pour la pose du bassin (voir fiche 23).

Évaluation de la qualité de la prévention

- L'équipe est sensibilisée à la prévention de la constipation et propose à la personne des actions efficaces ;
- une fiche de suivi des selles est mise en place et remplie régulièrement.

3. Relation

Avec le patient

- Répondre avec tact et gentillesse à la demande d'élimination, répondre à son appel ;
- donner des conseils ou recommandations pour faciliter l'évacuation régulière des selles, répondre aux interrogations.

Avec l'équipe : noter le soin et transmettre

Transmettre à l'infirmier vos observations et toutes anomalies :

- émission importante de gaz ; douleurs abdominales, ballonnements, nausées ;
- présence d'hémorroïdes, ou aggravation : dilatation des veines anales et rectales ;
- présence de sang rouge : **rectorragie** ; de sang noir (sang digéré) : **méléna** ;
- présence de glaires ; anomalies au niveau de l'odeur ou présence de parasites (vers intestinaux) ; présence de **fécalome**.

Inscrire les selles sur la feuille de température ou celle réservée à cet usage.

Fiche 26

Entretien journalier d'une colostomie ancienne, cicatrisée et appareillée

But ▸ *Assurer les soins locaux chez un patient porteur d'une colostomie ancienne, cicatrisée et appareillée et qui ne peut les assurer lui-même momentanément.*

Ce que vous devez savoir

La colostomie s'appelle aussi **anus artificiel ou stomie.**
Une colostomie est une ouverture de l'intestin au niveau du colon avec abouchement à la peau pour permettre une évacuation des matières fécales. La colostomie peut être **temporaire** permettant la mise au repos de l'intestin ou **définitive**. Les soins d'une colostomie récente, en cours de cicatrisation, relèvent de la **compétence de l'infirmier.**
Un patient stomisé doit être appareillé pour retrouver son autonomie. Plus le stomisé aura des selles proches de la normale, plus cela lui permettra de mener une vie la plus autonome et variée possible. L'appareillage comporte une poche jetable et un système de fixation au niveau de l'abdomen. Il existe de nombreux modèles de poches. Le choix se fait avec l'infirmière spécialisée, la **stomathérapeute**, et le patient en fonction de l'intervention, de son âge, de ses habitudes et style de vie et du confort qu'il en attend.
La stomie peut se situer à tous les niveaux du colon : plus elle est située **proche de l'intestin grêle** (colon ascendant) au côté droit de l'abdomen, plus **les selles seront liquides**, et plus elle est située **proche de l'anus** (colon descendant) au côté gauche de l'abdomen, plus **les selles seront proches de la normale.**
La stomie passe par des épisodes où le patient oscille entre diarrhée et constipation et doit adapter son alimentation en fonction de ses selles.

Contexte législatif

Texte infirmier : Code de la santé publique
Art. R.4311-5 : Dans le cadre de son rôle propre, l'infirmier accomplit les actes, ou dispense les soins suivants visant à identifier les risques et assurer le confort et la sécurité de la personne et de son environnement et comprenant son information et celle de son entourage.
9°. Surveillance de l'élimination intestinale.
Textes aide-soignant : Référentiel d'activités et référentiel de compétences (Arrêté du 25 janvier 2005). L'aide-soignant exerce son activité sous la responsabilité de l'infirmier, dans le cadre du rôle qui relève de l'initiative de celui-ci, défini par les articles 3 et 5 du décret relatif aux actes professionnels et à l'exercice de la profession infirmier.
Activités 1 : Dispenser des soins liés à l'élimination. Assurer l'entretien journalier d'une colostomie ancienne cicatrisée et appareillée.
Activité 2 : Surveiller l'élimination intestinale, le transit ; observer les modifications de ces états.
Compétence 2 : Apprécier l'état clinique d'une personne.
Compétence 3 : Réaliser des soins adaptés à l'état clinique de la personne.

La règle d'ORR

1. Organisation

Recueil des données et des transmissions

Auprès de l'équipe et du dossier de soins pour s'informer :

- de l'emplacement de la stomie et du type de selles que l'on peut trouver : selles normales (stomie gauche) ou selles molles, voire liquides (stomie droite) ;
- du système d'appareillage (type de poche, système d'attache…) choisi par l'infirmière stomathérapeute ;
- de la survenue éventuelle d'incidents : saignement lors du nettoyage, irritation cutanée, décollement de la poche…

Auprès du patient pour :

- convenir avec lui du moment du soin et planifier en cours de journée une ou plusieurs vidanges de la poche pour les patients qui ont des selles liquides irritantes ;
- l'interroger sur son confort, sa mobilité, son alimentation et s'enquérir de difficultés et problèmes rencontrés au cours de ses activités quotidiennes ;
- observer son comportement, son désir et sa capacité à participer au soin en fonction du projet éducatif.

Matériel

- Le système d'appareillage (poche + fixation) ;
- papier-toilette, eau tiède, savon de Marseille, gant, serviette ;
- gants non stériles.

2. Réalisation

Efficacité

- La poche remplie de selles est retirée et jetée, le surplus de selles est retiré avec le papier-toilette ;
- l'orifice de la stomie est nettoyé à l'eau tiède et au savon puis séché ;
- la poche est appliquée sur la peau, l'orifice de la poche est posé en regard de l'orifice de la stomie.

Hygiène

- Le soin d'entretien n'est pas un soin stérile, il doit être fait dans les règles normales d'hygiène pour que la peau soit maintenue propre et en état ;
- le gant et la serviette sont réservés à cet usage.

Sécurité

- Le savon de Marseille est préféré pour éviter les allergies ou irritations de la stomie ;
- ne jamais introduire un thermomètre dans l'orifice de l'anus artificiel, l'absence de sphincter pouvant le faire migrer dans l'intestin.

Confort

- La peau est séchée avec douceur et par tamponnements ;

- le système posé doit être complètement étanche ;
- si l'appareillage ne comporte pas de filtre, percer finement la partie supérieure de la poche pour que l'air et les gaz s'évacuent.

Évaluation de la qualité du soin dispensé

Sécurité – Confort

- La poche est correctement appliquée, le système est étanche et prévient les fuites ;
- le patient exprime sa satisfaction dans la conduite du soin et son confort.

Hygiène

- La stomie est nettoyée à l'eau et au savon ; aucun irritant n'est employé ;
- les règles d'hygiène sont respectées (plan de travail propre avec du matériel désinfecté) ;
- les protocoles d'élimination des déchets sont respectés.

3. Relation

Avec le patient

Le patient ayant un regard direct sur l'orifice de la stomie et sur les selles qu'il ne maîtrise pas, pratiquer ce soin avec délicatesse et sans manifester de dégoût.

Pendant le soin, donner des conseils et **participer à l'éducation du patient** sur l'hygiène et la diététique pour régulariser les selles et lui redonner confiance en lui.

Les repas doivent être réguliers à heures fixes et les aliments mastiqués et la boisson suffisante : 1 litre par jour. Il faudra **éviter 3-groupes** de types d'aliments :

- **les aliments provoquant des gaz** mal supportés et qui gonflent la poche tels que boissons gazeuses, crudités, choux, ail, oignons, chewing-gum ;
- **les aliments à base de cellulose qui irritent** l'intestin, tels que le pain complet, le son, les épices, les graisses cuites ;
- **les aliments plutôt laxatifs** : fruits frais, épinards, orange.

On peut **lui conseiller plutôt** : les viandes grillées, les légumes verts cuits ou passés, les pâtes, le riz et les gelées de fruits.

Avec l'équipe : noter le soin et transmettre

Les observations au niveau :

- **de la peau** : son aspect, irritation, rougeur, douleur, chaleur ;
- **de la stomie** et son orifice : rougeur, tuméfaction ;
- **des selles** : liquides, diarrhéiques, dures, sèches, constipées, présence de sang ;
- **du patient** : son comportement pendant le soin qui peut exprimer un rejet, ou une acceptation de sa stomie ou une difficulté passagère ;
- **de la prise en charge de sa stomie** : erreurs d'hygiène ou de diététique.

Aide et assistance auprès d'un patient en cas de diarrhée

But ▸ *Participer à la surveillance de l'élimination fécale, en repérer les dysfonctionnements, dont la diarrhée qui est le symptôme d'une affection. Par sa présence, l'aide-soignant peut aider le patient à supporter ces moments souvent très pénibles, l'assister dans la satisfaction de son besoin d'éliminer, et assurer les soins d'hygiène et de confort.*

Ce que vous devez savoir

La diarrhée est une évacuation trop rapide de selles trop liquides, trop fréquentes et trop abondantes. La diarrhée peut s'accompagner de température dans les diarrhées infectieuses, de douleurs abdominales plus ou moins vives, de type coliques, de nausées, de vomissements.

Les selles liquides peuvent être glaireuses, muco-purulentes, avec présence de pus, de sang, mélangé aux selles séreuses, verdâtres.

La diarrhée peut être aiguë avec risque de **déshydratation**, ou chronique avec le risque à plus ou moins long terme de **dénutrition.**

Dans certaines pathologies, les selles peuvent être infectées et contagieuses ; un isolement de contact sera alors mis en place.

Contexte législatif

Texte infirmier : Code de la santé publique

Art. R.4311-5 : Dans le cadre de son rôle propre, l'infirmier accomplit les actes, ou dispense les soins suivants visant à identifier les risques et assurer le confort et la sécurité de la personne et de son environnement et comprenant son information et celle de son entourage.

9°. Surveillance de l'élimination intestinale.

Textes aide-soignant : Référentiel d'activités et référentiel de compétences (Arrêté du 25 janvier 2005). L'aide-soignant exerce son activité sous la responsabilité de l'infirmier, dans le cadre du rôle qui relève de l'initiative de celui-ci, défini par les articles 3 et 5 du décret relatif aux actes professionnels et à l'exercice de la profession infirmier.

Activité 1 : Dispenser des soins liés à l'élimination.

Activité 2 : Surveiller l'élimination intestinale, le transit ; observer les modifications de ces états.

Compétence 2 : Apprécier l'état clinique d'une personne.

Compétence 3 : Réaliser des soins adaptés à l'état clinique de la personne.

La règle d'ORR

1. Organisation

Recueil des données et des transmissions

Auprès de l'équipe et du dossier de soins pour s'informer :
- si possible de la cause de cette diarrhée, en cours de diagnostic ou diagnostiquée ;
- de la mise en place d'un protocole et d'un isolement de contact en cas de diarrhée infectieuse (ex : hépatite, salmonelles…)
- de prélèvements en vue d'examens :
  - une coproculture pour recherche de germes et pratiquée par l'infirmier,
  - ou un examen coprologique (voir fiche 24)

Auprès du patient pour :
- s'informer de son état et de son degré d'autonomie physique, savoir s'il a besoin d'aide ou s'il est capable d'aller seul aux toilettes.

Matériel

- Gants à usage unique ; bassin et papier toilette ;
- nécessaire pour la toilette du siège (voir fiche 3) ;
- feuille de surveillance d'élimination des selles ;
- linge de protection : alèses, surblouse en cas d'isolement septique ;
- flacon de laboratoire étiqueté au nom du patient, spatule en cas de demande de prélèvement des selles (voir fiche 24)

2. Réalisation

Hygiène

- Se laver les mains et mettre les gants à usage unique ;
- protéger le lit (alèse) et le fond du bassin (papier toilette) ;
- poser le bassin sur une alèse près du patient ;
- éliminer les selles en respectant le protocole ;
- en cas de risque infectieux, décontaminer les selles avant de les éliminer ; fermer sous double emballage le linge souillé et éliminer les protections souillées par la filière DASRI (voir fiche 62).

Efficacité – Confort

- Mettre le bassin et le papier toilette à portée de main, si le patient peut s'organiser, ou répondre rapidement à ses appels ;
- garder les selles si des examens sont demandés, pour les montrer à l'infirmière ou au médecin ;
- proposer une toilette du siège si nécessaire ; en cas d'incontinence, changer la protection ;
- en cas d'irritation locale, appliquer une crème protectrice ;
- prendre la température et la noter ;

- voir avec l'infirmière une surveillance de l'hydratation et une modification du repas avec :
  - un arrêt des aliments qui accélèrent le transit : laitages, fruits et légumes verts, pain frais, viandes en sauce… ;
  - la mise en place des aliments qui ralentissent le transit et non irritants pour la muqueuse intestinale : riz, carottes, jambon, œuf, poulet, biscottes, fromage à pâte cuite (gruyère)… ;
- donner souvent à boire s'il n'y a pas de vomissements ou de contre indications.

Sécurité

- Voir avec l'infirmière la mise en place :
  - d'une fiche d'élimination pour surveiller le rythme d'élimination,
  - d'une fiche d'hydratation pour un suivi hydrique, et compenser les pertes en fonction de la prescription médicale ;
- observer et transmettre la présence d'autres signes cliniques : douleurs abdominales, crampes, nausées, vomissements, sécheresse de la bouche et sensation de soif…

Évaluation de la qualité du soin requis

Efficacité – confort

- Les soins d'hygiène et de confort sont effectués après chaque selle ;
- le patient est aidé et assisté, et exprime sa satisfaction ;
- l'hydratation et les repas du patient sont adaptés en fonction de ses selles et/ou de la prescription alimentaire ou hydrique.

Sécurité – Hygiène

- Les protocoles d'hygiène sont respectés ;
- les prélèvements demandés sont faits et les examens envoyés au laboratoire ;
- en cas de risque infectieux, l'isolement contact est effectué ;
- le patient est observé régulièrement pour dépister des anomalies au niveau de ses selles, de son état général et de son comportement ;
- des fiches d'observation sont mises en place : élimination, hydratation.

3. Relation

Avec le patient

- Lui mettre la sonnette à portée de main, répondre rapidement à ses appels ;
- en cas d'anxiété, lui permettre de s'exprimer et répondre à ses interrogations ;
- l'inciter à boire, passer régulièrement dans la chambre.

Avec l'équipe : noter le soin et transmettre

- Noter les selles, leur nombre, leur quantité, leur consistance et transmettre toute anomalie (pus, sang, parasites…) ;
- remplir les fiches existantes : élimination, hydratation… ;
- transmettre l'état du patient et tous signes observés.

V

BESOIN DE SE MOUVOIR ET MAINTENIR UNE BONNE POSTURE

Aide au lever, aide à la marche, aide au déplacement

But ▸ *Permettre à la personne de sortir de son lit, d'éviter les complications de décubitus et de retrouver progressivement son autonomie.*

Ce que vous devez savoir

Certaines personnes âgées **ne peuvent passer seuls d'une position à une autre** : ex. : passer du lit au fauteuil, ou du fauteuil à la baignoire ou aux toilettes. L'aide-soignant doit savoir assurer ce **transfert** avec prudence et sécurité : **éviter une chute** pour la personne et **prévenir les lombalgies** pour elle-même.

Pour faciliter le **transfert**, l'aide-soignant peut disposer **d'aides techniques** : lit à hauteur variable, barrière de lit ou barre d'appui, perroquet ou potence, ceintures de portage, lève-personne (système hydraulique ou électrique) et **de techniques de manutention** qu'elle doit connaître et appliquer.

D'autres personnes âgées ou handicapées **ne peuvent se déplacer seules** car elles ont une mobilité réduite, un équilibre instable ou ont peur de tomber. L'aide-soignant doit les aider et les surveiller dans leur marche avec canne, déambulateur ou fauteuil roulant.

Une chute **peut entraîner un traumatisme et faire perdre confiance**, provoquer la peur de retomber et retarder la récupération de l'autonomie. Les déplacements du lit au fauteuil, ou même quelques pas, entretiennent les muscles, mobilisent les articulations, stimulent la fonction cardio-respiratoire et le transit.

Contexte législatif

Texte infirmier : Code de la santé publique

Art. R.4311-5 : Dans le cadre de son rôle propre, l'infirmier accomplit les actes, ou dispense les soins suivants visant à identifier les risques et assurer le confort et la sécurité de la personne et de son environnement et comprenant son information et celle de son entourage.

14°. Lever du patient et aide à la marche ne faisant pas appel aux techniques de rééducation.

Textes aide-soignant : Référentiel d'activités et référentiel de compétences (Arrêté du 25 janvier 2005). L'aide-soignant exerce son activité sous la responsabilité de l'infirmier, dans le cadre du rôle qui relève de l'initiative de celui-ci, défini par les articles 3 et 5 du décret relatif aux actes professionnels et à l'exercice de la profession infirmier.

Activité 1 : Dispenser des soins d'hygiène et de confort à la personne ; installer et mobiliser la personne :

– lever et mobiliser la personne en respectant les règles de manutention ;

– stimuler la personne pour maintenir et développer l'autonomie.

Compétence 1 : Accompagner une personne dans les actes essentiels de la vie quotidienne en tenant compte de ses besoins et de son degré d'autonomie.

Compétence 4 : Utiliser les techniques préventives de manutention et les règles de sécurité pour l'installation et la mobilisation des personnes.

La règle d'ORR

1. Organisation

Recueil des données et des transmissions

Auprès de l'équipe et du dossier de soins pour s'informer :

- de contre-indications au lever, à la marche ou aux déplacements ;
- de limitations dans les déplacements (voire interdiction de sortie du service ou du lieu d'hébergement) ;
- de difficultés à la marche : douleurs, déformations, appareillages ;
- de risques de chutes : vertiges, étourdissements, déséquilibre ;
- de signes de désorientation, de perte de repères dans l'espace, amenant le patient à ne pas retrouver sa chambre, voire sortir de son lieu d'hébergement ;
- des habitudes de vie du patient.

Auprès du patient pour :

- observer sa posture debout et repérer l'importance d'un handicap éventuel : raideur, impotence douloureuse, ayant un retentissement fonctionnel au niveau des membres inférieurs (hanche, genou, pied) limitant ou entravant la marche ;
- prendre connaissance de signes dont le patient se plaindrait : peur de tomber, équilibre instable… ;
- évaluer son état de fatigue et ses capacités d'autonomie physique ou psychique pour en déduire l'aide à apporter dans le déplacement et ses limites ;
- repérer la présence de matériel d'aide à la marche : canne, béquilles, déambulateur ;
- prévenir le patient de l'aide au déplacement qu'on lui propose en fonction :
  - des informations récupérées (équipe et patient),
  - du besoin qu'il a à satisfaire : besoin d'hygiène, d'élimination, de s'alimenter.

Matériel

- Préparer le matériel d'aide à la marche et au déplacement (canne, béquilles, déambulateur) et au déplacement (fauteuil roulant) ;
- s'assurer que le trajet est sécurisé : parcours dégagé et éclairé, sol non glissant…

2. Réalisation

Efficacité – Sécurité – Confort

Demander la participation de la personne et stimuler ses capacités motrices et sa motivation : lui expliquer clairement comment procéder, ce qu'elle devra faire et où elle devra se tenir.

Pour l'aide au lever :

- réfléchir avant d'agir : la sécurité est-elle assurée ? Quels sont les gestes à faire au préalable ?

- avant de pratiquer la mobilisation, s'assurer du « suivi » des accessoires (pied à sérum, perfusion, sac collecteur d'urines, sondes diverses…) ; pour certains, les positionner avant de déplacer le patient.

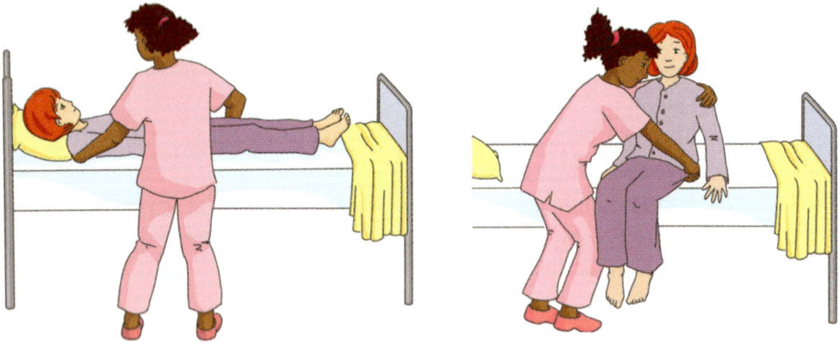

Figure 6 – Aide au lever

Pour l'aide à la marche :

- s'assurer que les chaussures ou chaussons tiennent bien au pied et ne soient pas une cause de déséquilibre ;
- marcher à côté de la personne et lui proposer de passer son bras sous le sien (bras dessus, bras dessous) ;
- ou marcher face à face : mains de la personne sur les épaules de l'aide-soignant ou main dans la main, au fur et à mesure que l'aide-soignant recule, la personne avance. Faire quelques pas lentement, en restant face à face et en parlant à la personne pour la rassurer ;
- lorsque la personne peut marcher mais avec une mobilité réduite, placer devant elle une chaise sur le dossier de laquelle elle s'appuiera et qu'elle poussera devant elle pour aider à la marche et sur laquelle elle s'assiéra lorsqu'elle sera fatiguée ;
- lorsqu'une personne se déplace avec un déambulateur, rester à côté d'elle au début, l'encourager, l'aider jusqu'à ce qu'elle se sente en sécurité ;
- s'assurer qu'aucun obstacle ne gène la marche ;
- se mettre au rythme de la personne et l'encourager.

Pour l'aide au déplacement :

- L'utilisation du matériel mécanique, électrique avec roulettes et adapté au handicap de la personne va permettre :
  - soit à la personne de se déplacer seule (ex : fauteuil roulant) ;
  - soit au soignant d'effectuer les déplacements pour permettre au patient de satisfaire ses besoins : fauteuil roulant, chariot-douche et siège douche pour les soins d'hygiène ; siège percé pour l'élimination, fauteuil roulant pour se déplacer d'un point à un autre.

- Le soignant doit :
  - aménager l'espace lors de la manipulation de ce matériel encombrant ;
  - bloquer les roulettes de ce matériel dès qu'il est à l'arrêt ;
  - être attentif à la prévention des chutes lors de transferts de la personne ;
  - veiller à la manipulation de l'appareil pour ne pas la blesser : pincements, torsion de membre, choc, plaies… ;
  - s'assurer du confort de la personne lors de son installation : pieds sur les repose-pieds, bras sur les appuie-bras…

Hygiène

Être vigilant sur l'état de ce matériel et veiller :
- à son bon fonctionnement ;
- à son hygiène en l'entretenant régulièrement à l'eau et au savon ou une solution détergente ;
- à signaler toute panne ou matériel défectueux.

Évaluation de la qualité du soin dispensé

Sécurité – Confort
- La marche ou le déplacement est compatible avec le handicap ou la fatigue de la personne ;
- les mesures sont prises pour éviter les chutes :
  - l'utilisation du matériel d'aide aux déplacements ne provoque aucune blessure ou chute,
  - les roulettes de ces matériels sont toujours bloquées à l'arrêt ;
- le soin s'est effectué sans brutalité, ni précipitation, ni douleur ;
- la personne exprime son confort et sa participation.

Hygiène

Le matériel d'aide à la marche et au déplacement est entretenu régulièrement selon le protocole du service.

3. Relation

Avec la personne

Sécuriser et encourager par une présence chaleureuse, entendre la fatigue et les plaintes.

Avec l'équipe : transmettre

Tout changement au niveau des mouvements et de la marche : tremblements, déséquilibre, vertiges, raideur, diminution du tonus musculaire.

Mobilisation du patient âgé, handicapé ou dépendant Aide à l'installation au fauteuil, au lit

But ▸ *Mobiliser une personne en tenant compte de son vieillissement, de son handicap, de sa pathologie et des contre-indications liées à son état pour :*
– l'installer dans une position qui va lui permettre de satisfaire ses besoins : pratiquer ses soins d'hygiène, se nourrir, éliminer, se mouvoir, dormir… ;
– trouver une position non douloureuse, qui lui est la plus confortable et garder une posture adéquate et des articulations souples et mobiles ;
– maintenir l'autonomie ;
– éviter les complications liées à une mauvaise installation (douleurs, déformation…) ou à un manque de mobilisation (escarres…)

Ce que vous devez savoir

Les soins et les activités de la vie quotidienne auprès d'une personne âgée, handicapée ou dépendante, hospitalisée, placée en institution, ou à domicile, demandent une mobilisation et des changements de position fréquents : rehaussements au lit, retournements, transferts (lit, fauteuil)… La personne ne peut pas toujours les pratiquer seule en fonction de sa dépendance.

Le soignant devra être particulièrement attentif à la mobilisation et l'installation des personnes présentant les handicaps suivants relativement fréquents :

- une dyspnée qui peut être permanente chez la personne âgée malade atteinte de difficultés respiratoire. Certaines personnes souffrant de dyspnée d'effort auront tendance à limiter leurs mouvements jusqu'à l'immobilité quasi permanente ; pour d'autres le repos au lit sera prescrit par le médecin.
- le risque d'encombrement bronchique et d'infection qui est grand chez la personne âgée ou l'insuffisant respiratoire qui ont du mal à évacuer par la toux leurs sécrétions bronchiques ;
- les membres qui sont souvent porteurs d'œdèmes (spécialement les membres inférieurs) ;
- une hémiplégie (complication fréquente de l'accident vasculaire cérébral) qui peut entraîner une paralysie de l'hémicorps droit ou gauche, avec une perte de maîtrise de la position au lit ou au fauteuil pour la personne.

La mobilité peut être déficitaire pendant une période plus ou moins longue, avec des épisodes de régression et de récupération. Après rééducation, l'hémiplégique peut être amené à remarcher. Il est donc important qu'il ait conservé de bonnes postures et n'ait pas acquis des attitudes vicieuses et des réflexes de crispation ou de mauvaise tenue de son hémicorps handicapé, ce qui retarderait la reprise d'autonomie.

La mobilisation des personnes âgées, handicapées ou dépendantes, fait appel à des règles de manutention et des précautions pour leur donner envie de participer, et les stimuler à retrouver leur autonomie ; elle ne doit pas être traumatisante en réveillant craintes et douleurs.
Les règles de manutention et l'utilisation de matériel (lève-malade, chariot-douche, brancard…) sont des règles de prévention que tout soignant doit connaître et appliquer pour éviter les accidents vertébraux (lombalgies, sciatique…).

Contexte législatif

Texte infirmier : Code de la santé publique
Art. R.4311-5 : Dans le cadre de son rôle propre, l'infirmier accomplit les actes, ou dispense les soins suivants visant à identifier les risques et assurer le confort et la sécurité de la personne et de son environnement et comprenant son information et celle de son entourage.
12°. Installation du patient dans une position en rapport avec sa pathologie ou son handicap.
Textes aide-soignant : Référentiel d'activités et référentiel de compétences (Arrêté du 25 janvier 2005). L'aide-soignant exerce son activité sous la responsabilité de l'infirmier, dans le cadre du rôle qui relève de l'initiative de celui-ci, défini par les articles 3 et 5 du décret relatif aux actes professionnels et à l'exercice de la profession infirmier.
Activité 1 : Dispenser des soins d'hygiène et de confort à la personne ; installer et mobiliser la personne :
- installer le patient dans une position en rapport avec sa pathologie ou son handicap en fonction de la prescription ;
- lever et mobiliser la personne en respectant les règles de manutention ;
- stimuler la personne pour maintenir et développer l'autonomie.

Activité 2 : Observer l'état général et les réactions de la personne.
Compétence 1 : Accompagner une personne dans les actes essentiels de la vie quotidienne en tenant compte de ses besoins et de son degré d'autonomie.
Compétence 2 : Apprécier l'état clinique d'une personne.
Compétence 3 : Réaliser des soins adaptés à l'état clinique de la personne.
Compétence 4 : Utiliser les techniques préventives de manutention et les règles de sécurité pour l'installation et la mobilisation des personnes.

La règle d'ORR

1. Organisation

Recueil des données et des transmissions

Auprès de l'équipe et du dossier de soins pour s'informer :

- de prescriptions médicales par rapport à l'installation ;
- des contre-indications à certains mouvements et positions, au lever ou à la marche, en fonction de la douleur, de la fatigue, du handicap, de la ou des pathologies ;
- des contre indications éventuelles à une mobilisation passive ou active ;
- de l'apparition de nouveaux signes et de la mise en place d'un traitement et/ou d'un protocole de soins (ex : douleur, escarres) ;
- des indications ou prescriptions thérapeutiques spécifiques : une position thérapeutique peut être prescrite par le médecin.

Auprès de la personne pour :

- observer la posture spontanée qu'elle adopte : position de fonction ou position antalgique ;
- apprécier l'importance du handicap (raideur, impotence douloureuse…) et le retentissement fonctionnel au niveau :
  - des mains et des doigts : déformation, diminution de la force musculaire, perte de la préhension,
  - des épaules : limitation de l'amplitude articulaire, douleur limitant la possibilité de se vêtir et de se dévêtir,
  - des articulations des membres inférieurs (hanche, genou, pied), limitant ou entravant la marche ;
- en déduire l'aide possible ;
- repérer les mauvaises positions et penser au matériel nécessaire pour pallier ces attitudes vicieuses ;
- prendre connaissance de signes dont le patient se plaindrait ;
- évaluer le degré de fatigue et de dépendance de la personne âgée pour en déduire l'aide que le soignant devra apporter ;
- pour une aide au lever ou à la marche, choisir le matériel le plus adapté en fonction de la manutention prévue, du poids de la personne, de sa mobilité et de sa pathologie (1 ou 2 soignants, lève-malade, fauteuil roulant, déambulateur, canne…).

Matériel

- D'aide et de confort : oreillers, coussins, sacs de sable, arceau de lit, barrière de lit ou barre d'appui, perroquet ou potence ;
- d'aides techniques : ceinture de portage, lève-malade, chariot-douche, déambulateur, canne…

2. Réalisation

Efficacité – sécurité – confort

La manutention des personnes âgées, handicapées ou dépendantes, qu'elles soient au lit ou au fauteuil, fait appel principalement à des manipulations de type retournement et rehaussement :

- demander la participation de la personne si elle le peut, stimuler ses capacités motrices, sa motivation et lui expliquer clairement :
  - comment elle devra procéder,
  - ce qu'on attend d'elle,
  - ce qu'elle devra faire,
  - où elle devra se tenir pour garder un équilibre ;
- préciser les points d'appui : au niveau des pieds, des mains… ;
- demander une aide chaque fois que nécessaire. Les prises doivent être sûres : sous les aisselles et sous les genoux et ne pas tirer sur les bras ;
- donner des ordres clairs, précis et non contradictoires (ex : la personne ne peut se rehausser si elle a la tête en arrière) ;

- appliquer les techniques de manutention ; avant de retourner une personne, la ramener auparavant au bord du lit ;
- avant de pratiquer le retournement, s'assurer du « suivi » des accessoires (perfusion, tubulures, sacs collecteurs d'urines…), les repositionner et vérifier le bon écoulement des tubulures, des sondes, qu'elles ne soient pas pliées, coudées, écrasées ;
- soulever la personne sans précipitation, la reposer sans brutalité, ne pas faire heurter la tête ou les pieds ;
- ne pas laisser un bras ou la main coincés sous le corps.

Le soignant devra être particulièrement attentif à la mobilisation et l'installation des personnes présentant les handicaps suivants relativement fréquents :

- la dyspnée n'est soulagée qu'en position assise ou demie assise ;
- les membres porteurs d'œdème sont surélevés pour soulager la personne âgée malade :
  - au niveau des membres inférieurs, les pieds du lit peuvent être soulevés avec des cales,
  - au niveau des membres supérieurs, des oreillers seront placés sous les avant-bras et les mains,
  - un arceau de lit est placé sous les couvertures pour en diminuer le poids ;
- la toux et les sécrétions bronchiques sont limitées et plus facilement évacuées par :
  - une position demi-assise,
  - une mobilisation au lit ou au fauteuil,
  - une chambre non surchauffée, aérée et équipée d'humidificateurs (coupe remplie d'eau sur le radiateur) qui favorise l'humidification des voies respiratoires ;
- en cas d'hémiplégie, le corps est placé dans l'alignement, en rectitude, la tête reposant sur l'oreiller, maintenue droite sans tomber en avant (voir fiche 30).

L'installation au lit doit être particulièrement confortable :

- le dos bien calé par des oreillers et à portée de main : verre d'eau, crachoir, mouchoirs, bassin, urinal et éléments de distraction ;
- le matelas prévention d'escarres est préalablement installé et les moyens de prévention (voir fiche 9) sont mis en place fréquemment pour soulager les points d'appui (fesses, coccyx, talons), car la personne peut être en position assise jour et nuit.

Lors du lever, pour éviter étourdissements et vertiges, procéder par paliers avec des temps de repos pour verticaliser la personne (ex : faire d'abord asseoir au bord du lit jambes pendantes, attendre, faire mettre debout, attendre et commencer la marche ou la mise au fauteuil).

Sécurité

- Lors des transferts (lit au fauteuil, lit au lève-patient, lit au chariot-douche), les freins des appareillages doivent être bloqués ;
- être particulièrement vigilant au moment de la mobilisation auprès des personnes âgées qui présentent les handicaps suivants :
  - une raideur articulaire : ne pas forcer sur une articulation, ne pas tirer sur un membre,

- une hypotonicité (perte du tonus : membres mous et flasques) : intervenir à plusieurs ;
- des genoux flageolants : les bloquer avec les siens propres pour lever du fauteuil ;
- une démarche chancelante : soutenir à la marche.

Confort

- Observer les réactions de la personne âgée ou dépendante lors des efforts de mobilisation et l'encourager à exprimer ce qu'elle ressent : douleur, essoufflement, malaise… ;
- rassurer la personne âgée qui a peur de chuter ou celle qui est fatiguée ou essoufflée, qui a peur de ne pas y arriver ;
- redonner les éléments de sécurité et de confort (sonnette, urinal, bassin) et les objets personnels dont peut avoir besoin la personne.

Hygiène

Les mains sont soigneusement lavées, les bijoux sont enlevés, les ongles sont coupés courts.

Évaluation de la qualité du soin

Sécurité – Confort

- La mobilisation et l'installation sont compatible avec le handicap ou la fatigue de la personne âgée, handicapée ou dépendante ;
- les précautions sont prises pour éviter les chutes ;
- l'alignement du corps est respecté autant que faire se peut et il y a absence de positions vicieuses ;
- la douleur est soulagée par une position antalgique et la mise en place de coussins, oreillers, judicieusement placés ;
- les aides techniques nécessaires sont disponibles et ont été utilisées ;
- la fréquence des changements de position est respectée et l'intégrité de la peau est maintenue ;
- la personne exprime son confort et sa participation.

3. Relation

Avec la personne

Le toucher professionnel, lors des manutentions, doit être :

- sécurisant car assuré : le professionnel sait ce qu'il doit faire et comment. Une improvisation et des hésitations du soignant entraînent chez la personne des réactions de raidissement et d'opposition ;
- ferme et respectueux de la douleur qu'il peut provoquer, en cherchant à l'éviter ou à la diminuer, par des prises non traumatisantes.

C'est le contact psychologique et relationnel qui va rendre la manutention plus aisée ou plus difficile. Si la personne est davantage en confiance, elle coopère plus facilement et se raidit moins ; cette confiance peut être favorisée par :

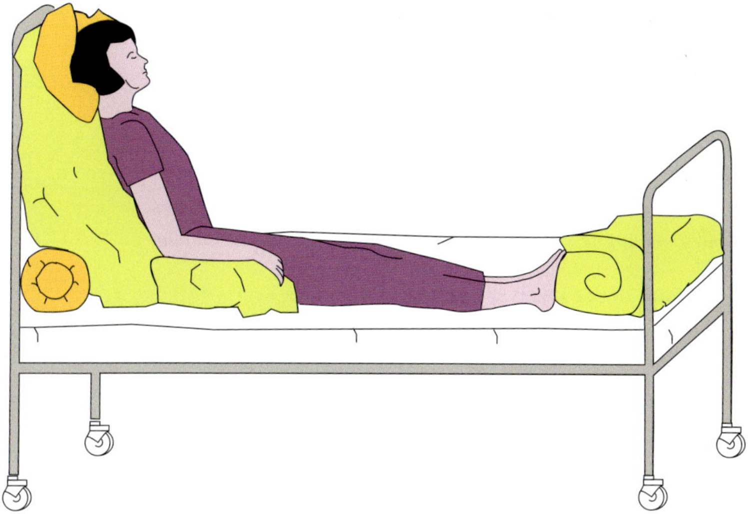

Figure 7 – Installation au lit

- une information sur ce que va effectuer le soignant et sur la participation qu'il demande à la personne ;
- une écoute et une attention aux réactions de peur ou de douleur : cris, plaintes, mouvements réflexes, sueur, pâleur, mimiques du visage… ;
- le respect de :
  - la personne, de son identité, (c'est M. ou Mme X et non « papy » ou « Rose »),
  - sa pudeur, en cherchant à la préserver (chemise fermée, drap qui recouvre…),
  - son espace, « son territoire »,
  - sa volonté et ses idées, de ses convictions éthiques et religieuses.

Avec l'équipe : transmettre

- Le soin et toute anomalie observée : rougeur au niveau de la peau, dyspnée, toux, crachats… ;
- des observations sur le comportement de la personne : une fatigue éventuelle, des douleurs au repos, à la mobilisation ;
- des manifestations (tristesse, pleurs, colère) qui expriment une difficulté à accepter le handicap ou la perte d'autonomie ;
- des moyens mis en place pour améliorer l'installation ; de tout changement au niveau du mouvement et de la marche : tremblement, déséquilibre, vertige, raideur, diminution du tonus musculaire…

Fiche 30

Prévention des ankyloses et des attitudes vicieuses

But ▸ *Mettre en place des actions de prévention pour permettre au patient de garder une posture adéquate et des articulations mobiles, malgré le vieillissement, le handicap ou la pathologie.*

Ce que vous devez savoir

Le système nerveux coordonne l'activité des os, des muscles et des nerfs. Toute atteinte d'un de ces organes va être source de difficulté au niveau de la mobilité de la personne. Sous l'action des muscles, les mouvements des os se produisent au niveau de l'articulation. L'immobilisation prolongée et le vieillissement entraînent une fonte musculaire (**atrophie musculaire**).

Une articulation si elle n'est pas mobilisée (opération, maladie, inconscience, paralysie) s'enraidit en 2 à 3 jours, **l'ankylose** est une diminution ou impossibilité de mouvoir une articulation.

Un bon alignement du corps l'empêche de se plier et de s'affaisser et lui permet de se maintenir en équilibre, mais certaines pathologies influent sur la liberté de se mouvoir et sur celle d'adopter ou d'éviter certaines postures : paralysies, maladies cardio-vasculaires et toutes celles qui affectent le système musculo-squelettique (arthrites, rhumatismes, fractures…).

Les attitudes vicieuses sont les mauvaises positions que peut prendre le patient ou la personne âgée suite à la maladie, et à l'immobilisation.

La rétraction se manifeste par un membre qui ne peut plus se tendre, suite à un raccourcissement des muscles qui ne se mobilisent pas assez.

La rotation interne ou externe est le mouvement que prend la jambe ou le bras lorsqu'il **tourne** vers l'intérieur ou l'extérieur.

Contexte législatif

Texte infirmier : Code de la santé publique :

Art.R.4311-5 : Dans le cadre de son rôle propre, l'infirmier accomplit les actes, ou dispense les soins suivants visant à identifier les risques et assurer le confort et la sécurité de la personne et de son environnement et comprenant son information et celle de son entourage.

12°. Installation du patient dans une position en rapport avec sa pathologie ou son handicap

Textes aide-soignant : Référentiel d'activités et référentiel de compétences (Arrêté du 25 janvier 2005). L'aide-soignant exerce son activité sous la responsabilité de l'infirmier, dans le cadre du rôle qui relève de l'initiative de celui-ci, défini par les articles 3 et 5 du décret relatif aux actes professionnels et à l'exercice de la profession infirmier ;

Activité 1 : Dispenser des soins d'hygiène et de confort à la personne ; installer et mobiliser la personne :

– installer le patient dans une position en rapport avec sa pathologie ou son handicap en fonction de la prescription ;

– stimuler la personne pour maintenir et développer l'autonomie.

Compétence 3 : Réaliser des soins adaptés à l'état clinique de la personne.

Compétence 4 : Utiliser les techniques préventives de manutention et les règles de sécurité pour l'installation et la mobilisation des personnes.

La règle d'ORR

1. Organisation

Recueil des données et des transmissions

Auprès de l'équipe et du dossier de soins pour s'informer :

- de la présence de pathologies (paralysie, inconscience…) qui empêchent de mobiliser une articulation ;
- du risque de mauvaises postures à la suite d'atteintes chroniques de l'appareil musculo-squelettique d'une personne (rhumatismes, arthrites…), ou de pathologies (paralysie…).

Auprès du patient pour :

- observer sa position et repérer d'éventuelles positions vicieuses ;
- lui permettre de s'exprimer sur son installation et la présence d'éventuelles douleurs.

Matériel

Oreillers, coussins, sacs de sable, arceau de lit.

2. Réalisation

Efficacité – Sécurité – Confort

Pour prévenir les ankyloses :

L'aide-soignant va profiter du temps de la toilette, tout en lavant le patient, pour mobiliser ses articulations, lorsqu'il ne peut le faire seul : c'est la **mobilisation passive** :

- lever le bras (extension), plier le bras (flexion), tourner la main (rotation) pour les articulations de l'épaule, du coude et du poignet ;
- lever la jambe et la plier et tourner le pied pour les articulations de la hanche, du genou, de la cheville ;
- la mobilisation est douce et ne dépasse pas l'amplitude normale de chaque articulation (ne pas forcer).

Lorsque le patient peut le faire seul, c'est la **mobilisation active**, l'aide-soignant lui explique les mouvements et le stimule pendant la toilette :

- « donnez-moi votre bras, pliez-le, donnez-moi la main, tournez-la » (pour les articulations du haut) ;
- « levez la jambe, pliez le genou, faites tourner votre pied » (pour les articulations du bas).

Pour prévenir les attitudes vicieuses :

L'aide-soignant prend le temps d'installer correctement le patient : observer sa posture et placer judicieusement des coussins et sacs de sable qui vont permettre de maintenir en bonne position les parties du corps qui auraient tendance à fléchir ou à prendre de mauvaises positions :

- le corps est dans l'alignement : bassin à plat, colonne droite, épaules dans l'axe ;
- les membres sont placés en position de fonction, légèrement fléchis : jambes allongées, bras le long du corps (le bras ne doit jamais pendre hors du lit) ;
- la tête repose sur l'oreiller et ne tombe pas en avant.

Pour éviter la rétraction musculaire :

La rétraction musculaire se manifeste par un membre qui ne peut plus se tendre suite à un raccourcissement des muscles qui ne se mobilisent pas assez :

- allonger les articulations du coude et du genou ;
- ne pas mettre de coussin sous le genou ;
- mettre une balle ou une compresse dans la main de l'hémiplégique qui a tendance à rétracter sa main.

Pour éviter la rotation interne ou externe des membres et spécialement de la jambe :

La caler de chaque côté avec un sac de sable.

Pour éviter l'affaissement du patient au niveau de l'épaule (il penche à droite ou à gauche) :

Le caler avec un oreiller sous l'épaule et le bras.

Pour éviter l'équinisme du pied ou le pied équin, c'est-à-dire le pied qui chute vers le bas (il pointe) :

- caler les pieds au fond du lit, à la perpendiculaire avec un sac de sable ou une alèse roulée ;
- au fauteuil, mettre les pieds sur le repose-pied et veiller à ce qu'ils ne glissent pas ;
- éviter le poids des couvertures sur les pieds, ce qui aurait tendance à les affaisser, mettre un arceau de lit, faire le pli d'aisance.

Hygiène

Veiller à changer les housses ou jerseys des sacs de sable lorsqu'ils passent d'un patient à un autre.

Évaluation de la qualité du soin dispensé

Sécurité – Confort

- L'installation est compatible avec le handicap ou la fatigue de la personne ;
- l'alignement du corps est respecté autant que faire se peut, et il y a absence de positions vicieuses ;
- la personne exprime son confort et sa participation ;
- la douleur est soulagée par une position antalgique et la mise en place de coussins et oreillers judicieusement placés.

3. Relation

Avec le patient

Lui expliquer l'intérêt de la mise en place de ces actes de prévention pour qu'il se motive à prendre en charge, s'il le peut, les mouvements de prévention.

Avec l'équipe : transmettre

Transmettre vos observations sur le comportement de la personne et les moyens mis en place pour améliorer l'installation, ainsi que les progrès faits par le patient quant à sa mobilisation.

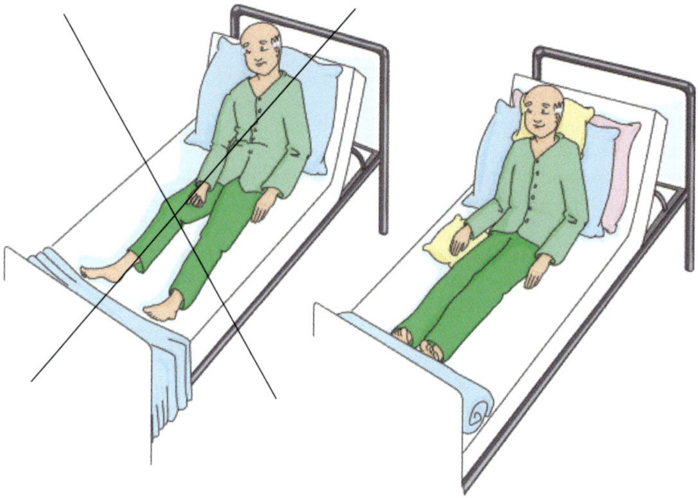

Mauvaise position **Bonne position**

Figure 8 – Position du patient au lit

Fiche 31

Aide au retour à l'autonomie

But ▸ *Observer les déficits de la personne sur le plan physique, psychologique et moteur, et évaluer les capacités de la personne à satisfaire, un peu plus chaque jour, ses besoins quotidiens.*

Ce que vous devez savoir

La maladie, l'accident, le handicap ou le vieillissement provoquent chez le patient des modifications et des déséquilibres (physiques, psychologiques, voire économiques et sociaux), risquant d'entraîner chez la personne des difficultés à satisfaire ses propres besoins et à effectuer sans aide les principales activités élémentaires de la vie quotidienne.

C'est le début de la perte d'autonomie et on dit que la personne devient **dépendante** de l'aide qu'on va devoir lui apporter pour répondre à ses besoins les plus élémentaires (physiologiques, psychologiques et sociaux), pouvoir communiquer et garder une estime de soi…

L'altération de la mobilité au niveau des membres supérieurs ou inférieurs avec une limitation des mouvements, la présence d'appareillages médicaux, entraînent une **dépendance partielle**. Les problèmes de dépendance liés au besoin de se mouvoir et de maintenir une bonne posture affectent non seulement la mobilité et l'activité mais aussi les autres besoins fondamentaux : besoin d'hygiène, de se vêtir, de s'alimenter, d'éliminer…

Le rôle de l'aide-soignant est d'aider la personne, face à ses problèmes de santé, à mobiliser ses capacités et à les adapter pour aller vers une **autonomie** où, tenant compte des déficits liés à la maladie, au handicap, au vieillissement, et de la présence ou non d'appareillages, elle peut répondre personnellement à ses besoins de façon partielle ou totale.

C'est principalement dans les actes de la vie quotidienne (soins d'hygiène, habillage, mobilisation, alimentation, élimination…) que le patient va pouvoir récupérer une autonomie.

Les soignants disposent de grilles ou d'échelles permettant de mesurer le degré de dépendance de la personne et l'évolution de son niveau d'autonomie (récupération ou perte).

> ### Contexte législatif
> **Texte infirmier** : Code de la santé publique
> **Art. R.4311-5 :** Dans le cadre de son rôle propre, l'infirmier accomplit les actes, ou dispense les soins suivants visant à identifier les risques et assurer le confort et la sécurité de la personne et de son environnement et comprenant son information et celle de son entourage.
> **Textes aide-soignant** : Référentiel d'activités et référentiel de compétences (Arrêté du 25 janvier 2005). L'aide-soignant exerce son activité sous la responsabilité de l'infirmier, dans le cadre du rôle qui relève de l'initiative de celui-ci, défini par les articles 3 et 5 du décret relatif aux actes professionnels et à l'exercice de la profession infirmier.
> **Activité 1 :** Dispenser des soins d'hygiène et de confort à la personne ; installer et mobiliser la personne :
> - effectuer une toilette partielle ou complète en fonction de l'autonomie ;
> - stimuler la personne pour maintenir et développer l'autonomie.
>
> **Activité 2 :** Observer la personne ; observer l'état général de la personne, son autonomie et son comportement.
> **Compétence 1** : Accompagner une personne dans les actes essentiels de la vie quotidienne en tenant compte de ses besoins et de son degré d'autonomie.
> **Compétence 2 :** Apprécier l'état clinique d'une personne.

1. Organisation

Recueil des données et des transmissions

Auprès de l'équipe et du dossier de soins pour s'informer :

- ⚠ des prescriptions et précautions particulières et contre-indications éventuelles ;
- des contraintes et handicaps liés :
  - à des symptômes : hyperthermie, douleur, fatigue, essoufflement, difficulté de mobilisation, désorientation,
  - à la présence de matériel médical : perfusion, sondes, drains, plâtre, matériel orthopédique ;
- des habitudes de vie du patient ;
- et repérer sur les grilles existantes sa perte d'autonomie et l'aide à apporter (aide partielle ou totale).

Auprès du patient pour :

- le prévenir du type de soin que l'on va effectuer ;
- évaluer avec lui son état et les capacités que l'on peut stimuler dans un processus de reprise d'autonomie, l'aide que l'on va lui apporter au moment de son installation, de ses soins d'hygiène (au fauteuil, au lavabo, en salle de bain pour un bain ou une douche), l'aide partielle à la toilette elle-même, à l'habillage…

Matériel

Il existe de nombreuses grilles adaptées au type de patients et à leur pathologie (personne âgée, rééducation, réanimation…), mais le principe de la grille d'autonomie reste le même. À titre d'exemple :

0 : la personne est complètement autonome et ne nécessite pas d'aide.

1 : la personne a besoin d'encouragements, de rappels, de repères.

2 : la personne a besoin d'une assistance moyenne, mais participe beaucoup à ses soins.

3 : la personne a besoin d'une grande assistance et participe peu à ses soins.

4 : La personne est dépendante, ne participe pas à ses soins et a besoin d'être totalement prise en charge.

La mesure de l'autonomie pour tous les actes de la vie quotidienne est enregistrée par les soignants et représentée par des graphiques, schémas, pictogrammes, selon le choix des équipes.

2. Réalisation

Efficacité

Exemple de niveau d'autonomie du patient et de stimulation de la part du soignant :

	Mobilisation/ Installation	**Toilette** (voir fiche 7)	**Habillage** (voir fiche 10)	**Élimination**
Autonomie	Le patient décide du moment de ses soins d'hygiène et d'élimination (toilette, bain, douche) et s'organise			
Rappels Encouragements	Se déplace seul mais nécessite une surveillance, ou utilise un déambulateur Rappeler l'heure de ses soins	Vérifier la présence de matériel ; se lave seul, mais doit être stimulé Passer voir si tout se déroule normalement Rappeler le lavage des dents, la coiffure	Vérifier le choix et la présence de vêtements S'habille seul mais doit être stimulé Donner un coup de main pour réajuster un vêtement, soigner l'apparence	Va seul aux toilettes Vérifier que le passage soit libre Éclairer si nécessaire les toilettes
Aide moyenne	Aller le chercher pour l'installer au lavabo ou à la douche	Préparer le matériel, aider à régler la température, le débit de l'eau de la douche, du bain ou au lavabo Aider pour les zones difficilement accessibles : dos, fesses, pieds A besoin d'aide pour un bain complet	L'aider à choisir ses vêtements : sortir son linge et lui présenter A besoin de surveillance pour s'habiller Apporter certaines touches finales : boutons, fermeture éclair, chaussettes, chaussures	Accompagner aux toilettes Aider à dégrafer les vêtements Préparer le papier toilette Aider à se relever et à réajuster les vêtements
Grande aide	A besoin de l'aide d'un tiers (fauteuil roulant)	A besoin d'aide pour se laver : savonner le gant, tendre la serviette Dire au fur et à mesure ce qu'il faut faire, mais participe activement	Nécessite de l'aide pour se déshabiller et s'habiller Un membre handicapé ou douloureux est déshabillé en dernier et habillé en premier	Installer sur le siège des toilettes Baisser la culotte ou le pantalon Essuyer si nécessaire

Aide totale	Ne se déplace pas, doit être mobilisé par l'intermédiaire d'un lève-patient ou d'un chariot-douche	Doit être lavé par un tiers, car ne participe pas activement	Doit être habillé par un tiers	Installer au lit le bassin ou l'urinal à la demande, les proposer régulièrement Essuyer et pratiquer si nécessaire une toilette génito-anale

Sécurité – Confort

- Évaluer le degré de fatigue ou de douleur au cours du soin et terminer si nécessaire ;
- la sur-stimulation est tout aussi néfaste que la sous-stimulation ;
- éviter le « maternage », de vouloir trop en faire, sans mesurer ce que la personne peut faire ;
- ne pas faire « à la place », respecter l'autonomie existante, même s'il est plus facile et plus rapide de faire à la place que de laisser faire ;
- respecter le rythme de la personne, lui laisser « prendre le temps ».

Évaluation de la qualité du soin dispensé

- Le patient exprime sa satisfaction dans la prise en charge de ses soins, son aspect est net et soigné ;
- la prise en charge et l'autonomie du patient ont été au minimum semblables à la veille, sinon supérieures.

3. Relation

Avec la personne

- Être à l'écoute des besoins psychologiques de la personne (respect, considération, estime…) ;
- laisser au patient la maîtrise des évènements et le pouvoir de décision qui favorisent l'estime de soi et peuvent éviter qu'il ne s'enferme dans un comportement agressif et de régression ;
- éviter l'infantilisation au niveau de la communication, surtout auprès des personnes désorientées, comme le langage « bébé », les termes et le ton infantiles (« on » va aller faire « un petit pipi ! » ; est ce qu'on a fait « un gros dodo » ?).

Avec l'équipe. Noter le soin et transmettre

- Le degré de participation du patient, qui sera quantifié sur la fiche d'autonomie ;
- son comportement lors du soin ;
- l'acquisition d'un geste précis dans l'amélioration de l'autonomie (par écrit, voire oralement).

Fiche 32

Installation du patient dans une position en rapport avec sa pathologie ou son handicap, en fonction de la prescription

But ▸ *Mettre un patient dans la position qui lui est la plus confortable, en tenant compte de sa pathologie, de son handicap, en fonction des prescriptions et des contre-indications liées à son état.*

Ce que vous devez savoir

Au cours de son hospitalisation, le patient est amené à être très souvent manipulé et mobilisé dans des positions différentes :

- la **position physiologique** ou **position de fonction** qui est naturelle, normale, confortable : le patient autonome l'adopte selon les circonstances ; le patient dépendant ou inconscient sera complètement installé par le soignant ;
- la **position symptomatique** ou **antalgique** : le patient adopte la position qui le fait le moins souffrir, mais qui peut entraîner des attitudes vicieuses *(voir Fiche)*
- la **position thérapeutique** qui est prescrite par le médecin selon la pathologie ou l'état du patient, ou demandée par le personnel soignant au cours des soins (ex : les changements de position sont régulièrement pratiqués pour prévenir les escarres) *(Voir Fiche...)*

L'aide-soignant devra être attentif à l'installation et au confort du patient et observer les différentes positions qu'il peut adopter

Le décubitus est la position allongée, elle est contre-indiquée chez les cardiaques et les insuffisants respiratoires. Le patient peut être :

- sur le dos – décubitus dorsal – position la plus fréquente qui favorise le repos et permet une bonne irrigation et oxygénation du cerveau ; dans la position **déclive,** qui est une position temporaire en cas de choc, collapsus, hémorragie, la tête est plus basse que les pieds ;
- sur le ventre – décubitus ventral – qui permet la mise au repos des tissus et des muscles du dos et des fesses ; cette position est souvent peu appréciée des patients, car souvent inconfortable et contre-indiquée pour les patients présentant des difficultés cardio-respiratoires ;
- sur le côté – décubitus latéral droit ou gauche – appelée position latérale de sécurité (**PLS**) car elle évite que le patient inhale des sécrétions dans les poumons en cas de vomissements ou d'état inconscient. Elle favorise aussi la mise au repos du dos et des fesses.

La **position assise ou demi-assise** peut se faire au lit ou au fauteuil. Elle favorise la récupération de l'autonomie et facilite la respiration des cardiaques ou insuffisants respiratoires. Mais elle est contre-indiquée pour les patients en post-opératoire, inconscients, en état de choc ou opérés du dos.

Mobiliser les patients peut entraîner chez le personnel soignant des accidents vertébraux (lombalgie, sciatique...). Il existe des règles de prévention : ce sont les règles de manutention que l'aide-soignant doit connaître et appliquer.

Contexte législatif

Texte infirmier : Code de la santé publique
Art.R.4311-5 : Dans le cadre de son rôle propre, l'infirmier accomplit les actes, ou dispense les soins suivants visant à identifier les risques et assurer le confort et la sécurité de la personne et de son environnement et comprenant son information et celle de son entourage.
12°. Installation du patient dans une position en rapport avec sa pathologie ou son handicap.
Textes aide-soignant : Référentiel d'activités et référentiel de compétences (Arrêté du 25 janvier 2005). L'aide-soignant exerce son activité sous la responsabilité de l'infirmier, dans le cadre du rôle qui relève de l'initiative de celui-ci, défini par les articles 3 et 5 du décret relatif aux actes professionnels et à l'exercice de la profession infirmier.
Activité 1 : Dispenser des soins d'hygiène et de confort à la personne ; installer et mobiliser la personne ; installer le patient dans une position en rapport avec sa pathologie ou son handicap en fonction de la prescription.
Activité 2 : Observer l'état général et les réactions de la personne.
Compétence 2 : Apprécier l'état clinique d'une personne.
Compétence 3 : Réaliser des soins adaptés à l'état clinique de la personne.
Compétence 4 : Utiliser les techniques préventives de manutention et les règles de sécurité pour l'installation et la mobilisation des personnes.

La règle d'ORR

1. Organisation

Recueil des données et des transmissions

Auprès de l'équipe et du dossier de soins pour s'informer :

- des prescriptions médicales concernant l'installation du patient, une position thérapeutique et des précautions particulières ;
- des contre-indications à certaines positions et/ou à certains mouvements en fonction de la pathologie, de la douleur, de la fatigue, du handicap.

Auprès de la personne pour :

- observer la posture spontanée qu'elle adopte : position de fonction ou position antalgique ;
- repérer les mauvaises positions et penser au matériel nécessaire pour pallier ces attitudes vicieuses ;
- prendre connaissance de signes dont le patient se plaindrait.

Matériel

De confort et d'aide : oreillers, coussins, sacs de sable, arceau de lit, barrière de lit, perroquet ou potence.

2. Réalisation

Efficacité – Confort

Dans l'installation au lit, bien observer la position de la personne, lui donner une position de détente qui respecte les courbures naturelles et l'alignement du corps. Proposer des coussins bien positionnés qui favorisent le relâchement musculaire.

- En posture dorsale, positionner :
  - un oreiller sous la nuque et la tête (courbure cervicale) ;
  - des coussins sous les bras et les mains pour maintenir la position de repos (légère abduction) ;
  - une cale (coussin, mousse…) au pied du lit, garder les pieds à angle droit pour éviter les pieds équins (pieds qui pointent).
- En posture ventrale :
  - la tête est à plat (ne pas mettre de coussin qui mettrait la tête en hyper-extension) ;
  - un petit coussin peut être mis éventuellement sous l'abdomen.
- En posture latérale, positionner :
  - un coussin sous la tête pour la maintenir dans l'alignement ;
  - un oreiller sous l'avant-bras et la main pour les maintenir au même niveau que le coude et faciliter la respiration ;
  - un oreiller placé sous le genou qui maintient la hanche sur le même plan ; la jambe du dessus est fléchie (en flexion), celle du dessous sur le lit est tendue (en extension).
- En position demi-assise/assise au lit ou au fauteuil :
  - un oreiller maintient la région lombaire et le dos ;
  - un autre pour les épaules et la tête ;
  - un coussin éventuellement sous chaque bras ;
  - une cale (coussin, mousse…) au pied du lit, garder les pieds à angle droit pour éviter les pieds équins ;
  - un arceau de lit évite le poids des couvertures sur la jambe et les pieds.

Aménager l'environnement pour que la personne puisse saisir les objets essentiels (sonnette, téléphone, objets personnels…).

Sécurité

- S'assurer que la position demandée au patient n'est pas interdite ou dangereuse par rapport à la pathologie. Par exemple :
  - ne pas allonger un insuffisant respiratoire ou cardiaque ;
  - ne pas mettre en position assise un patient dans le coma, inconscient, ou au retour du bloc ;
  - ne pas faire « faire le pont » au patient qui doit rester à plat, strict (ex : opéré du dos) ;
  - ne pas faire pratiquer de retournement, avec risque de rotation interne de la jambe, un opéré de la hanche, sans avoir pris la précaution de mettre un coussin entre les cuisses et genoux (pour éviter la luxation) ;
  - en posture latérale, ne pas coucher le patient du côté d'une plaie.

- Ne pas aller à l'encontre des règles de sécurité dans la mise en place d'éléments de confort ; exemples :
  - ne pas mettre un coussin sous la tête d'un patient en décubitus, qui est inconscient (la tête doit être maintenue basse) ;
  - ne pas mettre un coussin sous les genoux d'un patient en position demi-assise car il favoriserait la stase veineuse avec risque de phlébite et le coussin risquerait aussi d'entraîner une rétraction musculaire de la jambe.

Évaluation de la qualité du soin dispensé

- La prescription médicale est respectée ;
- l'installation est compatible avec la pathologie, le handicap ou la fatigue de la personne ;
- l'alignement du corps est respecté autant que faire se peut et il y a absence de positions vicieuses ;
- la douleur est soulagée par une position antalgique et la mise en place de coussins, oreillers, judicieusement placés ;
- la personne exprime son confort et sa participation.

3. Relation

Avec le patient

- Prendre le temps d'expliquer la manœuvre et d'installer correctement et confortablement ;
- entendre la demande de confort supplémentaire (coussin, membre à remettre dans une position non douloureuse) ;
- être à l'écoute de réactions de peur, douleur, manifestés par des mouvements réflexes, sueur, pâleur, mimiques du visage.

Avec l'équipe : transmettre

- Les changements de position, les noter sur la fiche réservée à cet usage ;
- les attitudes vicieuses que le patient aurait tendance à prendre au niveau de ses membres ;
- la capacité du patient à se mobiliser.

Fiche 33

Immobilisation : observation et surveillance des attelles, plâtres et tractions Installation et aide aux patients à mobilité réduite

But ▸ *En présence d'un dispositif d'immobilisation ou de contention, installer le patient en bonne posture, l'observer et le surveiller pour éviter les complications dues à son état. L'aider dans les gestes de la vie quotidienne pour répondre à ses besoins.*

Ce que vous devez savoir

Des traumatismes violents peuvent entraîner des lésions osseuses articulaires et ligamentaires. Ce sont les fractures qui peuvent se compliquer de plaies ouvertes, et les entorses et luxations avec ruptures, élongations des ligaments.

La personne ressent une douleur violente et une **impotence fonctionnelle**, c'est-à-dire une impossibilité de mouvoir le membre traumatisé.

L'immobilisation est un premier geste thérapeutique qui évite la douleur et l'aggravation.

Le traitement de la fracture comporte deux temps :

- **la réduction** qui permet de corriger le déplacement en remettant les parties fracturées dans leur alignement ;
- **la contention** qui permet de garder dans l'alignement les deux parties osseuses et de les maintenir en place pour favoriser la fabrication du cal osseux.

La réduction, comme la contention, peuvent se faire par traitement orthopédique ou chirurgical et dans certains cas le chirurgien associe les 2. Ces manœuvres se font toujours sous anesthésie générale.

Le traitement orthopédique fait appel aux bandages, attelles, plâtre ou tractions : extension continue.

Le traitement chirurgical permet une contention, après réduction, par la pose de matériel métallique directement appliqué sur les deux parties en place : c'est l'ostéosynthèse.

Contexte législatif

Texte infirmier : Code de la santé publique

Art. R.4311-5 : Dans le cadre de son rôle propre, l'infirmier accomplit les actes, ou dispense les soins suivants visant à identifier les risques et assurer le confort et la sécurité de la personne et de son environnement et comprenant son information et celle de son entourage.

12°. Installation du patient dans une position en rapport avec sa pathologie ou son handicap.

27 : Recherche des signes de complications pouvant survenir chez un patient porteur d'un dispositif d'immobilisation ou de contention.

Textes aide-soignant : Référentiel d'activités et référentiel de compétences (Arrêté du 25 janvier 2005). L'aide-soignant exerce son activité sous la responsabilité de l'infirmier, dans le cadre du rôle qui relève de l'initiative de celui-ci, défini par les articles 3 et 5 du décret relatif aux actes professionnels et à l'exercice de la profession infirmier.

Activité 1 : Dispenser des soins d'hygiène et de confort à la personne ; installer et mobiliser la personne ; installer le patient dans une position en rapport avec sa pathologie ou son handicap en fonction de la prescription.

Activité 2 : Observer l'état général et les réactions de la personne, son autonomie et son comportement :

– observer l'état de la peau et des muqueuses ;
– observer et mesurer les paramètres vitaux ;
– observer l'état des plâtres ;
– observer l'état et le bon fonctionnement des appareils de traction, suspension, immobilisation.

Activité 3 : Aider l'infirmière à la réalisation de soins.

Compétence 2 : Apprécier l'état clinique d'une personne.

Compétence 3 : Réaliser des soins adaptés à l'état clinique de la personne.

Compétence 4 : Utiliser les techniques préventives de manutention et les règles de sécurité pour l'installation et la mobilisation des personnes.

La règle d'ORR

1. Organisation

Recueil des données et des transmissions

Auprès de l'équipe et du dossier de soins pour s'informer :

- de la présence de matériel orthopédique (attelle, plâtre, traction) ou de matériel médical (perfusion, sondes, drains…) ;
- des indications ou prescriptions thérapeutiques spécifiques : une position thérapeutique peut être prescrite par le médecin ; nombre de jours prévus en extension ou sous plâtre ;
- des contre-indications éventuelles à certains mouvements et positions ;
- des contre-indications éventuelles à une mobilisation passive ou active ;
- de l'apparition de nouveaux signes et de la mise en place d'un traitement et/ou d'un protocole de soins (ex : douleur, escarres).

Auprès du patient pour :

- observer la posture spontanée qu'il adopte : position de fonction ou position antalgique, repérer les mauvaises positions ;
- prendre connaissance de signes dont il se plaindrait, douleur, fatigue… ;

- apprécier l'importance du handicap lié à l'appareillage et le retentissement fonctionnel au niveau de la prise en charge des besoins (hygiène, habillage, alimentation, élimination…) et en déduire l'aide possible.

Matériel

- De confort pour l'installation : oreillers, coussins, sacs de sable, arceau de lit, barrière de lit, perroquet ou potence ; pour la traction, prévoir 2 draps de dessous (pliés en 2) pour faire le lit en 2 parties ;
- pour répondre aux besoins : matériel d'hygiène pour la toilette (voir fiche 7) ; pour le repas, l'élimination…

2. Réalisation

Efficacité – Confort

Veiller à la bonne installation du patient

- Être à l'écoute de la moindre plainte exprimée par le patient, qui peut être le signe de complications (voir Sécurité) ;
- prévenir les complications liées à l'alitement prolongé (voir fiche 34) : prévention d'escarres (voir fiche 9) ;
- le poids d'appareillages ou de contention est souvent lourd, soulager par une installation correcte et les coussins si nécessaire ;
- si le patient est porteur d'attelle ou de plâtre, les membres sont surélevés pour prévenir et diminuer l'œdème et la douleur :
  - pour le membre supérieur : au lit l'avant-bras est posé sur un coussin ; si le patient se lève, lui maintenir le membre supérieur plâtré à l'aide d'une écharpe en veillant à positionner la main plus haute que le coude,
  - pour le membre inférieur : au lit les pieds du lit sont surélevés ; au fauteuil (en cas de plâtre de marche), le pied est posé sur un tabouret (au dessus du niveau de la hanche) pour favoriser la circulation de retour,
  - inciter le patient à mobiliser ses doigts pour garder la souplesse et lutter contre l'ankylose et l'œdème ;
- si le patient est en traction continue :
  - le matelas est installé sur un plan dur, le lit est fait en deux parties, en largeur (un drap pour le haut du corps et un pour le bas) pour ne pas trop mobiliser le patient,
  - tous les soins au patient doivent se pratiquer à 2 soignants ; l'installation (membre et traction) doit être confortable et respecter l'alignement du corps, prévenir les attitudes vicieuses ; le pied est à angle droit, les doigts de pied sont rosés, chauds, mobiles ; la traction doit être continue, l'immobilisation du membre complète ;
  - vérifier le dispositif de la traction et son bon fonctionnement (cordes dans les gorges des poulies, poids dans le vide, absence de nœuds) ;
  - les pansements protégeant les points de sortie de la broche doivent rester propres pour prévenir l'infection ; vérifier l'absence d'écoulement.

Répondre aux besoins du patient selon sa mobilité et la prescription médicale

- La toilette, en fonction du handicap, est faite au lit ou au lavabo, l'aide est partielle ou totale ; préparer tout ce dont le patient a besoin (du côté valide) (voir Fiche n° 7) ; la peau au niveau des échancrures doit être très propre : autour du cou, sous les bras, au niveau du poignet, de la cuisse, des doigts… ;
- le plateau du repas est vérifié. Si le patient ne le peut pas, couper la viande, ouvrir les barquettes, verser l'eau, éplucher les fruits ; faire manger si nécessaire ;
- le bassin ou l'urinal sont mis à portée de main si le patient peut les prendre seul, lui laisser la sonnette.

Hygiène

- Les appareillages ou appareils de contention (plâtre, corset, attelle…) doivent être propres ;
- les protéger préventivement, et les nettoyer à l'eau et au savon immédiatement s'ils sont souillés (voir fiche 7)

Sécurité

- Les extrémités des doigts ou des orteils (du membre immobilisé, quelque soit le dispositif) doivent rester chaudes, roses et mobiles ; les toucher et signaler immédiatement à l'infirmière toute modification (cyanose, refroidissement, fourmillement) ;
- pour la traction, ne jamais retirer les poids, pour quelque raison que ce soit ;
- pour le plâtre ou les appareils de contention, surveiller :
  - les bords des appareillages : l'échancrure au niveau des mains ou des pieds ne doit pas gêner et être suffisamment large, le frottement pouvant entraîner des plaies ou irritations,
  - l'efficacité de la contention : plâtre trop grand (après diminution de l'œdème) ou trop serré qui fait garrot,
  - l'apparition d'une douleur (douleur immédiate en post opératoire ; voir fiche 57) dans les jours suivants l'intervention. Les risques d'escarres sous plâtre sont importants là où les os sont saillants ; vérifier et signaler la présence d'une mauvaise odeur (fétide) où la présence d'une zone de couleur grise ou brune. Surveiller l'apparition de toute autre douleur qui doit faire suspecter une phlébite, une infection, un déplacement secondaire,
  - attention aux petits objets qui pourraient glisser sous le plâtre (surtout chez les enfants).

Évaluation de la qualité du soin dispensé

Efficacité – Sécurité

- Le membre plâtré ou immobilisé par une attelle est installé dans l'alignement et surélevé ;
- la traction est dans l'alignement et son fonctionnement est observé régulièrement ;
- toute douleur, plainte ou anomalie sont transmises ;
- les prescriptions du médecin sont respectées : lever, appui… ;
- l'aide est donnée pour que le patient puisse satisfaire ses besoins fondamentaux ;
- le patient est satisfait de son installation.

3. Relation

Avec le patient

- Lui donner les informations nécessaires quant à son installation et s'assurer qu'il ait bien compris les consignes du médecin pour sa mobilisation : lever avec ou sans appui, marche avec ou sans appui, ablation de l'attelle autorisée ou non… ;
- être attentif à ses plaintes et à ses manifestations de découragement ;

Avec l'équipe : transmettre

- Toute plainte du patient ou incidents et anomalies observées au niveau du plâtre, attelle, traction ;
- l'apparition de douleur, tâche, odeur au niveau du plâtre ;
- toutes modifications du pouls et de la température et l'apparition de tout signe de complication lié à l'immobilisation (voir fiche 34) : rougeur des téguments, constipation, gêne respiratoire, brûlures en urinant ou urines troubles, perte d'appétit, insomnie… ;
- les difficultés du patient liées à l'immobilisation pour la satisfaction de ses besoins : alimentation, élimination, hygiène…

Prévention et lutte contre les effets néfastes de l'alitement prolongé

But ▸ *Mettre en place une surveillance et des actions pour prévenir les effets et les risques éventuels entraînés par toute immobilisation au lit.*

Ce que vous devez savoir

Toute immobilisation au lit peut entraîner pour le malade les risques suivants :

– *Une compression des tissus* entraînant au niveau des points d'appui, une diminution de la circulation sanguine et une absence d'oxygène. La destruction des tissus et leur nécrose (mort) constituent les **escarres.**

– *De mauvaises positions* ou **attitudes vicieuses.**

– *Une diminution ou une impossibilité de mouvoir une articulation*, entraînant **l'ankylose.**

– *Une stase veineuse* favorisant les **troubles thrombo-emboliques**. Pour éviter la formation de caillots et le risque de phlébite, un traitement anticoagulant préventif est mis en place. Il rend le sang plus fluide mais engendre le risque d'hémorragies.

– *Une stase des sécrétions bronchiques* entraînant un **encombrement bronchique**. Le risque d'infection est grand chez la personne âgée ou l'insuffisant respiratoire qui ont du mal à évacuer par la toux leurs sécrétions bronchiques. La position demi-assise et la mobilisation limitent la stase des sécrétions et en favorisent l'évacuation.

– *Une paresse du péristaltisme intestinal* évoluant vers une **constipation**. L'apport de fibres stimule l'intestin ; un apport d'eau suffisant évite la sécheresse des selles.

– *Une stase urinaire* qui, ajoutée à l'absorption de certains médicaments modifiant le pH des urines, risque de provoquer des **infections urinaires.**

Contexte législatif

Texte infirmier : Code de la santé publique :

Art. R.4311-5 : Dans le cadre de son rôle propre, l'infirmier accomplit les actes, ou dispense les soins suivants visant à identifier les risques et assurer le confort et la sécurité de la personne et de son environnement et comprenant son information et celle de son entourage

12°. Installation du patient dans une position en rapport avec sa pathologie ou son handicap

Textes aide-soignant : Référentiel d'activités et référentiel de compétences (Arrêté du 25 janvier 2005). L'aide-soignant exerce son activité sous la responsabilité de l'infirmier, dans le cadre du rôle qui relève de l'initiative de celui-ci, défini par les articles 3 et 5 du décret relatif aux actes professionnels et à l'exercice de la profession infirmier.

Activité 1 : Dispenser des soins d'hygiène et de confort à la personne ; installer et mobiliser la personne :

– installer le patient dans une position en rapport avec sa pathologie ou son handicap en fonction de la prescription ;

– stimuler la personne pour maintenir et développer l'autonomie.

Compétence 2 : Apprécier l'état clinique d'une personne.

Compétence 3 : Réaliser des soins adaptés à l'état clinique de la personne.

Compétence 4 : Utiliser les techniques préventives de manutention et les règles de sécurité pour l'installation et la mobilisation des personnes.

La règle d'ORR

1. Organisation

Recueil des données et des transmissions

Auprès de l'équipe et du dossier de soins pour s'informer :

- de la durée de l'alitement lié à la pathologie médicale ou chirurgicale ;
- de la présence ou non d'un traitement anticoagulant préventif ;
- d'antécédents (pathologies respiratoires, urinaires...) : une surveillance accrue.

Auprès du patient pour :

- observer la posture spontanée du patient : position de fonction, antalgique, vicieuse ;
- prendre connaissance de signes dont le patient se plaindrait : douleur, fatigue, respiration bruyante, toux et crachats, douleur en urinant, constipation...

Profiter du moment de la toilette, des poses de bassin et des réinstallations pour examiner le patient au niveau des zones à risques et pratiquer les soins de prévention.

2. Réalisation

Efficacité. Hygiène. Confort

Pour prévenir les escarres (voir fiche 9) :

- examiner la peau au niveau des points d'appui pour dépister des rougeurs ;
- mettre en action plusieurs moyens de prévention adaptés : ne pas se contenter d'un seul moyen qui serait inefficace et dangereux (car il rassure sans prévenir).

Pour prévenir les ankyloses et les attitudes vicieuses (voir fiche 30) :

- pour éviter que l'articulation ne s'enraidisse, pratiquer une mobilisation ;
- observer la posture et placer coussins et sacs de sable qui vont maintenir les parties du corps qui auraient tendance à fléchir ou à prendre des attitudes vicieuses.

Pour prévenir les troubles thrombo-emboliques :

- mobiliser le patient au lit pour activer sa circulation sanguine,
- chez un patient sous traitement anticoagulant, rechercher toute trace de saignement au niveau de la peau, urines, et selles au moment de la toilette, et de vider le bassin.

Pour prévenir l'encombrement bronchique et les infections pulmonaires :

- mettre le patient en position demi-assise (sauf contre indication) ;
- le stimuler à tousser, lui donner un crachoir ; installer les aérosols qui peuvent être prescrits pour humidifier les voies respiratoires ; prendre régulièrement la température.

Pour prévenir la constipation (voir fiche 25) :

- établir une routine d'élimination ;
- proposer des légumes verts en priorité pour favoriser l'apport de fibres ;
- proposer à boire souvent (sauf contre indication) jusqu'à 1,5 à 2 litres par jour.

Pour prévenir les troubles et infections urinaires :

- proposer à boire souvent (sauf contre-indication) pour diluer les urines ;
- surveiller les urines : leur couleur, limpidité, odeur ; prendre régulièrement la température.

Sécurité

La négligence est l'élément le plus dangereux de la prévention.

Actions de l'aide-soignant		Effets pour le patient
Surveiller : – la peau : – les urines : – les selles :	 – érythème, rougeur, – hématomes, – couleur, limpidité, odeur, – consistance, couleur	**Permet de dépister :** – les escarres, – les hémorragies liées au traitement anticoagulant, – les hématuries, les infections urinaires, – la constipation ; les rectorragies, méléna
Au niveau du patient : Installer correctement : Mobiliser : Faire boire :	 – bon alignement du corps ; position demi-assise (sauf CI), – mobilisation au lit active et passive, – 1,5 à 2 litres par jour (sauf contre-indication).	**Aide à prévenir :** – les attitudes vicieuses, l'encombrement bronchique, – les escarres les troubles thrombo-emboliques (phlébite), les ankyloses, la constipation, l'encombrement pulmonaire, – la constipation, les infections urinaires

Évaluation de la qualité de la prévention et des soins dispensés

Sécurité – Confort

Le soignant est attentif aux risque inhérents à l'immobilisation, et les actions adaptées sont mises en place (en l'absence de contre-indications) :

- l'installation est compatible avec le handicap ou la fatigue de la personne ; la position demie assise est privilégiée (sauf contre-indications) ;
- l'alignement du corps est respecté autant que faire se peut et il y a absence de positions vicieuses ;
- la peau est examinée régulièrement à la recherche de rougeur, érythème, hématome ;
- les moyens de prévention d'escarres sont mis en place dès que nécessaire ;
- une mobilisation active/passive est mise en place ;
- les urines et les selles sont observées avant d'être jetées ;
- 1,5 L à 2 L de boissons sont proposés par jour ; la température est prise régulièrement.

3. Relation

Avec le patient

Lui expliquer l'intérêt de la mise en place de ces actions, pour qu'il se motive (s'il le peut) à se prendre en charge au niveau de la prévention.

Avec l'équipe : noter le soin et transmettre

- Toute apparition de douleur, d'érythème ou de rougeur (escarre !) ;
- tout saignement au niveau de la peau, des gencives, des urines des selles, toute plainte de douleur abdominale ou gastrique ; signes de risque hémorragique suite au traitement anticoagulant ;
- l'absence de selles (plus de 3-jours) ; des selles dures et sèches (constipation !) ;
- des urines troubles, à l'odeur forte, dysurie, une hyperthermie (infection !) ;
- une respiration bruyante : le malade « graillonne », une toux ; une expectoration (crachats) : couleur, odeur (encombrement pulmonaire !).

Fiche 35

Premier lever : soin réalisé par l'IDE

But ▸ *Suite à une immobilisation forcée et plus ou moins prolongée, permettre au patient de passer de la position allongée à la position assise et debout sans incident, ceci pour éviter les risques de décubitus et améliorer l'état clinique du patient.*

Ce que vous devez savoir

C'est un soin sur **prescription médicale** et qui doit s'effectuer en collaboration avec la présence de 2 soignants (AS et IDE ou AS et kiné en chirurgie). Ce premier lever est un lever au fauteuil. Le temps resté sera fonction de l'état général du malade, de son âge, du temps de l'immobilisation, de l'intervention subie, ou de la pathologie qui l'a immobilisé. En moyenne, ce premier lever est **de 10 min.**

Le passage de la position couchée à la position assise peut déclencher des risques et entraîner **des signes de malaise**, à l'occasion d'un premier lever. L'aide-soignant doit savoir reconnaître : sueurs, pâleur du visage, tachycardie, vertiges, hypotension et douleur thoracique et le patient peut exprimer une sensation de malaise ou de douleur accentuée.

Les jours précédant **le premier lever**, le kinésithérapeute entreprend une mobilisation au lit. L'aide-soignant pendant la toilette peut compléter cette mobilisation avec l'accord du kinésithérapeute.

Banaliser le premier lever risque de diminuer les règles de prudence, de sécurité et de vigilance, pouvant entraîner des risques pour le patient, voire une chute suite à un malaise non dépisté à temps.

Contexte législatif

Texte infirmier : Code de la santé publique

Art. R.4311-5 : Dans le cadre de son rôle propre, l'infirmier accomplit les actes, ou dispense les soins suivants visant à identifier les risques et assurer le confort et la sécurité de la personne et de son environnement et comprenant son information et celle de son entourage.

14 : Lever du patient et aide à la marche ne faisant pas appel aux techniques de rééducation.

Textes aide-soignant : Référentiel d'activités et référentiel de compétences (Arrêté du 25 janvier 2005). L'aide-soignant exerce son activité sous la responsabilité de l'infirmier, dans le cadre du rôle qui relève de l'initiative de celui-ci, défini par les articles 3 et 5 du décret relatif aux actes professionnels et à l'exercice de la profession infirmier.

Activité 1 : Dispenser des soins d'hygiène et de confort à la personne ; installer et mobiliser la personne ; lever et mobiliser la personne en respectant les règles de manutention.

Activité 2 : Observer l'état général et les réactions de la personne. Observer et mesurer les paramètres vitaux.

Activité 3 : Aider l'infirmier à la réalisation de soins : aider l'infirmière ou le kinésithérapeute au premier lever d'une personne opérée.

Compétence 2 : Apprécier l'état clinique d'une personne.

Compétence 3 : Réaliser des soins adaptés à l'état clinique de la personne.

Compétence 4 : Utiliser les techniques préventives de manutention et les règles de sécurité pour l'installation et la mobilisation des personnes.

La règle d'ORR

1. Organisation

Recueil des données et des transmissions

Auprès de l'équipe et du dossier de soins pour s'informer :

- de la prescription du premier lever par le médecin, réanimateur ou chirurgien, pour un patient immobilisé depuis longtemps ou après une intervention chirurgicale ;
- des raisons de l'immobilisation (infarctus, coma, opération…) ;
- de l'âge du patient ;
- des précautions particulières à respecter, en chirurgie orthopédique : lever avec ou sans appui, utilisation de canne, déambulateur, passage du lit au fauteuil… ;
- de la présence de l'infirmier ou kinésithérapeute (en chirurgie) et la programmer.

Avec le patient pour :

- le prévenir de ce lever, observer son état général (température, pouls, état de fatigue…), ses capacités physiques et psychologiques et l'aide qu'il peut apporter ;
- lui expliquer l'importance de ce lever précoce, s'il ne se sent pas prêt ou fatigué ;
- répondre à ses interrogations face à ce lever : peur de tomber, d'avoir mal…

Matériel

- Fauteuil disposé parallèle au lit, avec alèse + oreillers, peignoir, chaussons ;
- appareil à tension.

2. Réalisation

Efficacité

- Prévenir le patient et le rassurer ; la tension est prise le patient étant allongé ;
- faire faire une rotation au malade, l'asseoir les jambes pendantes au bord du lit ;
- lui demander de regarder devant lui et non par terre (pour éviter les vertiges) et de bien respirer ; surveiller le faciès et la respiration ;
- pendant la prise de tension et du pouls, vérifier l'absence de malaise ;
- toujours assis au bord du lit, lui mettre le peignoir et les pantoufles.

S'assurer que le patient supporte bien la position ;

- s'il se sent mal (sueurs, pâleur, tachycardie, tension artérielle basse, douleur au thorax…), le recoucher et prévenir d'urgence l'infirmier (s'il s'est absenté) ;
- sinon le lever doucement selon les méthodes de manutention ;
- l'installer au fauteuil. Rester dans la chambre et en profiter pour faire le lit tout en jetant un coup d'œil sur le patient ;
- recoucher le patient avant les 10 min s'il se sent fatigué.

Sécurité

- Ne jamais laisser seul le patient pendant ces 10 premières minutes ;
- l'observer afin de pouvoir intervenir en cas de malaise ;
- après l'avoir recouché, lui donner sa sonnette ;

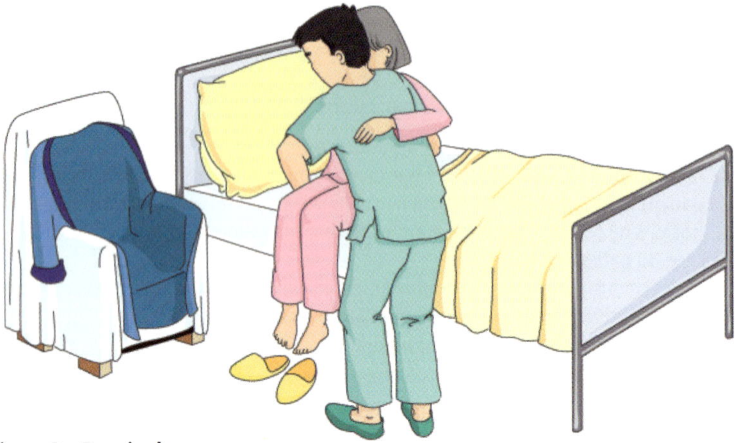

Figure 9 – Premier lever

- au moment de la mobilisation s'assurer que les perfusion, drains, sondes… suivent bien le malade et ne risquent pas d'être arrachés.

Confort

- En présence d'un lit à hauteur variable, le baisser au préalable ;
- au fauteuil, installer l'oreiller au creux du dos ;
- veiller à ce que la personne n'ait pas froid.

Évaluation de la qualité du soin dispensé

- La prescription est respectée quant à la date du premier lever ;
- le soin est pratiqué par deux soignants : AS et IDE ou AS et kinésithérapeute ;
- le patient est accompagné et surveillé tout le long du soin ;
- les paramètres (pouls, TA) sont pris avant et au cours du lever et sont corrects ;
- en cas d'incident, le patient est recouché et l'IDE, si nécessaire, prévenue ;
- le patient est satisfait du lever et exprime le soutien et le réconfort reçus.

3. Relation

Avec le patient

Le rassurer avant et pendant ce premier lever. Lui donner confiance, entendre ses craintes, ne pas agir trop vite.

Avec l'équipe : transmettre

Transmettre vos observations : comment s'est passé le soin (incident, problème) et comment s'est comportée la personne. Noter le soin et le temps passé au fauteuil.

VI

BESOIN DE RESPIRATION CIRCULATION

Module 2 : État clinique d'une personne

Module 3 : Soins – Soins liés aux dispositifs médicaux ou d'appareillage – Aide aux soins réalisés par l'IDE

Fiche 36

Mesure de la fréquence respiratoire

But ▸ *Mesurer la fréquence respiratoire est un élément de diagnostic et permet de surveiller le patient pris en charge, toute modification de la respiration pouvant être le signe d'une complication de son état.*

Ce que vous devez savoir

Un mouvement respiratoire comprend l'inspiration et l'expiration. La fréquence respiratoire est le nombre de mouvements respiratoires par minute.
Une respiration normale est calme, régulière, souple et silencieuse. Le rythme respiratoire est d'environ : 16 à 18 mouvements/min chez l'adulte ; 26 à 30 mouvements/min chez l'enfant ; 40 à 45 mouvements/min chez le nouveau-né.
Le stress, les émotions, la douleur favorisent l'augmentation du rythme respiratoire.

Contexte législatif

Texte infirmier : Code de la santé publique
Art. R.4311-5 : Dans le cadre de son rôle propre, l'infirmier accomplit les actes, ou dispense les soins suivants visant à identifier les risques et assurer le confort et la sécurité de la personne et de son environnement et comprenant son information et celle de son entourage.
19°. Recueil des observations de toute nature susceptibles de concourir à la connaissance de l'état de santé de la personne et appréciation des principaux paramètres servant à surveiller : le rythme respiratoire…
Textes aide-soignant : Référentiel d'activités et référentiel de compétences (Arrêté du 25 janvier 2005). L'aide-soignant exerce son activité sous la responsabilité de l'infirmier, dans le cadre du rôle qui relève de l'initiative de celui-ci, défini par les articles 3 et 5 du décret relatif aux actes professionnels et à l'exercice de la profession infirmier.
Activité 2 : Observer la personne et mesurer les principaux paramètres liés à l'état de santé de la personne :
– observer et mesure les paramètres vitaux : la fréquence respiratoire ;
– observer les modifications de ces états et les écarts dans la mesure des paramètres ;
– réaliser les courbes de surveillance.
Compétence 2 : Apprécier l'état clinique d'une personne.

La règle d'ORR

1. Organisation

Recueil des données et des transmissions

Auprès de l'équipe et du dossier de soins
Pour s'informer des indications de la prise de la respiration et de sa fréquence, à la demande du médecin ou de l'infirmière.

Auprès du patient

Pour observer son état et éventuellement mesurer spontanément la respiration, lors de modifications de celle-ci, au repos, au cours de soins ou d'activités telles que la toilette.

Observer le patient. Pour éviter une modification inconsciente du rythme respiratoire quand on prévient la personne, compter sa respiration à son insu.

Matériel

Une montre à trotteuse ou un chronomètre.

2. Réalisation

Efficacité

- Attendre 10 à 15 min après un effort physique avant de procéder à la prise de la respiration ;
- le nombre d'inspirations est perçu à la vue à chaque soulèvement du thorax ou en posant la main sur le thorax si la respiration est trop faible ou superficielle ;
- compter pendant le sommeil du patient ou en prolongeant le temps de la prise de pouls en maintenant le poignet ;
- compter pendant 1 min (et non pendant 15-secondes × 4). La minute entière permet de prendre en compte des anomalies dans le rythme respiratoire : alternance de pauses et d'accélérations.

Évaluation de la qualité du soin dispensé

- La prise de la respiration a été effectuée avec rigueur ; en cas de doute un 2e contrôle a été effectué ;
- la respiration a été comptée pendant une minute entière ;
- la courbe de surveillance est exécutée avec rigueur et justesse ;
- l'infirmier est prévenu en urgence de signes d'alerte ou d'urgence (voir transmissions).

3. Relation

Avec le patient

- Une fois le chiffre de la respiration obtenu, si le patient ne dort pas, le prévenir du soin qui lui a été fait, donner des réponses adaptées et pertinentes ;
- en cas de difficulté ou de gêne respiratoire, rassurer le patient angoissé.

Avec l'équipe : transmettre

Transmettre à l'infirmier vos observations et éventuellement toute anomalie de la respiration au niveau de :

- **sa fréquence** : normale, accélérée (ou polypnée), diminuée (ou bradypnée), avec des pauses (ou apnée) ;
- **son rythme** : régulier, irrégulier ;

- **son amplitude** : courte, superficielle, profonde, exagérée (ou hyperpnée) ;
- **de l'apparition de signes de gêne respiratoire** : dyspnée (respiration pénible). La dyspnée peut apparaître à l'effort : **dyspnée d'effort** ou en position couchée : **dyspnée de décubitus.**
- **Prévenir d'urgence l'infirmier** en cas d'apparition brutale de ces signes d'alerte :
  - le patient « cherche » l'air ; les ailes du nez battent, le sternum, la clavicule ou le creux épigastrique sont creusés (tirage) ;
  - la respiration est bruyante (sifflement) ;
  - les muqueuses (lèvres) et extrémités (ongles) sont bleutées (cyanose).

Noter le résultat sur la feuille de température.

Une urgence : libérer les voies respiratoires en cas d'obstruction (corps étranger).

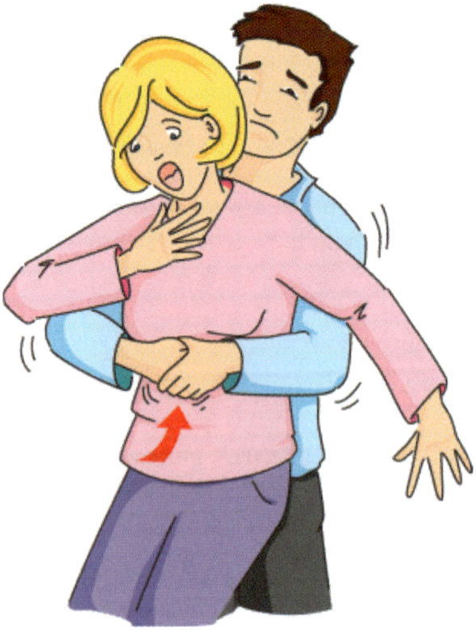

Figure 10 – Manœuvre de Heimlich

Mesure des pulsations

But ▸ *Compter le nombre de pulsations permet de mesurer le rythme des battements du cœur et de déceler des anomalies du fonctionnement cardio-circulatoire. La mesure du pouls est un élément de diagnostic.*

Ce que vous devez savoir

Une pulsation est le léger soulèvement perçu sous les doigts, lorsqu'on déprime une artère sur un plan osseux. Il y a autant de pulsations que de battements cardiaques.
Un pouls normal est régulier, ample et bien frappé, il bat en moyenne à 60 à 80 pulsations/min chez l'adulte, à 60 à 70 pulsations/min chez la personne âgée, à 90 à 110 pulsations/min chez l'enfant.
Des facteurs favorisent l'augmentation du pouls : la douleur, le stress, l'émotion, la consommation de tabac, café, alcool…

Contexte législatif

Texte infirmier : Code de la santé publique :
Art.R.4311-5 : Dans le cadre de son rôle propre, l'infirmier accomplit les actes, ou dispense les soins suivants visant à identifier les risques et assurer le confort et la sécurité de la personne et de son environnement et comprenant son information et celle de son entourage
19°. Recueil des observations de toute nature susceptibles de concourir à la connaissance de l'état de santé de la personne et appréciation des principaux paramètres servant à surveiller : les pulsations…
Textes aide-soignant : Référentiel d'activités et référentiel de compétences (Arrêté du 25 janvier 2005). L'aide-soignant exerce son activité sous la responsabilité de l'infirmier, dans le cadre du rôle qui relève de l'initiative de celui-ci, défini par les articles 3 et 5 du décret relatif aux actes professionnels et à l'exercice de la profession infirmier ;
Activité 2 : Observer la personne et mesurer les principaux paramètres liés à l'état de santé de la personne :
– observer et mesure les paramètres vitaux : fréquence cardiaque ;
– observer les modifications de ces états et les écarts dans la mesure des paramètres ;
– réaliser les courbes de surveillance.
Compétence 2 : Apprécier l'état clinique d'une personne.

La règle d'ORR

1. Organisation

Recueil des données et des transmissions

Auprès de l'équipe et du dossier de soins pour s'informer :
- des indications de la prise du pouls et sa fréquence ;
- prendre le pouls se fait : sur demande du médecin ou de l'infirmier, dans certains services, matin et soir en même temps que la prise de la température.

Auprès du patient

Pour observer son état et prendre spontanément le pouls lors d'un changement de son état ou de signes de malaise au cours des soins.

Matériel

- Montre avec trotteuse, ou chronomètre ;
- ou monitoring : dans certains services de malades aigus (cardiologie-réanimation-urgences…). Cet appareil électronique relié au malade affiche en permanence son pouls. Il suffit de lire le chiffre qui s'inscrit sur l'écran.

2. Réalisation

Efficacité

- Prendre le pouls sur un sujet au repos ou allongé, attendre quelques instants que le pouls se régularise ;
- l'aide-soignant prend le pouls le plus souvent au niveau de l'artère radiale, au niveau du poignet à la base du pouce. Il peut se prendre aussi au niveau de l'artère temporale (au-dessus de l'oreille) ou de l'artère carotide (au niveau du cou) ;
- déprimer légèrement l'artère avec les 3-doigts médians, ne pas prendre le pouls avec son pouce car on perçoit ses propres pulsations, compter pendant 1 minute entière (et non 15 secondes × 4).

Sécurité

Le pouls étant un signe vital, sa mesure demande une rigueur absolue dans sa prise et dans sa notation. En cas de doute, ne pas hésiter à contrôler une deuxième fois.

Évaluation de la qualité du soin dispensé

- La prise des pulsations a été effectuée avec rigueur ; en cas de doute un 2e contrôle a été effectué ;
- le pouls a été compté pendant une minute entière avec les 3 doigts médians ;
- la courbe de surveillance est exécutée avec rigueur et justesse ;
- l'infirmier est prévenu en urgence de signes d'alerte ou d'urgence (voir transmissions).

3. Relation

Avec le patient

Prévenir du soin que vous effectuez, donner des réponses adaptées et pertinentes.

Avec l'équipe : transmettre

Transmettre à l'infirmier vos observations et éventuellement toute anomalie du pouls au niveau de :

- **sa fréquence** : normale, accélérée (ou tachycardie), ralentie (ou bradycardie) ;
- **son rythme** : régulier, irrégulier, intermittent, avec des pauses (ou arythmie) ;
- **sa tension** : pouls bien frappé, faible, filant, imperceptible, mou, fort, dur, bondissant.

Noter chaque valeur par un point sur la feuille de température (voir fiche 46) et tracer la courbe (comme ci-dessous) ; le pouls se note en rouge.

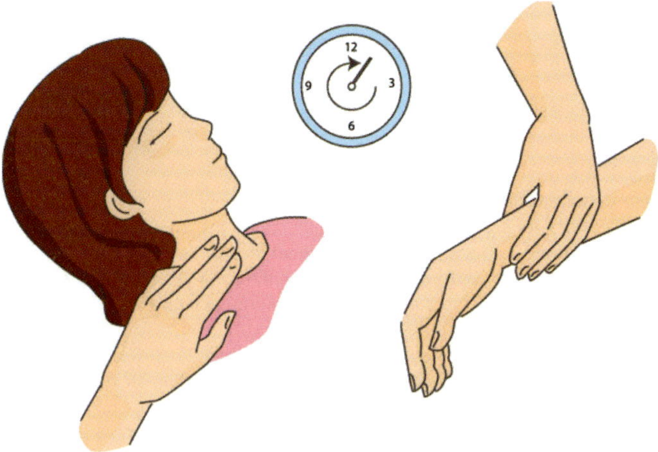

Pouls carotidien **Pouls radial**

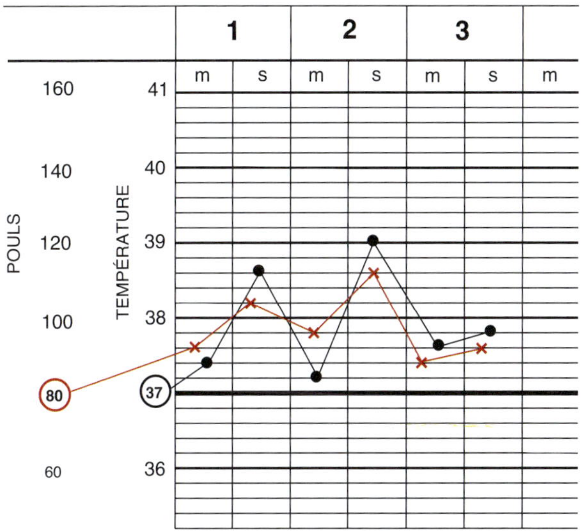

Figure 11 – Mesure du pouls

Fiche 38

Mesure de la tension artérielle

But ▸ *Mesurer la pression à l'intérieur des artères, par l'intermédiaire d'un tensiomètre, afin d'évaluer l'état cardio-circulatoire (hémodynamique) du patient.*

Ce que vous devez savoir

La mesure de la tension artérielle est un élément d'observation et de diagnostic. Elle permet d'identifier les signes d'une aggravation subite du patient sur le plan cardio-circulatoire et d'apprécier les effets d'un traitement médicamenteux.

La pression artérielle peut varier physiologiquement, face à des situations de stress, de douleur, pendant un effort, un repas, en aussi en présence du corps médical (appelé « l'effet blouse blanche »).

Elle est plus élevée le jour que la nuit, en activité qu'au repos, en hiver qu'en été, et chez les personnes âgées en raison de l'épaississement des artères dues au vieillissement.

La mesure de la tension artérielle comprend 2 chiffres : la maxima ou pression artérielle systolique, et la minima ou pression artérielle diastolique ; la normale est environ 13/8,5 cm/Hg ou 130/85 mm/Hg

Contexte législatif

Texte infirmier : Code de la santé publique

Art. R.4311-5 : Dans le cadre de son rôle propre, l'infirmier accomplit les actes, ou dispense les soins suivants visant à identifier les risques et assurer le confort et la sécurité de la personne et de son environnement et comprenant son information et celle de son entourage.

19°. Recueil des observations de toute nature susceptibles de concourir à la connaissance de l'état de santé de la personne et appréciation des principaux paramètres servant à surveiller : pression artérielle…

Textes aide-soignant : Référentiel d'activités et référentiel de compétences (Arrêté du 25 janvier 2005). L'aide-soignant exerce son activité sous la responsabilité de l'infirmier, dans le cadre du rôle qui relève de l'initiative de celui-ci, défini par les articles 3 et 5 du décret relatif aux actes professionnels et à l'exercice de la profession infirmier.

Activité 2 : Observer la personne et mesurer les principaux paramètres liés à l'état de santé de la personne :

– observer et mesure les paramètres vitaux ;

– observer les modifications de ces états et les écarts dans la mesure des paramètres ;

– réaliser les courbes de surveillance.

Compétence 2 : Apprécier l'état clinique d'une personne.

La règle d'ORR

1. Organisation

Recueil des données et des transmissions

Auprès de l'équipe et du dossier de soins pour s'informer :

- des indications de la prise de la tension artérielle demandées par le médecin ou l'infirmière ; mesure prise allongée ou assise (voire même dans certains cas debout) ;
- de la prise de tension quotidienne à la même heure, au même bras et dans les mêmes conditions ;
- de la présence éventuelle de médicaments modifiant la tension (hypertenseurs ou hypotenseurs).

Auprès du patient pour :

- l'informer du soin ;
- évaluer son état, la tension pouvant être prise spontanément en cas de signes de malaise.

Matériel

- Le matériel courant se compose :
  - d'un brassard circulaire muni d'une poche de caoutchouc gonflable relié à un manomètre,
  - d'un stéthoscope composé de 2 écouteurs et d'une capsule munie d'une membrane ;
- il existe aussi des appareils d'enregistrement automatisé de mesure oscillométrique (type Dinamap) équipés d'un microprocesseur qui affichent et enregistrent les valeurs.

2. Réalisation

Efficacité

- ⚠ Demander au patient de se reposer 10 min avant de mesurer la tension ;
- s'assurer qu'il n'a pas fumé, ni mangé, ni fait d'effort, ou vécu un stress (douleur, certaines visites…) dans la demi-heure précédente ;
- faire relâcher et détendre les muscles du bras, positionner un brassard de dimension adaptée à environ 3 cm du pli du coude, manomètre visible, et l'ajuster ;
- vérifier que le manomètre est au point zéro, fermer la vis de la poire de gonflage, demander au patient ses chiffres habituels, mettre les écouteurs du stéthoscope ;
- gonfler le brassard jusqu'à ce que les bruits du cœur disparaissent ;
- lire le chiffre du cadran (ex : 120), gonfler encore de 20 mm (ex : jusqu'à 140) ;
- si un patient a une tension habituellement plus élevée que la normale (ex : 150), il faut gonfler le brassard au delà de ce chiffre (ex : 170).
- desserrer progressivement la valve : quand les bruits nets du cœur réapparaissent, sur le cadran, on peut lire le chiffre de la pression systolique ou maxima ;
- en continuant de desserrer, les bruits du cœur disparaissent de nouveau, sur le cadran on peut lire le chiffre de la pression diastolique ou minima.

- en cas d'utilisation d'appareil de mesure automatique (type Dinamap) :
  - entourer le bras avec le brassard (mêmes précautions),
  - noter les mesures qui s'affichent.

Hygiène

- Se laver les mains avant et après le soin ;
- en cas de mesure d'isolement chez un patient infecté, laisser le brassard et le stéthoscope dans la chambre, les nettoyer et les désinfecter après son départ.

Sécurité

- La mesure de la pression artérielle doit être rigoureuse et fiable pour être utilisable ;
- ne pas mesurer la pression artérielle du côté d'une perfusion ou d'un dispositif d'administration médicamenteuse, ou si le bras est douloureux et opéré récemment ;
- avant de le gonfler, le brassard ne doit pas être trop serré, on doit sentir le pouls au niveau de l'artère humérale ;
- si les chiffres paraissent anormalement élevés, demander au patient de se reposer 5 à 10 min et recommencer la prise ;
- vérifier régulièrement le bon fonctionnement de l'appareil : étanchéité des raccords de caoutchouc de la poire, de la vis et le contrôle du manomètre.

Évaluation de la qualité du soin dispensé

- Les mesures de précaution sont respectées avant la prise de la tension (repos, hors contexte stressant, bras détendu, brassard adapté) ;
- les mesures et la notation ont été faits avec rigueur ;
- la pression artérielle a été reprise une seconde fois, après une pause de 30 secondes.

3. Relation

Avec le patient

L'informer du soin, lui demander sa participation, l'informer du résultat.

Avec l'équipe : transmettre

Noter les résultats (voir fiche 46) et prévenir l'infirmière :

- d'une mesure anormalement élevée (**hypertension**) ou basse (**hypotension**).
- de la présence de signes : céphalées, éblouissements…

Oxygénothérapie : montage, entretien, surveillance

Ce que vous devez savoir

L'oxygénothérapie est prescrite par le médecin. L'installation et la surveillance des patients relèvent de la compétence de l'infirmier.

L'aide-soignant doit savoir préparer le matériel, le nettoyer et l'entretenir et observer des anomalies ou des dysfonctionnements et prévenir l'infirmier au cours des soins d'hygiène et de confort qu'il dispense à la personne.

Dans certaines pathologies respiratoires ou d'urgence, il est nécessaire d'enrichir en oxygène l'air que respire le malade.

L'oxygène peut être distribué de façon discontinue en cas d'urgence, ou de façon continue à l'hôpital ou à domicile chez des insuffisants respiratoires. Le débit se calcule en litre/minute. Le débit moyen est de 6 à 8 litres/min chez l'adulte et de 3 à 5 litres/min chez l'enfant.

L'oxygène est un gaz desséchant pour les muqueuses respiratoires. Pour compenser cet effet, un humidificateur ou barbotteur rempli d'eau est relié au système.

L'oxygène est un gaz mis sous pression qui explose au contact d'une source de chaleur, flammes, étincelles.

Contexte législatif

Texte infirmier : Code de la santé publique :

Art. R.4311-7 : L'infirmier est habilité à pratiquer les actes suivants soit en application d'une prescription médicale qui, sauf urgence, est écrite, qualitative et quantitative, datée et signée, soit en application d'un protocole écrit, qualitatif et quantitatif, préalablement établi, daté et signé par un médecin.

31 : Pose d'une sonde à oxygène ; installation et surveillance des personnes placées sous oxygénothérapie normobare.

Textes aide-soignant : Référentiel d'activités et référentiel de compétences (Arrêté du 25 janvier 2005).

L'aide-soignant exerce son activité sous la responsabilité de l'infirmier, dans le cadre du rôle qui relève de l'initiative de celui-ci, défini par les articles 3 et 5 du décret relatif aux actes professionnels et à l'exercice de la profession infirmier.

Activité 2 : Observer le bon fonctionnement des appareillages et dispositifs médicaux ; vérifier les dispositifs d'administration d'oxygène.

Activité 3 : Aider l'infirmier à la réalisation de soins ; mettre à disposition du matériel.

Activité 5 : Entretenir des matériels de soins : laver, décontaminer, nettoyer, désinfecter certains matériels de soins.

Compétence 2 : Apprécier l'état clinique d'une personne.

Compétence 6 : Utiliser les techniques d'entretien des locaux et **du matériel spécifique** aux établissements sanitaires, sociaux et médico-sociaux.

La règle d'ORR

1. Organisation

Recueil des données et des transmissions

Auprès de l'équipe et du dossier de soins pour s'informer :

- de la prescription médicale et du mode d'administration de l'oxygène : en continu ou en discontinu ;
- de précautions particulières propres au patient.

Auprès du patient pour :

- observer son état ;
- mesurer sa respiration spontanée ou ses modifications.

Préparation du matériel

- **Pour la distribution de l'oxygène :** prise murale d'oxygène au niveau de la chambre dans les établissements de soin ou un obus muni d'un manodétendeur et d'un débitmètre pour régler la pression pour le domicile ;
- **pour donner l'oxygène** à la personne : **masque** utilisé surtout en réanimation/urgences ou **sonde** introduite par la narine et fixée par un adhésif au nez du patient ou **lunettes** dont 2-embouts rentrent dans les narines ou une **tente ou cloche** utilisée surtout chez les enfants ;
- **pour humidifier l'oxygène :** un barbotteur rempli aux 3/4 d'eau stérile ;
- **pour l'infirmier qui va poser la sonde :** gants stériles, sonde à oxygène à VV, spray siliconé pour lubrifier la sonde, sparadrap.

La surveillance d'une bonne oxygénation peut se faire grâce au saturomètre ou oxymètre. C'est un appareil en forme de pince que l'on place au doigt du patient pour connaître le taux d'O_2 dans le sang qui s'affiche électroniquement

Montage du matériel

Il est adapté selon l'endroit où l'oxygène est distribué :

- En établissement de soins avec une source murale (prise d'oxygène à trois crans) :
  - relier le mano-détendeur à la prise murale située en tête de lit ; il permet de distribuer l'oxygène à la pression atmosphérique et au débit prescrit ;
  - vérifier son fonctionnement en ouvrant l'oxygène ;
  - relier l'humidificateur (ou barboteur) rempli d'eau stérile : il permet d'humidifier les muqueuses respiratoires ;
  - relier le raccord, vérifier son étanchéité et sa longueur suffisante pour laisser de l'autonomie au patient ;
  - fermer l'oxygène : le dispositif est prêt pour que l'IDE relie la sonde (ou les lunettes, ou le masque) à l'ensemble.
- Avec une bouteille ou obus à oxygène mobile, muni d'un manomètre détendeur, pour les urgences, les transports, le domicile. L'oxygène y est sous pression, le mano-détendeur permet de réduire la pression à la sortie, le (manomètre) débitmètre permet de régler le débit :

– les bouteilles, peintes en blanc, sont d'une capacité de 2 L, 2,5 L, 5 L ou 15 L ; toute bouteille étant tombée ou ayant subi un choc doit être révisée ;
– les prolongateurs, raccords, tubulures sont à longueur variable pour faciliter la mobilité ;
– le détendeur doit être installé correctement à la main et sans forcer, avant d'ouvrir la bouteille ; une fuite d'oxygène peut blesser ;
– ouvrir la bouteille dans le sens inverse des aiguilles d'une montre, pour vérifier son fonctionnement et celui de la pression d'oxygène (en cas de sifflement inhabituel, refermer la bouteille, s'éloigner et prévenir) ;
– fermer l'oxygène : le dispositif est prêt pour que l'IDE relie la sonde (ou les lunettes, ou le masque) à l'ensemble.

2. Réalisation

Efficacité – Confort

- Faire se moucher le patient avant l'installation de l'O_2 (masque, lunettes ou sonde) ;
- vérifier le niveau d'eau dans le barbotteur, et que l'eau fasse bien des bulles : **l'oxygène barbotte**, rajouter de l'eau stérile si nécessaire ;
- vérifier que la tubulure qui relie l'oxygène à la sonde ou aux lunettes soit bien fixée, ne soit pas coudée et soit suffisamment longue, pour que le malade ne tire pas dessus, et qu'il ait une certaine autonomie de mouvement ;
- ne jamais modifier le débit de l'oxygène sans l'accord de l'infirmier ;
- vérifier que l'aile du nez, sur laquelle est fixée la sonde avec le sparadrap, ne s'irrite pas (**risque d'escarre**).

Hygiène et entretien du matériel

- Prévenir les risques d'infections nosocomiales et de complications locales par une hygiène rigoureuse : se laver les mains avant et après le soin ;
- la sonde, les lunettes, la tubulure à usage unique sont changées si nécessaire par l'infirmier, et jetées à la fin de la prescription ;
- l'humidificateur est nettoyé et désinfecté ou envoyé en stérilisation centrale ;
- en cas d'humidificateur en circuit fermé d'une durée de validité d'un mois, l'éliminer lorsqu'il est vide ;
- la prise murale et le débitmètre sont essuyés avec un nettoyant désinfectant.

Sécurité

Pour prévenir le risque d'explosion :

- ne pas mettre en contact l'oxygène avec des corps gras inflammables, type vaseline. Ne pas graisser la bouteille d'oxygène au niveau du manodétendeur ;
- ne pas approcher une flamme ou une cigarette de toute source d'oxygène. S'assurer que le malade a compris ainsi que son entourage.

Évaluation de la qualité des gestes dispensés

Sécurité

- Le bon fonctionnement de la distribution d'oxygène est vérifié régulièrement ;

- les précautions sont prises dans la manipulation et la vérification de la distribution de l'oxygène ;
- les mesures de sécurité quant à l'utilisation de l'oxygène sont respectées par tous.

Efficacité – Confort

- L'oxygène circule librement, le niveau des bulles est visible et permet d'apprécier le débit ; l'oxygène barbotte ; le débit d'oxygène est respecté ;
- la sonde nasale, les lunettes ou le masque sont en bonne position ; le branchement est stable, il n'y a pas de fuites ;
- l'infirmier est prévenu d'anomalies de fonctionnement et lors de signes d'alerte auprès du patient (*voir transmissions*) ;
- le patient ne présente ni irritation ou escarres de la narine (en cas de sonde) ou des oreilles (en cas de lunettes), ni sécheresse pharyngée ou buccale.

Hygiène

- Les protocoles de nettoyage et de désinfection du matériel sont effectués avec rigueur ;
- le risque des infections nosocomiales respiratoires est surveillé et évalué régulièrement ;

3. Relation

Avec le patient

- Rassurer par sa présence lorsque le malade est anxieux (être gêné pour respirer angoisse facilement) ;
- l'informer des risques qu'il encourt et fait encourir, s'il fume en présence d'oxygène.

Avec l'équipe : transmettre

Transmettre à l'infirmier vos observations et toute anomalie au niveau du fonctionnement de l'oxygène : modification du débit.

Prévenir immédiatement l'infirmier :

- si le malade présente une cyanose au niveau des extrémités ou du faciès ;
- s'il présente une difficulté ou une gêne à respirer : dyspnée ou des modifications de la respiration ;
- s'il est plus somnolent ou plus agité ou angoissé et toute autre anomalie.

Pose de bas de contention

But ▸ *Mettre un bas (dit de contention) qui, par la pression qu'il exerce sur la jambe, facilite un retour veineux et soulage la douleur.*

Ce que vous devez savoir

Le bas de contention que l'aide-soignant peut poser est différent des bandes de contention élastiques qui sont un moyen de contention veineuse, prescrites par le médecin et relevant de la compétence de l'infirmier.
Les facteurs rendant difficile le retour veineux-sont l'excès de poids, l'immobilité, la chaleur (air, bains et bains de soleil)..., et des vêtements trop serrés qui gênent la circulation veineuse par effet « garrot ».

Contexte législatif

Texte infirmier : Code de la santé publique
Art. R.4311-5 : Dans le cadre de son rôle propre, l'infirmier accomplit les actes, ou dispense les soins suivants visant à identifier les risques et assurer le confort et la sécurité de la personne et de son environnement et comprenant son information et celle de son entourage.
23°. Prévention non médicamenteuse des thromboses veineuses.
Textes aide-soignant : Référentiel d'activités et référentiel de compétences (Arrêté du 25 janvier 2005).
L'aide-soignant exerce son activité sous la responsabilité de l'infirmier, dans le cadre du rôle qui relève de l'initiative de celui-ci, défini par les articles 3 et 5 du décret relatif aux actes professionnels et à l'exercice de la profession infirmier.
Activité 2 : Observer le bon fonctionnement des appareillages et dispositifs médicaux.
Activité 3 : Aider l'infirmier à la réalisation de soins ; poser des bas de contention.
Compétence 2 : Apprécier l'état clinique d'une personne.
Compétence 3 : Réaliser des soins adaptés à l'état clinique de la personne.

La règle d'ORR

1. Organisation

Recueil des données et des transmissions

Auprès de l'équipe et du dossier de soins pour s'informer des indications de la pose :

- une immobilisation prolongée ;
- une insuffisance veineuse légère : œdème lymphatique discret, troubles trophiques cutanés... ;
- en prévention auprès d'un patient à risques de par une sensibilité amoindrie au niveau des membres inférieurs : diabétique, artéritique, paraplégique, tétraplégique...

Auprès du patient pour :

- s'informer de la bonne tolérance des bas, et de la présence de gêne, et douleur éventuelle ;
- planifier le moment de la pose, en fonction des soins d'hygiène prévus (toilette, douche…).

Matériel

- Il existe différents types de bas classés selon :
  - la pression externe appliquée par les bas qui n'est pas la même selon les indications, ce qui explique la différence de classe de compression prescrite (classe de I à IV). Il existe des collants dits de confort pour lesquels la pression est inférieure à ces 4 classes ;
  - les différentes hauteurs de bas : chaussettes, bas-cuisse auto-fixants, collants ;
  - des tailles différentes en fonction du périmètre de la cheville, du périmètre du mollet, de la hauteur entre-jambe/sol ;
- Le remboursement de ces bas peut être assuré :
  - s'il est prescrit par ordonnance ;
  - si le pharmacien est agréé par la caisse d'assurance maladie.

2. Réalisation

Efficacité – Sécurité – Confort

- Les bas doivent être posés avant le lever (s'ils sont ôtés la nuit) : le retour veineux se fait mieux en position allongée ;
- vérifier l'état de la peau (présence de rougeurs, phlyctènes, ulcérations, irritations liées à un bas mal adapté ou mal posé) ;
- mettre les bas comme des bas classiques, en vérifiant que le talon soit mis en bonne position, les fixer par le système d'attache habituel de la personne ;
- proposer des moyens qui vont faciliter le retour veineux :
  - des exercices de flexion et extension des pieds et des mouvements de pédalage pendant la toilette,
  - masser les jambes (après un pédiluve),
  - la nuit, surélever les jambes avec un coussin sous le matelas,
  - en position assise, éviter de croiser les jambes.

Hygiène et entretien

- Se laver les mains avant la pose ;
- les bas de contention se lavent à la main à une température modérée (30° – 40°) ;
- ne pas les tordre et les sécher à plat, loin d'une source de chaleur pour conserver leur élasticité ;
- l'application de corps gras (lotion ou pommade) sur la peau fait perdre aux bas leur élasticité.

Évaluation de la qualité du soin dispensé

Efficacité – Sécurité – Confort

- Les bas sont posés avant le lever de la personne ;
- les bas ne sont pas distendus et gardent leur élasticité (une perte d'élasticité peut entraîner un effet garrot) ;
- il y a absence de plis ou bourrelets ;
- la personne exprime son confort et l'absence de douleur.

3. Relation

Avec la personne

- La stimuler pour combattre l'immobilité ;
- lui expliquer l'intérêt du port des bas et leur pose au lit avant le lever.

Avec l'équipe : transmettre

Transmettre toute anomalie éventuelle lors de la pose ou au niveau de la peau.

Fiche 41

Observation et surveillance des patients sous perfusion

Ce que vous devez savoir

Une perfusion est **prescrite par le médecin.** Sa pose et la surveillance de son fonctionnement relèvent de la **compétence de l'infirmier.**

L'aide-soignant au cours des soins d'hygiène et de confort qu'il dispense à la personne peut être amené à observer des anomalies ou des dysfonctionnements et doit prévenir l'infirmière.

Une perfusion permet d'hydrater la personne et de lui apporter des éléments nutritifs ou médicamenteux. C'est aussi une « voie d'abord » ou voie d'accès, dans laquelle le médecin pourra injecter rapidement un médicament en cas de problème.

La perfusion comporte :

- des **risques d'accidents cardiaques**, si le débit est trop rapide, ou en présence d'air dans la tubulure ;
- des **risques d'accidents infectieux** ;
- des **risques d'accidents** locaux lorsque le liquide **passe à côté** de la veine, entraînant une compression des tissus ou des nerfs ;
- des **risques d'accidents allergiques** dus à certains médicaments.

C'est la différence de pression entre la perfusion (surélevée) et la veine qui permet l'écoulement du liquide ; le débit de la perfusion peut être réglé par une seringue électrique.

Contexte législatif

Texte infirmier : Code de la santé publique

Art.R.4311-5 : Dans le cadre de son rôle propre, l'infirmier accomplit les actes, ou dispense les soins suivants visant à identifier les risques et assurer le confort et la sécurité de la personne et de son environnement et comprenant son information et celle de son entourage.

31°. Surveillance de scarifications, injections **et perfusions** mentionnées aux articles R.4311-7 et R.4311-9.

Textes aide-soignant : Référentiel d'activités et référentiel de compétences (Arrêté du 25 janvier 2005).

L'aide-soignant exerce son activité sous la responsabilité de l'infirmier, dans le cadre du rôle qui relève de l'initiative de celui-ci, défini par les articles 3 et 5 du décret relatif aux actes professionnels et à l'exercice de la profession infirmier.

Activité 2 : Observer la personne et mesurer les principaux paramètres liés à l'état de santé de la personne ; observer le bon fonctionnement des appareillages et dispositifs médicaux ; observer le fonctionnement de dispositifs de drainage et **de perfusion**, des aspirateurs, **des seringues**…

Activité 3 : Aider l'infirmier à la réalisation de soins.

Compétence 2 : Apprécier l'état clinique d'une personne.

Compétence 3 : Réaliser des soins adaptés à l'état clinique de la personne.

La règle d'ORR

1. Organisation

Recueil des données et des transmissions

Auprès de l'équipe et du dossier de soins pour s'informer :

- du lieu d'implantation du cathéter (aiguille) : pli du coude, avant-bras (droit ou gauche), sous-clavière ;
- du matériel utilisé : pied à sérum mobile ou fixe, pousse seringue, pompes réglables ;
- de la durée de la perfusion, en continu ou en discontinu… ;
- du contenu de la perfusion : produits de réhydratation, de nutrition ou passage de médicaments ;
- de l'autorisation ou non pour le patient de se lever, de se doucher…

Auprès du patient pour :

- s'assurer de son confort et de l'absence d'incidents (douleur, rougeur, fuites…) ;
- observer le fonctionnement du dispositif afin de dépister des anomalies.

2. Réalisation

Efficacité – Sécurité

- Mettre la sonnette à portée de main du patient et lui demander de sonner en cas d'anomalie ou difficulté ;
- observer la perfusion et son bon fonctionnement au niveau :
  - du liquide dans le flacon, afin de prévenir l'IDE avant la fin de la perfusion,
  - du stilligoutte qui doit toujours être rempli à moitié ; il permet de vérifier le débit par les bulles d'air qui remontent dans le flacon ou la poche,
  - de l'écoulement qui doit être régulier selon le rythme réglé par l'infirmier ; il ne doit pas être arrêté, ni modifié,
  - de la tubulure qui ne doit être ni pliée, ni coudée ou écrasée par le patient ; elle ne doit pas comporter de reflux de sang ou de bulles d'air,
  - du bras et du point de ponction : le bras doit être mis et maintenu en bonne position pour permettre le bon écoulement : vérifier l'absence de fuites du liquide ou de sang (le pansement doit être sec et propre, le bras n'est ni chaud, ni rouge, ni douloureux) ;
- en présence de pompe électrique, veiller à ne pas débrancher le dispositif électrique lors des soins, et prévenir l'IDE en cas d'alarme visuelle ou sonore ;
- observer et surveiller le patient au niveau de son état général : repérer pâleurs, sueurs, frissons, douleurs, éruption cutanée, sensation de malaise général ;

⇨ Arrêter la perfusion et prévenir immédiatement l'infirmier ; prendre les constantes lorsque le patient présente des signes de malaise général ou en présence d'un débit trop rapide ou de présence d'air dans la tubulure.

Confort

- Vérifier la bonne fixation du matériel pour éviter l'ablation accidentelle ;

- lors des mobilisations, s'assurer d'une certaine liberté de mouvements, veiller à ne pas tirer sur les tubulures, ni les couder ou les coincer.

Hygiène

- Se laver les mains avant et après le soin ;
- au cours des soins pratiqués auprès du patient, veiller à l'hygiène pour lutter contre le risque infectieux :
  - les pansements, robinets et tubulures doivent rester propres et secs : ils sont protégé des souillures et lors de la toilette ou la douche ;
  - les faces extérieures de la pompe électrique ainsi que le pied à perfusion sont désinfectés quotidiennement.

Évaluation de la qualité du soin

Sécurité – confort

- La perfusion ne provoque pas de douleurs, de quelque type que ce soit ;
- le liquide s'écoule normalement et sans fuite ;
- le patient est observé régulièrement afin de dépister des anomalies au niveau de son comportement ou au niveau de la perfusion ;
- l'infirmier est alerté immédiatement, en cas d'incident ou de dysfonctionnement *(voir transmissions)*.

Hygiène

Les règles et procédures d'hygiène sont respectées.

3. Relation

Avec le patient

- Lui expliquer les éléments de surveillance et lui demander d'appeler si nécessaire ;
- lui dire de ne jamais toucher la pince ou la roulette qui règle le débit.

Avec l'équipe : transmettre à l'infirmier

- Un bras rouge, gonflé, douloureux ;
- un débit qui s'est modifié ou arrêté ; de la présence de sang dans la tubulure ; un flacon presque vide.

Arrêter la perfusion et prévenir immédiatement l'infirmier en présence :

- de sueurs, de gêne respiratoire, d'angoisse du malade, de frissons, d'hyperthermie, de tachycardie, de démangeaisons ;
- d'un débit trop rapide ou de présence d'air dans la tubulure.

Administration d'un aérosol non médicamenteux

But ▸ *Humidifier les voies respiratoires par l'intermédiaire d'un micro-brouillard.*

Ce que vous devez savoir

Un gaz sous pression envoyé dans l'aérosol permet de transformer l'eau stérile ou le sérum physiologique en fin brouillard — pour humidifier :

- **les voies respiratoires d'un malade porteur d'une trachéotomie ou au cours d'une oxygénothérapie ;**
- **ou les sécrétions pour favoriser l'expectoration.**

Les **aérosols médicamenteux** qui ont pour but principalement de désinfecter les voies respiratoires, de fluidifier les sécrétions sont **prescrits par le médecin**. Leur préparation et leur surveillance relèvent **de la compétence de l'infirmier**.

L'aide-soignant peut préparer et poser un aérosol non médicamenteux.

Contexte législatif

Texte infirmier : Code de la santé publique :

Art.R.4311-5 : Dans le cadre de son rôle propre, l'infirmier accomplit les actes, ou dispense les soins suivants visant à identifier les risques et assurer le confort et la sécurité de la personne et de son environnement et comprenant son information et celle de son entourage.

18 : Administration en aérosol de produits non médicamenteux.

Textes aide-soignant : Référentiel d'activités et référentiel de compétences : Arrêté du 25 janvier 2005. L'aide-soignant exerce son activité sous la responsabilité de l'infirmier, dans le cadre du rôle qui relève de l'initiative de celui-ci, défini par les articles 3 et 5 du décret relatif aux actes professionnels et à l'exercice de la profession infirmier.

Activité 2 : Observer la personne et mesurer les principaux paramètres liés à l'état de santé de la personne ; observer le bon fonctionnement des appareillages et dispositifs médicaux.

Compétence 2 : Apprécier l'état clinique d'une personne.

Compétence 3 : Réaliser des soins adaptés à l'état clinique de la personne.

La règle d'ORR

1. Organisation

L'aide-soignant doit savoir préparer le matériel, le nettoyer, l'entretenir, administrer l'aérosol et surveiller le patient pendant le soin.

Recueil des données et des transmissions

Auprès de l'équipe et du dossier de soins pour s'informer :

Du meilleur moment pour mettre en place l'aérosol, en fonction :

- du repas (une heure avant ou après), pour éviter le risque de vomissements ;
- des séances de kinésithérapie, d'examens éventuels, des visites : généralement avant la séance pour faciliter l'expectoration.

Auprès du patient pour :

- Repérer son état et l'informer du soin, son but, la manière dont il va se dérouler et sa durée : 15 à 20 min environ ; s'assurer de sa participation.

Matériel

• L'appareil à aérosol avec un nébuliseur dans lequel on introduit le liquide, et un embout buccal ou un masque bucco-nasal à travers lequel le patient va respirer ;
• un gaz sous pression (air ou oxygène) par l'intermédiaire d'un compresseur électrique ou de l'oxygène sous pression (obus ou prise murale) ;
• l'eau stérile à mettre dans le nébuliseur, un flacon d'eau stérile ou sérum physiologique, des mouchoirs en papier, un crachoir, un haricot.

2. Réalisation

Efficacité – Sécurité

- Installer le patient assis ou demi-assis (en position alongée si contre-indications), lui donner l'embout ou le masque ;
- demander au patient de se moucher, ou lui nettoyer le nez si nécessaire ;
- mettre en route le gaz propulseur par le compresseur électrique, ou régler le débit de l'oxygène à 4 à 6 l/min (l'oxygène dans cette technique a seulement pour effet de transformer le liquide en fin brouillard) ;
- dire au patient de respirer calmement :
  - avec l'embout nasal : inspiration nasale, expiration buccale,
  - avec l'embout buccal : inspiration buccale, expiration nasale,
  - faire une inspiration forcée toutes les 20-respirations ;
- en cas de trachéotomie, l'embout est posé devant la canule (ne pas faire tomber de liquide dedans si le malade est couché).

Confort

- Installer confortablement le patient car il devra garder la même position pendant toute la séance de l'aérosol (15 min environ) ;
- si le patient est trop fatigué, fixer l'embout ou le masque ;
- à la fin de l'aérosol, sécher le visage, lui donner un mouchoir et le réinstaller.

Hygiène

- Se laver les mains avant et après le soin ; nettoyer à l'eau et au savon l'embout ou le masque, et le nébuliseur : rincer, désinfecter et sécher ;
- pour prévenir le risque de contamination, le matériel sera personnel au malade le temps de ses séances, ou à usage unique ;
- à la fin du traitement, il sera nettoyé et stérilisé ou jeté si à usage unique ;
- le matériel à UU[1], les mouchoirs, les crachoirs sont éliminés par la filière DASRI[2].

1. UU : usage unique.
2. DASRI : déchets à risque infectieux.

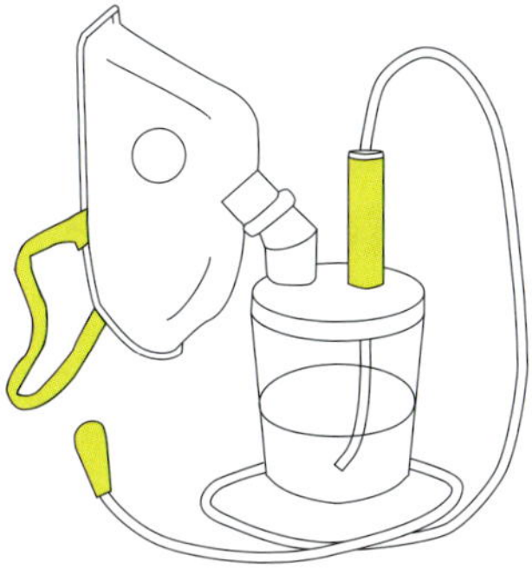

Aérosol branché sur O_2

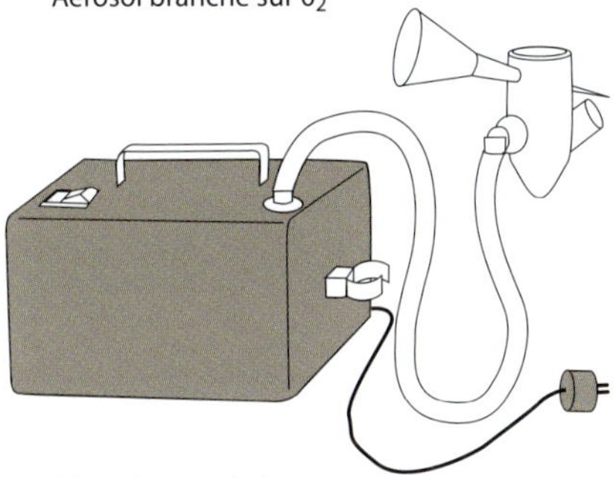

Aérosol avec générateur

Figure 12 – Différents types d'aérosols

Évaluation de la qualité du soin dispensé

Sécurité – Confort – Hygiène

- La durée de l'aérosol est respectée, le micro-brouillard est présent ;
- sa projection est en face de la bouche du patient ou de la canule de trachéotomie ;
- le masque est bien ajusté et recouvre la bouche et le nez du patient ;
- le patient est installé confortablement et sa respiration est ample et régulière ;
- une respiration forcée est présente régulièrement (toutes les 20 respirations environ) ;
- le protocole et les mesures d'hygiène sont respectés.

3. Relation

Avec le malade

Lui expliquer comment procéder. Vérifier qu'il a compris l'inspiration buccale ou nasale. Le rassurer s'il est anxieux.

Avec l'équipe : noter le soin et transmettre

Transmettre l'état du patient et sa respiration. Noter l'heure du soin, et les observations.

Fiche 43

Montage et entretien du matériel d'aspiration endo-trachéale

But ▸ *Préparer le matériel d'aspiration endo-trachéale, le maintenir prêt à fonctionner en toute sécurité et assurer son entretien par une hygiène rigoureuse, pour lutter contre les infections nosocomiales respiratoires.*

Ce que vous devez savoir

L'aspiration endo-trachéale est un procédé mécanique qui, par l'intermédiaire d'une sonde introduite par le nez, ou dans la sonde d'intubation ou de trachéotomie, permet d'évacuer les sécrétions trachéo-bronchiques d'un patient, afin de lutter contre l'encombrement bronchique, de permettre une respiration et une ventilation efficaces et de prévenir les infections broncho-pulmonaires.

L'aspiration trachéo-bronchique relève uniquement de la compétence de l'infirmier. L'aide-soignant participe aux soins liés aux dispositifs médicaux : le montage et l'entretien du matériel.

Contexte législatif

Texte infirmier : Code de la santé publique

Art. R.4311-5 : Dans le cadre de son rôle propre, l'infirmier accomplit les actes, ou dispense les soins suivants visant à identifier les risques et assurer le confort et la sécurité de la personne et de son environnement et comprenant son information et celle de son entourage.

15 : Aspiration des sécrétions d'un patient qu'il soit ou non intubé, trachéotomisé.

Textes aide-soignant : Référentiel d'activités et référentiel de compétences (Arrêté du 25 janvier 2005).

L'aide-soignant exerce son activité sous la responsabilité de l'infirmier, dans le cadre du rôle qui relève de l'initiative de celui-ci, défini par les articles 3 et 5 du décret relatif aux actes professionnels et à l'exercice de la profession infirmier.

Activité 2 : Observer le bon fonctionnement des appareillages et dispositifs médicaux ; vérifier les dispositifs d'aspiration trachéale.

Activité 3 : Aider l'infirmier à la réalisation de soins ; mettre à disposition du matériel.

Activité 5 : Entretenir des matériels de soins : laver, décontaminer, nettoyer, désinfecter certains matériels de soins.

Compétence 2 : Apprécier l'état clinique d'une personne.

Compétence 6 : Utiliser les techniques d'entretien des locaux et **du matériel spécifique** aux établissements sanitaires, sociaux et médico-sociaux.

La règle d'ORR

1. Organisation

L'aide-soignant doit savoir préparer le matériel, le nettoyer, l'entretenir, aider l'infirmière à la mise en place du matériel et participer à la surveillance du patient.

Recueil des données et des transmissions

Auprès de l'équipe et du dossier de soins pour s'informer :

- de la présence de patients présentant un encombrement bronchique, qui ne peuvent tousser pour évacuer les sécrétions (personnes âgées, très fatiguées, douloureuses, nouvellement opérées...) ou qui sont intubés ou trachéotomisés (services d'urgence, soins intensifs, réanimation) ;
- et voir avec l'infirmière l'aide dont elle a besoin.

Auprès du patient pour :

L'observer et repérer des signes d'alerte afin de prévenir d'urgence l'infirmier en présence de sécrétions bronchiques au niveau de la bouche (ou de la trachéotomie) et de difficultés respiratoires : le patient cherche l'air, ses lèvres sont pincées, il « graillonne ».

Matériel

- Un dispositif d'aspiration qui comprend une prise de vide et son manomètre, la poche à usage unique qui recueille les sécrétions et son support (en verre ou en plastique réutilisable), avec les tuyaux raccord et la manette stop/vide (qui permet d'activer ou stopper l'aspiration) ;
- des sondes d'aspirations stériles à usage unique et des compresses stériles et un flacon contenant une solution de rinçage.

2. Réalisation

Efficacité

Monter le dispositif d'aspiration et le vérifier :

- introduire la poche de sécrétions dans son support ; mettre le couvercle qui présente 2 raccords :
  - le premier tuyau qui va vers le vide d'aspiration,
  - le deuxième tuyau qui va se raccorder à la sonde ;
- brancher la prise de vide sur la source de vide située en général en tête du lit du patient ;
- vérifier le bon fonctionnement en activant la manette stop/vide ;
- préparer un flacon de rinçage (selon le protocole du service).

Sécurité

- Connaître l'emplacement du matériel et son montage pour le mettre en place rapidement en cas d'urgence ;
- réapprovisionner régulièrement le tiroir avec les sondes d'aspiration ; vérifier les calibres, et la date limite d'utilisation ;
- lors d'aspirations pratiquées par l'infirmière, observer le patient et informer l'infirmière d'une modification du pouls, du tracé de la TA sur le scope, de l'apparition d'une cyanose (ongles, lèvres...) ;
- connaître le protocole d'utilisation et d'entretien de l'appareil.

Hygiène

- Se laver les mains avant et après toute manipulation ;

- mettre des gants à usage unique « dans le cadre des précautions standard » pour tout risque de contact avec les liquides biologiques ;
- changer quotidiennement la poche de sécrétions, à usage unique, ou plus dès qu'elle est remplie aux ¾ ;
- évacuer par la filière déchets à risque infectieux (DASRI) tout le matériel à usage unique ;
- en cas de risque de sécrétions infectées, les décontaminer avant de les évacuer ;
- selon le protocole, le bocal réutilisable est changé régulièrement, nettoyé, désinfecté et rangé.

Évaluation de la qualité du soin dispensé

Sécurité – Hygiène

- L'infirmier est prévenu dès l'apparition de signes d'alerte ;
- le matériel est toujours opérationnel et rangé au même endroit ;
- le matériel est propre et entretenu selon les procédures du service et du CLIN ;
- les précautions standard sont appliquées ; les déchets suivent la filière DASRI.

3. Relation

Avec le patient

- Lui expliquer le soin désagréable mais non douloureux, qui doit le soulager ;
- l'aider à s'installer confortablement : position demi-assise ou décubitus dorsal, tête tournée vers le soignant ; à chaque inspiration lui demander d'inspirer ;
- en cas d'agitation, rester près du patient, le rassurer.

Avec l'équipe : transmettre

- La quantité de sécrétions recueillies, éventuellement tracer une courbe ;
- informer l'infirmier ou le responsable de matério-vigilance de dysfonctionnements au niveau de l'appareillage.

Observation du patient en assistance respiratoire

But ▸ *Permettre de maintenir le passage de l'oxygène dans le sang en quantité suffisante, par l'intermédiaire d'une sonde d'intubation et d'un appareil de ventilation artificielle, chez une personne qui n'a plus son automatisme respiratoire et ne peut respirer seule.*

Ce que vous devez savoir

L'assistance respiratoire ou ventilation assistée est assurée par l'intermédiaire d'une sonde trachéale par intubation ou par trachéotomie :

- La sonde trachéale est introduite par le médecin, dans le larynx et la trachée par les voies naturelles (voie nasale ou buccale) : c'est l'intubation. La sonde est fixée par un sparadrap pour qu'elle reste bien en place ;
- la trachéotomie est l'ouverture chirurgicale de la trachée sous anesthésie locale avec mise en place d'une canule. Celle-ci entraîne la formation de sécrétions et assèche l'air inhalé et le patient ne pourra plus émettre de sons. La trachéotomie peut être temporaire (après ablation de la canule et cicatrisation, le patient retrouvera sa voix) ou définitive (le patient travaillera avec un orthophoniste pour une rééducation de la parole).

L'assistance respiratoire ou ventilation assistée peut aussi être assurée par l'intermédiaire d'un appareil qui insuffle au patient un mélange d'air et d'oxygène, humidifié et réchauffé. Les paramètres sont réglés en fonction du patient, son âge, sa capacité respiratoire et les indications de la ventilation assistée.

Selon la participation du patient on distingue différents modes de ventilation :

- la ventilation contrôlée (VC) sans aucune participation du patient (inconscient, coma, sédaté) ;
- la ventilation assistée contrôlée (VAC) qui permet au patient de déclencher des cycles respiratoires supplémentaires ;
- la ventilation spontanée (VS) est en synchronisation avec la fréquence respiratoire du patient ;
- la ventilation spontanée avec aide inspiratoire (VSAI) permet de diminuer progressivement l'aide inspiratoire chez un patient conscient, dans le but de le sevrer de l'appareil.

Contexte législatif

Texte infirmier : Code de la santé publique

Art. R.4311-7 : l'infirmier est habilité à pratiquer les actes suivants soit en application d'une prescription médicale qui, sauf urgence, est écrite, qualitative et quantitative, datée et signée, soit en application d'un protocole écrit, qualitatif et quantitatif, préalablement établi, daté et signé par un médecin.

Vérification du fonctionnement des appareils de ventilation assistée ou du monitorage, contrôle des différents paramètres et surveillance des patients placés sous ces appareils.

Textes aide-soignant : Référentiel d'activités et référentiel de compétences : Arrêté du 25 janvier 2005.

L'aide-soignant exerce son activité sous la responsabilité de l'infirmier, dans le cadre du rôle qui relève de l'initiative de celui-ci, défini par les articles 3 et 5 du décret relatif aux actes professionnels et à l'exercice de la profession infirmier.

Activité 2 : Observer la personne et mesurer les principaux paramètres ; observer le bon fonctionnement des appareillages et dispositifs médicaux.

Activité 3 : Aider l'infirmier à la réalisation de soins.

Compétence 2 : Apprécier l'état clinique d'une personne.

Compétence 3 : Réaliser des soins adaptés à l'état clinique de la personne.

La règle d'ORR

1. Organisation

Recueil des données et des transmissions

Auprès de l'équipe et du dossier de soins pour s'informer :

- des indications de la ventilation assistée : défaillance respiratoire (aiguës ou chroniques), pneumopathies, accidents cardiaques, coma, état de choc, polytraumatisme et anesthésie générale ;
- de la présence d'une intubation trachéale ou d'une trachéotomie.

Matériel : le respirateur relié au patient

Le respirateur, par le piston d'une pompe actionnée par un moteur électrique et relié par un système de tuyaux à la trachée du patient, fait fonctionner deux circuits en apposition :

- le circuit d'exsufflation (pour que le CO_2 s'échappe des poumons) ;
- le circuit d'insufflation (pour que l'O_2 pénètre dans les poumons).

Deux types de messages d'alarme et de surveillance (visuels et sonores) apparaissent aux différentes fenêtres de l'appareil : volume/minute insufflé, débit, fréquence respiratoire, temps d'insufflation et temps de pause, concentration en O_2... Le mode de ventilation permet au patient, selon sa participation, de respirer en synchronisation et non « contre » le respirateur.

2. Réalisation

Efficacité – sécurité – Confort

Réaliser les soins d'hygiène et de prévention d'escarres

- Le patient est généralement en position demi-assise sur un matelas anti-escarres ;
- au moment des soins, les gestes sont doux pour ne pas désadapter le système ;

- réaliser des soins de bouche et de nez ; ne pas mettre de lubrifiants (d'oxygène) ;
- obturer les yeux si le patient est sédaté (pour éviter la sécheresse de la cornée) ;
- prévenir le risque d'escarre au niveau de la sonde en vérifiant la zone de contact, nettoyer et bouger légèrement l'emplacement de la sonde ;
- humidifier l'air ambiant ou poser un aérosol d'eau stérile au niveau de l'orifice de la canule de trachéotomie ;
- ne jamais débrancher le tuyau du respirateur, mais le sortir de son support, ce qui donnera de la longueur pour faciliter les manipulations ;
- avant de tourber le patient, vérifier que « tout » suive bien ; tourner avec précaution, sans tirer sur le tuyau pour ne pas risque d'extuber le patient.

Observer le patient et prévenir l'infirmier :

- en cas de sécrétions importantes : « graillonnement », crachats purulents ;
- en cas de signes d'hyper ou hypoventilation, de surinfection bronchique :
  - une cyanose, de l'agitation, excitation, obnubilation,
  - des sueurs, somnolence, hypertension artérielle,
  - une élévation de la température ;
- en cas de lutte contre la machine : le patient « pousse » sur la canule et donne la sensation qu'il étouffe et s'asphyxie ;
- lorsque les alarmes sonnent.

Surveiller et mesurer les paramètres vitaux.

Hygiène

- Le nombre d'infections nosocomiales est élevé chez un patient ventilé ;
- se laver les mains avant et après chaque soin, appliquer les règles de « précautions standard » ;
- respecter les protocoles d'hygiène dans la participation au nettoyage et à la désinfection des appareils, ainsi que les circuits d'élimination des déchets liquides et solides.

Évaluation de la qualité du soin dispensé

- Le patient est observé régulièrement, la respiration est calme et régulière, les paramètres sont suivis attentivement ;
- tout signe d'alarme est transmis à l'infirmier, ainsi que tout problème de matériel ;
- les précautions standard et protocoles d'hygiène sont observés ;
- les complications sont évitées : absence d'escarres et d'infections respiratoires ;
- le patient est informé de ce qu'on lui fait, quel que soit son niveau de conscience ;
- la famille exprime sa satisfaction du soutien qui lui est apporté.

3. Relation

Avec le patient et la famille

- Respecter le patient quel que soit son niveau de conscience ; il est difficile de mesurer ce qu'il peut entendre, il faut donc penser qu'il peut entendre et comprendre tout ce qui se dit, même s'il n'en manifeste rien :
  - lui expliquer ce qu'on lui fait, être calme, créer un environnement apaisant et rassurant et respecter sa pudeur,

– faire attention à ce que l'on dit, ne pas parler de son état ou du pronostic de sa maladie.

- Avant de faire entrer la famille, la prévenir de la présence de matériel impressionnant, la première fois ne pas la laisser seule et l'accompagner.

Avec l'équipe : transmettre

- Immédiatement tout signe d'alerte (voir ci-dessus) ;
- noter les principaux paramètres et informer de tout problème de fonctionnement des appareils (alarmes…).

VII

BESOIN DE MAINTENIR LA TEMPÉRATURE DE SON CORPS

Fiche 45

Prise et mesure de la température

But ▸ *La mesure de la température permet de vérifier par l'intermédiaire d'un thermomètre si la personne a de la fièvre ou non. Même si la prise de température peut sembler un geste anodin, sa prise et sa transcription doivent être rigoureuses et fiables car elle est un élément important de diagnostic et permet de suivre l'évolution de la maladie et l'efficacité d'un traitement, et de vérifier le retour à une température normale.*

Ce que vous devez savoir

La température est le degré de chaleur de l'organisme, elle est maintenue constante grâce à un système de thermorégulation. La température peut varier physiologiquement. Elle est plus élevée dans une température ambiante ou un climat chaud, au cours des émotions (pleurs, rires…), d'une activité physique, de la digestion, et chez la femme au moment de l'ovulation. Elle est plus basse le matin et chez la personne âgée. Pour une température corporelle normale qui varie autour de 36°8 le matin et 37°4 le soir, la peau est tiède et la transpiration minime. Un patient qui n'a pas de fièvre est **apyrétique** ; lorsqu'il a de la fièvre il est **fébrile.**

La température est prise en général le matin et le soir ; elle peut être demandée toutes les 3 heures.

Selon les types de thermomètres utilisés, la température peut se prendre au niveau : du rectum ou **température rectale**, de la bouche ou **température buccale**, du creux de l'aisselle ou **température axillaire**, du vagin ou **température vaginale**, de l'oreille ou **température tympanique**.

Contexte législatif

Texte infirmier : Code de la santé publique

Art. R.4311-5 : Dans le cadre de son rôle propre, l'infirmier accomplit les actes, ou dispense les soins suivants visant à identifier les risques et assurer le confort et la sécurité de la personne et de son environnement et comprenant son information et celle de son entourage.

19 : Recueil des observations de toute nature susceptibles de concourir à la connaissance de l'état de santé de la personne et appréciation des principaux paramètres servant à sa surveillance : température ;

35°. Surveillance des fonctions vitales et maintien de ces fonctions par des moyens non invasifs et n'impliquant pas le recours à des médicaments.

Textes aide-soignant : Référentiel d'activités et référentiel de compétences (Arrêté du 25 janvier 2005). L'aide-soignant exerce son activité sous la responsabilité de l'infirmier, dans le cadre du rôle qui relève de l'initiative de celui-ci, défini par les articles 3 et 5 du décret relatif aux actes professionnels et à l'exercice de la profession infirmier.

Activité 2 : Observer la personne et mesurer les principaux paramètres liés à l'état de santé de la personne :
- observer et mesurer les paramètres vitaux : température… ;
- observer les modifications de ces états et les écarts dans la mesure des paramètres ;
- réaliser les courbes de surveillance.

Compétence 2 : Apprécier l'état clinique d'une personne.

La règle d'ORR

1. Organisation

Recueil des données et des transmissions

Auprès de l'équipe et du dossier de soins pour s'informer :

- du protocole du service pour l'organisation de la prise de température ; la température est prise en général matin et soir, elle peut être demandée toutes les 3 heures ;
- des indications de la prise de température et sa fréquence, à la demande du médecin ou de l'infirmier.

Auprès du patient pour :

- observer son état et éventuellement prendre sa température spontanément, si l'on observe des signes (peau chaude, rouge, transpirante, yeux brillants…) pouvant faire penser à des modifications de celle-ci ;
- vérifier que la personne soit au repos depuis 10 à 20 min, et que la prise se situe loin d'une émotion ou d'une douleur (soin) ;
- l'informer du mode de prise pour accord (thermomètre individuel ou non, buccal, rectal, axillaire, tympanique).

La personne doit être au repos depuis 10 à 20 min, la prise de température se faisant loin d'une émotion ou d'une douleur (soin).

Matériel

Il existe des thermomètres individuels :

- **Thermomètre à mercure.** Depuis le 1er juillet 1998, les thermomètres à mercure sont interdits à cause du risque toxique mercuriel pour l'homme et l'environnement (mesures françaises et européennes).
- **Thermomètre électronique à sonde thermique.** Le thermomètre comporte une gaine plastique de protection à usage unique. Le mode de prise peut être rectal, buccal, axillaire. Le temps de prise est de 60 à 90-secondes.

Il existe aussi des thermomètres à usage collectif :

- **Thermomètre électronique à capteur thermique.** C'est un appareil unique sur lequel on adapte pour chaque patient un capteur individuel à usage unique et jetable : le mode de prise peut être buccal et axillaire. Le temps de prise est de 15 à 20-secondes.
- **Thermomètre électronique à sonde à infrarouge.** C'est un appareil unique sur lequel on adapte pour chaque patient un couvre-sonde individuel à usage unique et jetable. Le mode de prise est uniquement tympanique (au niveau de l'oreille). Le temps de prise est de 2 secondes.

N.B. Certains services, dans le cadre d'un protocole interdisent la prise rectale, de par son caractère puvasif et les risques qu'elle peut générer (saignement chez les enfants, ruptures des veines hémorroïdales, rectales…).

2. Réalisation

Efficacité

- S'assurer que le thermomètre est propre et prêt à l'emploi, que les gaines ou capteurs à usage unique sont présents ;
- selon le type de thermomètre utilisé : suivre les règles d'utilisation, respecter le temps de prise et lire la température affichée ;
- pour une température axillaire, selon le protocole choisi par l'équipe : indiquer le mode de prise ou rajouter 5/10e à la température ;
- ne pas prendre une température buccale tout de suite après l'ingestion d'eau ou d'aliments chauds ou froids ;
- ne pas prendre une température rectale tout de suite après un lavement chaud ou froid ;
- en cas de température inexpliquée, reprendre et vérifier.

Économie

- Après la prise de température, récupérer tous les thermomètres individuels ;
- lorsque le thermomètre est collectif, unique et coûteux, l'utiliser avec précautions, le soignant prenant en charge les températures devant s'en sentir responsable.

Hygiène

- Le thermomètre individuel doit être lavé, rincé, désinfecté, séché et rangé après usage ;
- être vigilant pour l'hygiène du thermomètre en prise rectale car il est source fréquente de contamination croisée lorsqu'il n'a pas de gaine plastique de protection à usage unique. Ne pas le poser n'importe où, le proposer au malade avec un sopalin (dans lequel il le mettra après la prise) ; s'il est personnel au malade : ne pas l'entreposer dans un récipient avec un désinfectant qui devient vite un réservoir de germes. Préférer le lavage, rinçage, séchage et rangement du thermomètre dans la chambre ;
- en cas de thermomètre collectif, jeter après usage les protections individuelles. Décontaminer le lecteur avec une compresse antiseptique.

Sécurité

- Lorsque le thermomètre est individuel, le tenir chez les enfants et les personnes agitées, désorientées ou dans le coma ;
- s'assurer qu'il n'y ait pas de contre-indication au mode de prise choisi (inflammation ou intervention locale) ;
- ne jamais introduire un thermomètre dans l'orifice d'un anus artificiel, l'absence de sphincter pouvant le faire migrer dans l'intestin ;
- la mesure doit être réalisée dans les mêmes conditions :
  - avec le même type de thermomètre,
  - aux mêmes heures,
  - à distance d'un effort ou d'un repas,
  - en utilisant le même site.

Confort

- La prise de température buccale, axillaire et tympanique préserve la pudeur et certains choix culturels, proposer éventuellement le mode de prise ;
- pour une prise rectale, lubrifier le thermomètre si l'introduction est difficile ou la muqueuse fragile (enfant) et l'introduire doucement ;
- ne pas réveiller un malade pour prendre sa température.

Évaluation de la qualité du soin dispensé

- La mesure de la température est pratiquée avec le matériel spécifique utilisé correctement ;
- les anomalies de la température sont identifiées, les signes d'alerte repérés et l'infirmier prévenu de toute urgence en cas d'apparition brutale de ces signes ;
- les résultats sont retranscrits avec exactitude et la courbe réalisée avec justesse (voir fiche 46).

3. Relation

Avec le malade

Prévenir la personne, lui expliquer le mode d'administration du thermomètre et ce qu'on attend d'elle, la rassurer sur les règles d'hygiène utilisées.

Avec l'équipe : noter le soin et transmettre

- Transmettre à l'infirmier tout incident ou anomalie dans la distribution des thermomètres ou la prise de température. Noter la température sur la feuille de température ;
- lors de frissons, sueurs, malaise… qui peuvent être le signe du passage des germes dans la circulation, prévenir immédiatement l'infirmière qui peut avoir à réaliser à de moment des actes sur prescription médicale (ex : prélèvements) ;
- une élévation de la température au dessus de 37°5 est une hyperthermie ;
- une diminution de la température au dessous de 36°5 est une hypothermie.

Fiche 46

Feuille de température Courbes de surveillance – Pesée

But ▸ *La feuille de température est une feuille standard qui permet de noter les paramètres vitaux ainsi que les informations sur le suivi médical de la personne hospitalisée, dans le but d'observer l'évolution de la maladie et de dépister d'éventuelles complications.*

Ce que vous devez savoir

Dans le dossier de soins figure la feuille de température sur laquelle sont consignés un ensemble d'informations relatives au patient. Véritable tableau de bord, elle suit le patient pendant toute sa maladie.

La feuille est mise en route pour toute personne hospitalisée ; l'aide-soignant, en accord avec l'infirmier, peut y noter :

- **les informations administratives concernant le patient (nom, prénom, âge, médecin traitant…), le poids, la taille à l'entrée ;**
- **les courbes de température, pouls, fréquence respiratoire, tension artérielle, diurèse ;**
- **les résultats d'examens d'urine (sucre, albumine, acétone), les selles ;**
- **tous signes anormaux, frissons, toux, vomissements.**

On peut retrouver aussi sur la feuille, notés par le médecin et l'infirmière : le traitement médicamenteux, les régimes, les résultats d'examens biologiques, radiologiques ou autres… ; en chirurgie : le jour opératoire, ablation de fils, drains, redons…

Contexte législatif

Texte infirmier : Code de la santé publique

Art. R.4311-3 : Dans le cadre de son rôle propre, l'infirmier a compétence pour prendre les initiatives et accomplir les soins qu'il juge nécessaire conformément aux articles R. 4311-5 et R. 4311-6. Il identifie les besoins de la personne, pose un diagnostic infirmier, formule des objectifs de soins, met en œuvre les actions appropriées et les évalue. Il peut élaborer, avec la participation des membres de l'équipe soignante, des protocoles de soins infirmiers relevant de son initiative. **Il est chargé de la conception, de l'utilisation et de la gestion du dossier de soins infirmiers.**

Textes aide-soignant : Référentiel d'activités et référentiel de compétences (Arrêté du 25 janvier 2005). L'aide-soignant exerce son activité sous la responsabilité de l'infirmier, dans le cadre du rôle qui relève de l'initiative de celui-ci, défini par les articles 3 et 5 du décret relatif aux actes professionnels et à l'exercice de la profession infirmier.

Activité 2 : Observer la personne et mesurer les principaux paramètres liés à l'état de santé de la personne ; réaliser les courbes de surveillance.

Compétence 2 : Apprécier l'état clinique d'une personne.

La règle d'ORR

1. Organisation

Recueil des données et des transmissions

Auprès de l'équipe et du dossier de soins pour s'informer :

- de la prescription des différents paramètres ;
- du protocole du service pour l'organisation :
  - de la prise de température, des pulsations, de la respiration,
  - de la gestion du thermomètre à usage collectif (électronique, ou tympanique),
  - du relevé des diurèses (en général le matin),
  - de la prise des tensions artérielles et de la gestion de l'appareil mobile (type Dynamap).

Auprès du patient pour :

- le prévenir du soin, lui expliquer les consignes et vérifier qu'il les a bien comprises ;
- observer son état.

Matériel

Une feuille de température standard ; un stylo/couleurs : rouge, bleu, noir.

2. Réalisation

Efficacité – Sécurité

Les résultats doivent être notés sans rature, en respectant les signes conventionnels :

- la température est notée par un point en bleu, les points reliés tracent une courbe ;
- le pouls est noté par une croix en rouge, les points reliés tracent une courbe ;
- la diurèse est notée en vert ; une zone hachurée visualise la quantité d'urines journalière ;
- les chiffres de la TA (maxima et minima) sont notés en rouge et reliés par un trait (ou une zone hachurée).

Pour la prise des constantes

Voir les fiches correspondantes :

- mesure de la fréquence respiratoire (voir fiche 36) ;
- mesure des pulsations (voir fiche 37),
- mesure de la tension artérielle (voir fiche 38) ;
- mesure de la diurèse (voir fiche 19).

Pour la pesée de la personne

- La mesure du poids permet le suivi de certains régimes (hypocalorique, sans sel…) et la surveillance de traitements (les diurétiques, les corticoïdes…). Il permet aussi d'apprécier l'apparition d'oedèmes ou leur disparition ;
- la personne est pesée avec la **même** balance, à la **même** heure, avec les **mêmes** vêtements (la personne est partiellement dévêtue) ;
- on utilise pour les personnes valides un pèse personne à aiguille mécanique ou électronique : la personne, debout, ne doit pas prendre appui sur le mur ;

- pour les patients qui ne peuvent se lever, on utilise une balance à sangles : le poids s'affiche sur un cadran. Peser avec certaines précautions :
  - bloquer les roues de l'appareil ; placer les sangles sous la personne ; activer le bouton pour la soulever ; procéder doucement pour éviter un balancement de la personne,
  - lors de la pesée, la personne surélevée par rapport au lit ne doit rien toucher et rester immobile,
  - les sangles sont gardées si possible pour la même personne le temps de la prescription ; elles sont désinfectées à la fin ou lorsqu'elles sont utilisées entre 2 patients ;
- agir vite si la situation sur la balance est pénible ou instable ;
- lire le poids et noter sur la feuille de température ; on peut réaliser une courbe de poids et faire la différence en gain ou en perte avec le poids précédent.

Évaluation de la qualité de la tenue de la feuille de température

- Les mesures de précaution sont respectées avant la prise des différentes constantes ;
- les prises des constantes ont été effectuées avec rigueur ; en cas de doute un 2e contrôle a été effectué ;
- le matériel spécifique pour le prise des mesures est utilisé correctement ;
- les mesures et la notation ont été faits avec rigueur ;
- les résultats sont retranscrits avec exactitude et les courbes spécifiques réalisées avec justesse et selon leur code (couleur, type de courbe…) et sans rature ;
- les anomalies (respiration, température, pouls, TA, diurèse…) sont identifiées, les signes d'alerte repérés et l'infirmier prévenu de toute urgence en cas d'apparition brutale de ces signes

3. Relation

Avec le patient

L'aide-soignant peut lui donner les résultats des mesures qu'il a prises personnellement.

Avec l'équipe : transmettre

Les résultats des différents paramètres et tracer la courbe.

Surveillance et renouvellement d'une vessie de glace

But ▶ *Participer à la surveillance des personnes ayant fait l'objet de la pose d'une vessie de glace. Surveiller le comportement du patient et le fonctionnement du dispositif afin d'assurer le confort de la personne, de prévenir les risques et de dépister les anomalies.*

Ce que vous devez savoir

La pose d'une vessie de glace est un acte sur prescription médicale, et relève de la compétence de l'infirmière ; l'aide-soignant participe au soin par sa surveillance et le **renouvellement** du dispositif.

Par un effet mécanique du froid, la vasoconstriction agit sur l'enflure, l'inflammation, un épanchement de sang, la douleur.

L'utilisation du froid peut provoquer des incidents et demande des précautions et une surveillance du patient :

- un refroidissement du patient, une intolérance individuelle au froid ;
- une diminution de la sensibilité des tissus, un engourdissement de la région traitée ;
- des marbrures de la peau, des irritations ;
- une brûlure de la peau par manque de protection locale.

Contexte législatif

Texte infirmier : Code de la santé publique

Art.R.4311-7 : L'infirmier est habilité à pratiquer les actes suivants soit en application d'une prescription médicale qui, sauf urgence, est écrite, qualitative et quantitative, datée et signée, soit en application d'un protocole écrit, qualitatif et quantitatif, préalablement établi, daté et signé par un médecin ; participation à l'hyperthermie et l'hypothermie.

Art.R.4311-8 : L'infirmier est habilité à entreprendre et à adapter les traitements antalgiques, dans le cadre des protocoles préétablis, écrits, datés et signés par le médecin. Le protocole est intégré dans le dossier de soins infirmiers.

Textes aide-soignant : Référentiel d'activités et référentiel de compétences (Arrêté du 25 janvier 2005).

L'aide-soignant exerce son activité sous la responsabilité de l'infirmier, dans le cadre du rôle qui relève de l'initiative de celui-ci, défini par les articles 3 et 5 du décret relatif aux actes professionnels et à l'exercice de la profession infirmier.

Activité 2 : Observer le bon fonctionnement des appareillages et dispositifs médicaux.

Compétence 2 : Apprécier l'état clinique d'une personne.

Compétence 3 : Réaliser des soins adaptés à l'état clinique de la personne.

La règle d'ORR

1. Organisation

Recueil des données et des transmissions

Auprès de l'équipe et du dossier de soins pour s'informer :

- de l'heure de la pose de la vessie de glace pour programmer son renouvellement ;
- des indications de la pose : douleur, épanchement, hyperthermie… et du renouvellement pour en surveiller ses effets.

Auprès du patient pour :

- vérifier sa tolérance au froid :
  - sur son état général : absence de frissons, chair de poule…,
  - localement : absence de rougeur de la peau, marbrures, irritations…,
  - sur la manière dont il ressent la vessie de glace ;
- vérifier l'efficacité de la poche en la tâtant pour repérer si les glaçons sont encore présents ou fondus (la vessie est gonflée d'eau), ainsi que l'absence de fuites ;
- pour procéder au renouvellement de la poche, la retirer pour la changer ; informer le patient.

Préparation du matériel

- Vessie de glace du patient avec sa house (linge en tissu, serviette de toilette…) pour protéger la peau ;
- ou poche thermique réutilisable avec bande souple et élastique ; elle est placée au congélateur pendant au moins 90 minutes (plus selon la notice d'utilisation) avant chaque emploi, puis introduite dans sa house ;
- glaçons ou glace pilée ;
- linge de protection du lit pour éviter de le mouiller.

Après un lavage des mains :

- après avoir vidé la vessie de la glace fondue, la remplir au ¾ avec des glaçons (passés rapidement sous l'eau chaude s'ils sont pointus) ou de la glace pilée ;
- faire le vide d'air, la fermer, l'essuyer et l'envelopper dans sa house.

2. Réalisation

Efficacité – Sécurité – Confort

- Aider le patient à s'installer confortablement ; placer une protection sous la région à traiter, vérifier l'état de la peau ;
- replacer la poche sur la région à traiter ; la maintenir en place avec la bande souple ;
- appliquer éventuellement un sparadrap sur la house avec l'heure de pose notée ;
- renouveler aussi souvent que nécessaire et selon la prescription médicale.

Attention : une vessie de glace n'est jamais posée sur les poumons.

Hygiène

- Changer la house si elle est souillée, la laver et la désinfecter ;
- lorsque la vessie de glace ne doit plus être renouvelée, la laver à l'eau et au savon, l'essuyer, la retourner et la laisser sécher à l'air libre ;
- la ranger avec bouchon et housse, dans un endroit sec.

Évaluation de la qualité du soin dispensé

Sécurité – Hygiène – Confort

- La tolérance au froid du patient est surveillée sur le plan général et local ;
- en cas d'incidents, l'infirmier est prévenu de suite ;
- la peau du patient est indemne ;
- la vessie est remplie de glaçons ; il n'y a pas de fuites.

3. Relation

Avec le patient

- S'informer de l'efficacité ou non de la vessie de glace par rapport à l'indication : soulagement de la douleur, de la tension musculaire, diminution de l'enflure, de la tuméfaction, baisse de la fièvre… ;
- être à l'écoute du patient sur la manière dont il supporte la vessie de glace.

Avec l'équipe : transmettre

- Toute anomalie ou incident sur l'état général du patient et au niveau de la peau ;
- noter l'heure du renouvellement.

Fiche 48

Actions pour réchauffer le malade

But ▸ *Utiliser des méthodes naturelles de réchauffement auprès d'un malade qui manifeste ou exprime un refroidissement de son corps.*

Ce que vous devez savoir

L'équilibre thermique est le résultat d'une harmonie entre la chaleur produite par l'organisme et la déperdition de chaleur.
La production de chaleur ou thermogenèse est liée au métabolisme cellulaire et dépendante de l'apport alimentaire et de l'activité musculaire.
La déperdition de chaleur ou thermolyse se fait par élimination (sueur, selles, urines, respiration). De nombreux éléments liés à l'environnement ou à la pathologie peuvent perturber cet équilibre complexe.
La personne qui a froid ne peut pas toujours l'exprimer (enfant, personne âgée).

Contexte législatif

Texte infirmier : Code de la santé publique
Art. R.4311-5 : Dans le cadre de son rôle propre, l'infirmier accomplit les actes, ou dispense les soins suivants visant à identifier les risques et assurer le confort et la sécurité de la personne et de son environnement et comprenant son information et celle de son entourage
19 : Recueil des observations de toute nature susceptibles de concourir à la connaissance de l'état de santé de la personne et appréciation des principaux paramètres servant à sa surveillance : température ;
35°. Surveillance des fonctions vitales et maintien de ces fonctions par des moyens non invasifs et n'impliquant pas le recours à des médicaments.
Textes aide-soignant : Référentiel d'activités et référentiel de compétences (Arrêté du 25 janvier 2005). L'aide-soignant exerce son activité sous la responsabilité de l'infirmier, dans le cadre du rôle qui relève de l'initiative de celui-ci, défini par les articles 3 et 5 du décret relatif aux actes professionnels et à l'exercice de la profession infirmier.
Activité 2 : Observer l'état général et les réactions de la personne ; observer la personne et mesurer les principaux paramètres liés à l'état de santé de la personne ; observer et mesurer les paramètres vitaux : température.
Compétence 2 : Apprécier l'état clinique d'une personne.
Compétence 3 : Réaliser des soins adaptés à l'état clinique de la personne.

La règle d'ORR

1. Organisation

Recueil des données et des transmissions

Auprès du patient pour :

- l'observer, le toucher et repérer des signes qui signifient un refroidissement :
  – une peau sèche et pâleur cutanée, des frissons, des extrémités froides ;
- comprendre avec lui ce qui s'est passé et ce qu'il désirerait ;

• voir avec l'infirmier les actions proposées et l'absence de contre indications.

Préparation du matériel

Couvertures, boissons chaude, nécessaire pour un bain de pieds chaud.

2. Réalisation

Efficacité – Confort

- Vérifier tout ce qui pourrait être générateur de froid :
  - s'il y a des courants d'air, la fenêtre entrouverte, le radiateur froid,
  - si le patient n'est pas mouillé à la suite de fuites : au niveau d'une sonde, perfusion, vessie de glace, fuites urinaires…,
  - si le patient a un matelas à eau et que le lit a été maintenu ouvert ;
- mettre en place des actions (de bon sens) de réchauffement :
  - augmenter la chaleur de la pièce (radiateur), les couvertures et les vêtements,
  - administrer des boissons chaudes (sauf contre-indications),
  - proposer une friction douce, proposer un bain de pieds chaud (sauf contre-indications),
  - prendre les mains du patient, les réchauffer dans ses propres mains ;
- surveiller le patient, prendre la température, et transmettre à l'infirmier une baisse ou des signes d'alerte d'une hypothermie (température en dessous de 35°5) :
  - le patient se recroqueville, somnole et a des paroles lentes, confuses,
  - il présente une cyanose au niveau des lèvres, ongles, des membres engourdis,
  - un ralentissement de la respiration (bradypnée) et du rythme cardiaque.

Sécurité

La bouillotte est interdite en collectivité.

Évaluation de la qualité du soin dispensé

Sécurité – Hygiène – Confort

- Le patient est surveillé pendant tout le temps de son réchauffement ;
- les actions mises en en place permettent le réchauffement ;
- l'alerte est donnée si aucune amélioration ne se manifeste ;
- la surveillance est faite auprès de patients qui ne peuvent exprimer un refroidissement : enfant, personne âgée, handicapée.

3. Relation

Avec la personne

- Aller la voir souvent pour être attentif à son réchauffement ;
- voir avec elle ce qu'elle désire pour l'aider à se réchauffer.

Avec l'équipe : noter le soin et transmettre

- Transmettre à l'infirmier l'efficacité ou non des soins ainsi que vos observations ;
- noter la température.

Fiche 49

Change de linge du malade qui transpire

But ► *Permettre au malade qui a beaucoup transpiré de se retrouver dans du linge sec.*

Ce que vous devez savoir

La transpiration est un phénomène physiologique normal. Elle est assurée par les glandes sudoripares et permet à l'organisme de réguler sa température lors d'efforts musculaires ou de température ambiante élevée.

Dans des situations d'urgence, notamment en cas de fièvre, l'évaporation sudorale importante représente le mécanisme essentiel de la thermolyse entraînant une perte hydrique pouvant être responsable d'une déshydratation (surtout chez les bébés et personnes âgées).

Contexte législatif

Texte infirmier : Code de la santé publique

Art. R.4311-5 : Dans le cadre de son rôle propre, l'infirmier accomplit les actes, ou dispense les soins suivants visant à identifier les risques et assurer le confort et la sécurité de la personne et de son environnement et comprenant son information et celle de son entourage.

19 : Recueil des observations de toute nature susceptibles de concourir à la connaissance de l'état de santé de la personne et appréciation des principaux paramètres servant à sa surveillance : température ;

35°. Surveillance des fonctions vitales et maintien de ces fonctions par des moyens non invasifs et n'impliquant pas le recours à des médicaments.

Textes aide-soignant : Référentiel d'activités et référentiel de compétences (Arrêté du 25 janvier 2005). L'aide-soignant exerce son activité sous la responsabilité de l'infirmier, dans le cadre du rôle qui relève de l'initiative de celui-ci, défini par les articles 3 et 5 du décret relatif aux actes professionnels et à l'exercice de la profession infirmier.

Activité 2 : Observer l'état général et les réactions de la personne ; observer la personne et mesurer les principaux paramètres liés à l'état de santé de la personne ; observer et mesurer les paramètres vitaux : température.

Compétence 2 : Apprécier l'état clinique d'une personne.

Compétence 3 : Réaliser des soins adaptés à l'état clinique de la personne.

La règle d'ORR

1. Organisation

Recueil des données et des transmissions

Auprès de l'équipe et du dossier de soins pour s'informer :

- d'un ou de plusieurs épisodes d'hyperthermie ;
- de la prise de médicaments pour faire baisser la fièvre ;

- s'il faut reprendre la température.

Auprès du patient pour :
- l'informer du soin et observer son état de fatigue ;
- évaluer le matériel de change nécessaire en fonction de la transpiration.

Il sera important de bien préparer le matériel pour tout avoir sous la main, afin de ne pas refroidir le malade.

Matériel

- Serviette, chemise, alèse, taie d'oreiller qui peuvent être mis à chauffer sur le radiateur ;
- cuvette, eau + gant ou eau de toilette personnelle.

2. Réalisation

Efficacité

- Essuyer avec la serviette, rafraîchir avec l'eau ou avec l'eau de toilette, sécher au fur et à mesure, frictionner ;
- changer la chemise, la taie, l'alèse.

Sécurité. Confort

- Tenir compte de la fatigue du malade, agir rapidement et en douceur ;
- le malade doit rester couvert tout au long du soin ; faire choisir entre rafraîchissement à l'eau ou à l'eau de toilette ;
- donner à boire pour réhydrater. En cas de contre-indication, proposer un soin de bouche.

Évaluation de la qualité du soin dispensé

- Le patient présente une chemise sèche, avec une taie et alèse sèches ;
- il est rafraîchi et réhydraté et exprime son bien-être et sa satisfaction.

3. Relation

Avec le malade

Entretenir la relation et évaluer l'état de fatigue du malade.

Avec l'équipe : transmettre

Transmettre le change et vos observations.

VIII

BESOIN DE DORMIR ET DE SE REPOSER BESOIN DE CONFORT

Fiche 50

Mise en place de conditions favorables à l'endormissement

But ▶ *Préparer la chambre de la personne et favoriser une atmosphère calme et propice au repos et à l'endormissement. Lutter contre les nuisances qui perturbent le sommeil et le repos.*

Ce que vous devez savoir

De nombreuses causes peuvent perturber le sommeil, soit à l'endormissement, soit au cours de la nuit, provoquant des réveils fréquents.

Des causes liées à l'environnement :

- le bruit en est un principal facteur (porte qui grince ou claque, chasse d'eau, téléphone, sonnette, matériel qui tombe, passage des chariots de soins, personnel qui parle fort, voisin qui ronfle, qui crie, qui secoue ses barrières) ;
- l'éclairage trop important (lumière vive pour les soins) ou trop absent (peur du noir) ;
- les activités liées aux soins : une entrée, une installation d'un patient, les changes ;
- les soins : les changements de positions, les changements du linge du patient qui a uriné au lit, qui transpire, la surveillance liée à la maladie : les paramètres, le fonctionnement des appareils, les soins pratiqués par l'infirmier.

Des causes psychologiques : la peur de l'environnement nouveau et la perte de repères, peur de tomber, d'uriner au lit, de ne pas être entendu ; et/ou des soucis liés à la famille, au conjoint, aux enfants, un choc affectif, un sentiment de solitude, des cauchemars…

Des causes liées au patient et à sa maladie :

- des causes physiques : ankyloses dues à une mauvaise installation, inconfort, gêne, douleurs, envie de boire ou d'uriner, agitation et énervement, la maladie elle-même, et les symptômes qui en découlent : gêne respiratoire, toux, envies fréquentes d'uriner, fièvre ou troubles spécifiques (vomissements, diarrhée…) ;
- l'anxiété liée à une immobilisation prolongée, un voisin qui souffre, des examens nouveaux. L'attente et l'angoisse liées à la maladie : résultats d'examens ou d'un diagnostic, intervention chirurgicale, anesthésie générale, ablation d'un organe et la mutilation qui va suivre… L'anxiété et la peur sont majorées avec le soir qui amène l'obscurité, le silence et la solitude.

Face à la souffrance (liée au handicap, au placement, à la maladie, à l'hospitalisation…) et la peur (peur de ce qui va arriver, peur de mourir…), le psychisme met en jeu des mécanismes régulateurs pour rendre ces épreuves supportables.

Si le contexte est favorable avec une ambiance tolérante (sans jugement), si le patient se sent écouté, il va pouvoir exprimer directement ou indirectement ses angoisses :

- directement grâce au langage avec la possibilité de dire ses émotions, ses craintes ou ses peurs par rapport au vieillissement, au handicap, à la maladie et aux perturbations familiales ou sociales qu'ils entraînent ;
- indirectement selon les individus et leur personnalité :

– sur le mode répétitif ou selon un véritable rituel (ex : disposer l'oreiller d'une certaine manière ; installer dans un ordre précis le verre d'eau, le mouchoir ; installer la sonnette dans la main ; laisser la porte entrebaillée ou la lumière du couloir allumée…),
– si la personne ne peut le faire elle même, elle demandera que le soignant le fasse pour elle et c'est important car ce rituel va calmer son angoisse,
– sur un mode expressif, par des demandes incessantes de soins, d'attentions jamais satisfaites malgré la disponibilité et les efforts des soignants (ex : c'est la personne qui sonnera plusieurs fois pour une demande de bassin, sans toutefois uriner, ou qui demande de réinstaller les oreillers et cela ne va jamais).

Texte infirmier : Code de la santé publique
Art.R.4311-5 : Dans le cadre de son rôle propre, l'infirmier accomplit les actes, ou dispense les soins suivants visant à identifier les risques et assurer le confort et la sécurité de la personne et de son environnement et comprenant son information et celle de son entourage.
13 : Préparation et surveillance du repos et du sommeil.
Textes aide-soignant : Référentiel d'activités et référentiel de compétences (Arrêté du 25 janvier 2005).
L'aide-soignant exerce son activité sous la responsabilité de l'infirmier, dans le cadre du rôle qui relève de l'initiative de celui-ci, défini par les articles 3 et 5 du décret relatif aux actes professionnels et à l'exercice de la profession infirmier.
Activités 1 : Dispenser des soins d'hygiène et de confort à la personne ; dispenser des soins liés au sommeil ; préparer la chambre ; mettre en place les conditions favorables à l'endormissement et au réveil en fonction des habitudes de la personne ;
Activité 2 : Observer l'état général et les réactions de la personne ; observer la qualité et la durée du sommeil, l'état de veille, la douleur.
Compétence 1 : Accompagner une personne dans les actes essentiels de la vie quotidienne en tenant compte de ses besoins et de son degré d'autonomie.
Compétence 2 : Apprécier l'état clinique d'une personne.
Compétence 3 : Réaliser des soins adaptés à l'état clinique de la personne.

La règle d'ORR

1. Organisation

Recueil des données et des transmissions

Auprès de l'équipe et du dossier de soins pour s'informer :

- des habitudes d'endormissement de la personne ;
- de troubles éventuels du sommeil pouvant se traduire par une difficulté d'endormissement, ou des réveils fréquents au cours de la nuit, ou des réveils précoces ou un état de somnolence permanente dans la journée.

Auprès du patient pour :

- repérer des facteurs qui entraînent des difficultés à l'endormissement ;
- entendre les nuisances qui ont précédemment perturbé son sommeil ;
- entendre et repérer des signes d'anxiété.

2. Réalisation

Efficacité – Sécurité – Confort

Signifier sa présence en équipe de nuit

L'équipe qui arrive pour la nuit va « faire le tour » des patients pour leur dire bonjour, les installer et les préparer pour la nuit. Ce temps est nécessaire et irremplaçable pour instaurer un climat sécurisant, favoriser l'endormissement et le sommeil. Rassurer les patients en leur précisant :

- qu'ils (infirmier et aide-soignant) sont là toute la nuit, et qu'ils ne dorment pas ;
- qu'ils font des « tours » réguliers pour voir si tout va bien ;
- qu'ils répondent le plus vite possible aux sonnettes ;
- qu'ils entendent ce qui se passe (cris, chute, bruits bizarres) et viennent tout de suite ;
- qu'un médecin est de garde et joignable à tout instant ;
- qu'il faut appeler en cas de douleur ou de problème, pour que l'infirmier puisse mettre en place le protocole de soins prescrits par le médecin.

Préparer la chambre du patient pour la nuit

- Aérer la chambre un moment, fermer les volets (en fonction de sa demande) ;
- veiller à la température de la chambre : le sommeil est favorisé dans une pièce pas trop chaude (18° – 20°) ;
- s'assurer du bon fonctionnement des appareils mis en place ;
- vérifier la sonnette, et la mettre à portée de main du patient ;
- répondre aux besoins du patient et veiller à son installation (voir fiche 51).

Lutter contre les causes qui perturbent l'endormissement et le sommeil

Causes liées à l'environnement

- La lutte contre le bruit, importante le jour, est primordiale la nuit. Elle demande une certaine discipline et une prise de conscience du bruit que l'on fait soi-même. L'aide-soignant sera attentif à :
  - éviter de faire tomber le matériel ou de faire claquer les portes (éviter les courants d'air), de courir dans les couloirs sauf urgence (porter des chaussures silencieuses), de parler fort avec ses collègues ou de s'interpeller dans les couloirs,
  - répondre rapidement au téléphone et aux sonnettes,
  - fermer la porte des toilettes avant de tirer la chasse d'eau, fermer celle de la salle de repos en cas de détente bruyante : éclats de rire, arrosages, fêtes (tout en gardant une oreille attentive à ce qui se passe),
  - graisser ou signaler aux ateliers une porte ou des chariots qui grincent,
  - signaler à l'équipe de jour le voisin qui dérange ou qui fatigue (qui ronfle, crie, secoue ses barrières…) pour éventuellement le changer de chambre.
- La lumière est indispensable pour effectuer les soins :
  - éviter qu'elle ne soit vive en allumant le plafonnier et réveille ainsi la personne ou le voisin, pour certains soins (si possible) allumer plutôt le cabinet de toilette, ou une lampe de poche,
  - effectuer en douceur et dans le calme certains soins (si possible), évitant ainsi que la personne ne sorte complètement de son sommeil et se rendorme plus vite.

Causes psychologiques

- Répondre autant que faire se peut aux demandes directes ou indirectes des patients (rituels, soins fréquents…) dans le but de calmer leur angoisse.
- Voir relation avec le patient ci-dessous.

Causes physiques

Une bonne préparation du patient devrait éviter de perturber son sommeil, au moins pour ce qui est de l'inconfort dû à une mauvaise installation, une envie de boire ou d'uriner.

Certains patients présentent néanmoins des symptômes que le soignant s'efforcera de soulager (voir fiche 51).

Évaluation de la qualité du soin dispensé

Sécurité – Confort – Respect

- La sécurité physique de la personne est assurée par une surveillance régulière et organisée (tours) ;
- la sécurité psychologique de la personne est assurée par une écoute et une ambiance tolérante, calme et sereine ;
- les habitudes et rituels d'installation et d'endormissement sont respectés ;
- les nuisances environnementales sont repérées et évitées dans la mesure du possible.

3. Relation

Avec le patient

- Avoir une écoute attentive auprès du patient ;
- répondre à ses besoins psychologiques (information, communication, écoute attentive…). Répondre à ses habitudes d'endormissement et à ses rites sécurisants… ;
- créer une ambiance et un climat propices à la communication et à l'expression des émotions ;
- à l'approche de la nuit, l'angoisse « monte » et le rôle du soignant sera :
  - d'être à l'écoute du patient et de lui laisser la possibilité de s'exprimer sous une forme ou sous une autre,
  - d'être capable d'entendre sa peur et sa souffrance sans les minimiser,
  - de se repérer dans ce qui se passe pour aider la personne à se réassurer, canaliser son angoisse et ne pas se laisser déborder par elle,
  - de discerner une angoisse physiologique, normale vu le contexte, que le soignant pourra faire baisser dans son intensité par une présence et une écoute attentive, d'une angoisse pathologique excessive qui déborde par son ampleur, que le patient ne peut canaliser et qui doit être transmise.

Avec l'équipe : transmettre

- Toute observation ou constatation repérées lors des tours de surveillances, au niveau du patient et/ou d'un dysfonctionnement de matériel générateur de bruit (chasse d'eau qui fuit, grincement de roues…) ;
- pour l'équipe de jour : informer sur comment s'est passé la nuit.

Fiche 51

Installation de la personne pour le repos et le sommeil

But ▸ *Mettre le patient dans les meilleures conditions physiques et psychologiques pour qu'il trouve un sommeil réparateur.*

Ce que vous devez savoir

Les besoins en sommeil sont variables selon l'âge et les individus : 20 h environ pour le nouveau-né ; 12 à 15 h chez le jeune enfant ; 8 à 10 h chez l'adolescent ; 7 à 8 h chez l'adulte.

Après une période d'endormissement où le sommeil est léger, vient une succession de cycles où alternent le sommeil lent, calme, réparateur de la fatigue physique et le sommeil paradoxal profond, phase de rêves, réparateur de la fatigue nerveuse.

Une fois la période d'endormissement passée, il faut attendre souvent 1 cycle entier (1 h à 1 h 30) avant de retrouver les conditions favorables d'endormissement.

La maladie, l'hospitalisation, le placement peuvent entraîner des perturbations du sommeil, dont la principale est l'insomnie :

– au moment de l'endormissement, elle est souvent due à une émotion, une anxiété, une peur du diagnostic, de la maladie, de l'opération, de la mort... ;

–en pleine nuit, elle est souvent provoquée par la douleur ;

–elle peut être due à des causes extérieures telles : le bruit, la température des lieux, l'inconfort du lit, le changement des habitudes, la présence d'un voisin, les soins...

Contexte législatif

Texte infirmier : Code de la santé publique

Art. R.4311-5 : Dans le cadre de son rôle propre, l'infirmier accomplit les actes, ou dispense les soins suivants visant à identifier les risques et assurer le confort et la sécurité de la personne et de son environnement et comprenant son information et celle de son entourage.

13 : Préparation et surveillance du repos et du sommeil.

Textes aide-soignant : Référentiel d'activités et référentiel de compétences (Arrêté du 25 janvier 2005). L'aide-soignant exerce son activité sous la responsabilité de l'infirmier, dans le cadre du rôle qui relève de l'initiative de celui-ci, défini par les articles 3 et 5 du décret relatif aux actes professionnels et à l'exercice de la profession infirmier.

Activités 1 : Dispenser des soins d'hygiène et de confort à la personne ; dispenser des soins liés au sommeil ; installer la personne pour le repos et le sommeil en fonction de ses besoins, de sa pathologie, de son handicap ; mettre en place les conditions favorables à l'endormissement et au réveil en fonction des habitudes de la personne.

Activité 2 : Observer l'état général et les réactions de la personne ; observer la qualité et la durée du sommeil, l'état de veille, la douleur.

Compétence 1 : Accompagner une personne dans les actes essentiels de la vie quotidienne en tenant compte de ses besoins et de son degré d'autonomie.

Compétence 2 : Apprécier l'état clinique d'une personne.

Compétence 3 : Réaliser des soins adaptés à l'état clinique de la personne.

La règle d'ORR

1. Organisation

Recueil des données et des transmissions

Auprès de l'équipe et du dossier de soins pour s'informer :

De symptômes qui entraîneraient chez le patient des difficultés à l'endormissement :

- douleurs, gêne respiratoire, toux, envies fréquentes d'uriner, fièvre ou troubles spécifiques (vomissements, diarrhée…) ;
- présence d'appareillages…

Auprès du patient pour :

- repérer les besoins de la personne ;
- évaluer son état de fatigue et ses capacités d'autonomie qui détermineront :
  - une aide aux soins partielle : déshabillage, soins d'hygiène, installation au lit,
  - ou totale : le soignant pratiquera les différents soins ;
- créer un climat sécurisant en repérant :
  - les habitudes de sommeil de la personne : heure du coucher, positions pour dormir, temps de sommeil,
  - ses rites de préparation au sommeil (ex : se laver les dents, les mains, boire, s'entourer d'objets sécurisants : réveil, livre, mouchoir…),
  - ses désirs quant à l'aménagement de l'environnement : volets fermés, porte fermée ou entr'ouverte, veilleuse… ;
- informer de la présence permanente de l'équipe et de sa disponibilité, et inciter les patients qui n'osent pas déranger à le faire en cas de besoin ou de difficultés.

Matériel

- D'hygiène : cuvette, eau, savon, serviette et gant de toilette, brosse à dent et dentifrice, brosse à cheveux.
- D'élimination : bassin, urinal, protection si nécessaire.
- De confort : vêtements de nuit, oreillers, coussins, arceau de lit.

2. Réalisation

Efficacité – Confort – Hygiène – Aide à la personne

Répondre aux besoins du patient

Avant de se coucher, le patient doit satisfaire différents besoins.

- En fonction de sa fatigue et de ses capacités d'autonomie, proposer au patient :
  - de procéder lui-même à ses soins,
  - ou disposer le matériel autour de lui, le lui donner et l'aider si besoin,
  - ou pratiquer le soin en cas de difficultés, en respectant ses habitudes de vie ou culturelles.
- **Besoin d'hygiène** (voir fiches 2, 4)

Proposer au patient : l'hygiène dentaire (ôter l'appareil dentaire), défaire les cheveux (barrettes, élastiques, peignes…), le lavage des mains, la toilette intime (en cas de protections ou fuites urinaires ou fécales).

- **Besoin d'éliminer** (voir fiches 2, 16, 22)

Proposer d'accompagner le patient aux toilettes, ou donner le bassin et procéder au change de protection pour les personnes incontinentes.

- **Besoin de se dévêtir et de se vêtir des vêtements de nuit (voir fiche 10)**

Aider si besoin au déshabillage (boutons, fermeture éclair…) et donner les vêtements de nuit, ou déshabiller la personne et l'habiller pour la nuit.

- **Besoin de confort**

Refaire le lit : le « retaper », draps tirés, sans miettes, oreillers en nombre placés à la demande, chemise ou pyjama bien tirés et sans plis, proposer une friction de détente au niveau du dos, proposer un arceau de lit qui soulage du poids des couvertures (pour les jambes et les pieds sensibles ou douloureux).

- **Installation au lit (voir fiche 32)**
  - Proposer à la personne de s'installer et trouver une position de détente, répondre à sa demande de coussins et d'oreillers, qui privilégient la posture ;
  - l'aider si nécessaire à s'installer correctement et confortablement (position qui respecte si possible les courbures naturelles et l'alignement du corps) ;
  - être particulièrement attentif aux mauvaises positions risquant d'entraîner au cours de la nuit ankyloses ou crampes qui interrompent le sommeil du patient *(voir fiche 30)*
- Aménager l'environnement pour que la personne puisse saisir les objets essentiels : sonnette, téléphone, objets personnels…
- Veiller à toute absence de bruit (faire baisser la télévision du voisin…) et à maintenir une demi-obscurité *(voir fiche 50)*.
- Éviter tout dérangement inutile et ne réveiller que si cela est justifié (soin ou surveillance impérative).

Soulager des symptômes

Une bonne préparation du patient devrait éviter de perturber son sommeil, au moins pour ce qui est de l'inconfort dû à une mauvaise installation, une envie de boire ou d'uriner.

Certains patients présentent néanmoins des symptômes que le soignant s'efforcera de soulager :

- répondre rapidement aux sonnettes ;
- vérifier l'installation et réajuster les oreillers ou la position ;
- donner à boire (sauf contre-indication), changer le linge en cas de « fuites » dans le lit ou de forte transpiration ;
- donner le bassin et l'urinal et venir le rechercher rapidement ;
- redonner les éléments de confort (toilette du visage ou du siège) après des vomissements ou une diarrhée.

Sécurité

Créer un climat sécurisant : informer de la présence permanente de l'équipe et de sa disponibilité, rassurer le patient en lui donnant la sonnette et lui dire qu'il peut sonner à tout moment si nécessaire. Repérer :

- les habitudes de sommeil de la personne : heure du coucher, positions pour dormir, temps de sommeil ;
- ses rites d'endormissement : laver les dents, prendre une tisane, mettre sur la table de nuit ou l'adaptable des objets sécurisants pour la personne (réveil, mouchoir, livre, nounours pour l'enfant, etc.) ;
- inciter les malades, qui n'osent pas déranger, à le faire en cas de besoin ou difficulté.

Mettre les barrières **prescrites** pour les personnes qui les ont pour la nuit, et pour celles qui sont agitées ou désorientées.

Évaluation de la qualité du soin dispensé

Sécurité – Confort – Respect

- La personne a sa sonnette en état de marche à portée de main ;
- les habitudes et rituels d'installation et d'endormissement sont respectés ;
- l'installation est confortable, sans douleur ou ankylose liées à une mauvaise position ;
- l'infirmier est prévenu en cas de douleur du patient ou de signes d'alerte ;
- les barrières posées pour les personnes agitées et désorientées (ou autres) ont été prescrites ;
- la personne exprime sa satisfaction.

3. Relation

Avec la personne

Pour favoriser l'endormissement :

- Avoir une écoute attentive. Faire exprimer à la personne ses craintes par rapport à l'anesthésie, l'opération, des résultats d'examen, avoir une parole apaisante, de détente.
- Trouver des petits moyens pour calmer une personne anxieuse ou énervée. Proposer :
  - une boisson chaude (tisane, lait…),
  - un massage des mains,
  - laisser la lumière du cabinet de toilette allumée,
  - accepter de partager un moment avec la personne dans la salle de repos du personnel,
  - pour un enfant : raconter une histoire, faire un câlin, chanter une comptine.

Avec l'équipe : noter le soin et transmettre

- Les anomalies physiques dépistées par la surveillance ;
- si un malade paraît particulièrement anxieux, angoissé, ou souffrant ;
- les demandes du malade quant aux médicaments pour calmer la douleur ou pour dormir ;
- pour l'équipe de jour : comment s'est passée la nuit.

Fiche 52

Soins aux personnes dépendantes : réfection et change d'un lit occupé ou inoccupé

But ► *Préparer la chambre pour accueillir la personne dans le respect des normes d'hygiène et de sécurité, et assurer le confort de la personne afin qu'elle ressente du bien être.*

Ce que vous devez savoir

Le lit pour le patient hospitalisé est un lieu de vie et un lieu intime et doit être respecté. **Le lit doit être confortable et rester propre.** Les draps sont changés tous les 3 jours environ, chaque fois qu'ils sont souillés (saignements, vomissements, diarrhée...), et à chaque départ du patient.

Un lit inoccupé est refait le matin quand le patient est levé, après sa toilette.

Un lit occupé par un patient qui ne peut se lever est refait tous les jours, en tenant compte du degré d'autonomie de la personne soignée et de sa pathologie.

Dans la journée, le lit est retapé : oreiller, miettes enlevées, drap retendu...

De son lit et quelle que soit sa position, le patient doit pouvoir accéder facilement à sa table de nuit et à l'adaptable (à hauteur variable).

Le lit doit être sécuritaire, il doit pouvoir se mettre en position à plat (en cas d'urgence).

Les lits électriques sont à hauteur variable :

- ils sont surélevés pour préserver les postures ergonomiques du soignant ;
- ils sont rabaissés après le soin pour faciliter le lever du patient et éviter les chutes.

Les freins doivent être facilement utilisables et sont bloqués pour éviter la chute du patient lorsqu'il se lève.

Des barrières de sécurité doivent pouvoir être mises lors de prescriptions médicales et ponctuellement, pour éviter une chute du patient (pendant la toilette, quand le soignant s'éloigne pour changer l'eau ; de même pour aider le patient à se tenir pendant qu'il est sur le côté).

Le lit peut être équipé de matelas anti-escarres, ou de matériel orthopédique (potence, poulies, tractions...).

- Si le patient peut se retrouver sur le côté, on parle de « change médical » : on change les draps dans le sens de la longueur.
- Si le patient peut faire le pont et se soulever, on parle de « change chirurgical » : on change les draps dans le sens de la largeur.

Contexte législatif

Texte infirmier : Code de la santé publique
Art. R.4311-5 : Dans le cadre de son rôle propre, l'infirmier accomplit les actes, ou dispense les soins suivants visant à identifier les risques et assurer le confort et la sécurité de la personne et de son environnement et comprenant son information et celle de son entourage.
1 : Soins et procédés visant à assurer l'hygiène de la personne et de son environnement.
Textes aide-soignant : Référentiel d'activités et référentiel de compétences (Arrêté du 25 janvier 2005). L'aide-soignant exerce son activité sous la responsabilité de l'infirmier, dans le cadre du rôle qui relève de l'initiative de celui-ci, défini par les articles 3 et 5 du décret relatif aux actes professionnels et à l'exercice de la profession infirmier.
Activités 1 : Dispenser des soins d'hygiène et de confort à la personne ; refaire un lit occupé.
Activité 4 : Assurer l'entretien de l'environnement immédiat de la personne et la réfection des lits :
– refaire les lits à la sortie du malade ;
– refaire les lits inoccupés ;
– préparer les différents équipements du lit : matelas, potences… ;
– changer les matelas.
Activité 5 : Entretenir des matériels de soins : laver, décontaminer, nettoyer, désinfecter certains matériels de soins.
Compétence 3 : Réaliser des soins adaptés à l'état clinique de la personne.
Compétence 6 : Utiliser les techniques d'entretien des locaux et du matériel spécifique aux établissements sanitaires, sociaux et médico-sociaux.

La règle d'ORR

1. Organisation

Recueil des données et des transmissions

Auprès de l'équipe et du dossier de soins pour s'informer :

- du meilleur moment pour refaire le lit, en fonction de l'état et de l'autonomie du patient ;
- de la présence de prescriptions médicales et de contre indications au lever ou à certaines positions (dorsale, latérale, assise, faire le pont…) ;
- de précautions particulières dues à la présence de douleurs, d'appareillages ;
- de la disponibilité d'un autre soignant pour refaire le lit à deux.

Auprès du patient pour :

- évaluer l'état de la literie, ne prendre que le linge propre nécessaire Se rappeler que pour répondre aux règles d'hygiène, tout le linge rentré dans la chambre ne devra pas en ressortir ;
- profiter de son lever pour refaire ou retaper de préférence un lit vide ;
- repérer le type de matelas anti-escarre mis en place ;
- évaluer l'état de fatigue du patient et les mouvements qu'il peut faire, pour évaluer son degré de participation et l'aide qu'il peut apporter à sa mobilisation.

Matériel

- Pour le patient en cas de lever au fauteuil : les chaussons et la robe de chambre ;
- pour la réfection du lit : draps, taies d'oreiller, de traversin, dessus de lit ; préparer une chaise propre pour y poser le linge ;

- produit de nettoyage de la housse du matelas et si nécessaire de désinfection ;
- le chariot à linge sale doit rester dans le couloir.

2. Réalisation

Efficacité – sécurité

Préalables au soin – Préparation

- Se laver les mains, dégager l'espace, remonter le lit jusqu'à hauteur adaptée au soignant ;
- lors de la présence d'un matelas anti-escarre, ne pas border les draps ; profiter du moment où le patient est tourné sur le côté pour vérifier les points d'appui et pratiquer les soins préventifs (voir fiche 9) ;
- si le patient est sorti, aérer la chambre, sinon aérer à la fin de la réfection du lit.

Réfection d'un lit inoccupé

- Démonter le lit pièce par pièce en posant la literie réutilisable sur la chaise, et le linge sale dans un sac ; vérifier l'état du protège matelas, le nettoyer ;
- refaire le lit, disposer les draps propres, bien tendus, border, faire les coins, faire un pli d'aisance ; mettre de même, couvertures et dessus de lit ;
- disposer les oreillers et traversin, avec des taies propres.
- ouvrir le lit si le patient va se recoucher, sinon le laisser fermé
- s'assurer de laisser la chambre en ordre, fermer la fenêtre.

Réfection d'un lit occupé

- Si le patient peut se tourner sur le côté :
  - le faire tourner vers l'aide (ou mettre la barrière qui peut rassurer),
  - rouler le drap sale de dessous vers le patient, vérifier la propreté du matelas,
  - poser le drap propre, le border dans le sens de la longueur, le dérouler contre le patient, faire tourner le patient sur l'autre coté,
  - enlever le drap sale, dérouler le drap propre, border sans plis,
  - réinstaller le patient sur le dos, au milieu du lit ; avec oreillers et taies propres,
  - changer le drap de dessus, remettre la couverture, faire le pli d'aisance.
- Si le patient peut faire le pont et se soulever, procéder comme ci-dessus, mais au lieu de le faire tourner sur le côté, demander au patient de soulever les fesses ou de faire le pont en s'aidant de la potence.
- Réinstaller le patient dans une position adaptée à son handicap et à sa pathologie, mettre la sonnette à portée de main.
- ⚠ En présence de dispositifs médicaux, vérifier que tubulures, drains, sondes sont bien repositionnés.

Confort

- Préparer au préalable les draps en accordéon :
  - dans le sens de la longueur si le malade se tourne sur le côté,
  - dans le sens de la largeur si le malade peut faire le pont ou soulever les fesses ;
- ne pas découvrir le patient, pour respecter sa pudeur et éviter qu'il n'ait froid ;
- le mobiliser avec précaution en fonction du matériel et de son handicap ;

- respecter les souhaits et les habitudes du patient : une ou 2 couvertures, remonter plus ou moins les draps, un ou plusieurs oreillers ;
- l'aider à s'installer confortablement, vérifier le bon alignement de ses membres ;
- mettre les objets personnels à portée de mains du patient ; proposer à boire (sauf contre-indications).

Hygiène

- Se laver les mains avant et après la réfection du lit ;
- nettoyer et désinfecter si nécessaire la housse du matelas ;
- le linge sale ne doit être ni secoué, ni plaqué contre soi ni posé par terre ; dans la chambre, il peut être posé momentanément dans la taie d'oreiller sale retournée et fixée (adaptable ou dossier de la chaise), ou dans un sac propre et vide ;
- à la fin du soin, il est trié (dans le couloir) et éliminé selon le protocole ; s'assurer de ne pas éliminer d'objet dans le linge sale ;
- jeter à la poubelle les miettes et tous détritus ;
- nettoyer et désinfecter régulièrement les barrières et pieds de lit.

Évaluation de la qualité du soin dispensé

Confort – Respect – Sécurité

- La personne n'a pas froid et sa pudeur est respectée ;
- son installation dans son lit ou au fauteuil répond aux critères de confort et de sécurité ;
- les mouvements demandé au patient et les positions préconisées ne sont ni interdits ni dangereux pour le patient ;
- les mesures pour prévenir les chutes et les escarres sont respectées ;
- le matériel de soin (sondes, tubulures…) est bien positionné et fonctionne bien.

Hygiène

- Les mains du soignant sont lavées avant et après la réfection du lit ;
- le lit est propre et net ;
- les protocoles d'hygiène et les circuits du linge et des déchets sont respectés.

3. Relation

Avec le patient

- Lui expliquer le fonctionnement de la commande électrique et des positions du lit ;
- respecter la pudeur du patient, son confort, veiller à le couvrir ;
- éviter les mouvements inutiles, superflus ou brusques afin de ne pas le fatiguer ;
- prendre connaissance de ses préférences ou habitudes (couvertures, oreillers…) ;
- profiter du soin pour écouter ses demandes ou ses plaintes.

Avec l'équipe : transmettre

- Un dysfonctionnement du lit électrique ou matériel défectueux : potence, barrières de protection, télécommandes, paniers… ;
- un dysfonctionnement au niveau du matelas anti-escarres, de la house ou l'alèse imperméable, de la literie…

Fiche 53

Soins de confort aux personnes en fin de vie

But ▸ *Permettre d'aménager la qualité de vie et de confort du patient, alors que les traitements curatifs ne peuvent plus prolonger la vie.*

Ce que vous devez savoir

La fin de vie est une période où les gestes, les attitudes, les mots et les silences prennent une **dimension essentielle.**

La prise en charge globale des patients en fin de vie doit se faire sur le plan physique, psychologique, spirituel.

Un patient en fin de vie est très souvent un patient fatigué et douloureux. Il a besoin de toute son énergie pour rester présent et attentif à ce qui se passe autour de lui. Il faut **respecter au maximum ses demandes** et ne pas le fatiguer inutilement par des stimulations excessives (hygiène, lever, repas...) qu'il ne désire pas et qui l'épuiseraient.

Un patient qui souffre est fermé à toute communication. Replié sur lui-même, il est centré sur sa douleur. Un accompagnement de qualité peut être bénéfique si la dimension physique de **la souffrance est prise en compte** et maîtrisée le mieux possible. L'avis des aides-soignants est précieux dans l'appréciation de la douleur.

Il est important **d'associer la famille** dans tout ce qu'elle peut faire de l'ordre du confort, du soulagement, de l'installation et du bien-être.

Contexte législatif

Texte infirmier : Code de la santé publique

Art. R.4311-5 : Dans le cadre de son rôle propre, l'infirmier accomplit les actes, ou dispense les soins suivants visant à identifier les risques et assurer le confort et la sécurité de la personne et de son environnement et comprenant son information et celle de son entourage

Textes aide-soignant : Référentiel d'activités et référentiel de compétences (Arrêté du 25 janvier 2005). L'aide-soignant exerce son activité sous la responsabilité de l'infirmier, dans le cadre du rôle qui relève de l'initiative de celui-ci, défini par les articles 3 et 5 du décret relatif aux actes professionnels et à l'exercice de la profession infirmier.

Activités 1 : Dispenser des soins d'hygiène et de confort à la personne.

Installer et mobiliser la personne, dispenser des soins liés à l'hygiène corporelle et au confort de la personne, dispenser des soins liés à l'alimentation, l'élimination au sommeil.

Activité 2 : Observer l'état général et les réactions de la personne ; observer la qualité et la durée du sommeil, l'état de veille, la douleur.

Compétence 1 : Accompagner une personne dans les actes essentiels de la vie quotidienne en tenant compte de ses besoins et de son degré d'autonomie.

Compétence 2 : Apprécier l'état clinique d'une personne.

Compétence 3 : Réaliser des soins adaptés à l'état clinique de la personne.

La règle d'ORR

1. Organisation

Recueil des données et des transmissions

Auprès de l'équipe et du dossier de soins pour s'informer :

- de l'état physique et psychologique de la personne en fin de vie ;
- des soins effectués où en cours de réalisation par les différents membres de l'équipe, et assurer la continuité des soins entrepris.

Auprès du patient pour :

- communiquer avec le patient et être à l'écoute de ses besoins, ses demandes, ses craintes et ses angoisses… ;
- observer l'efficacité des soins sur le comportement général de la personne soignée ;
- repérer les troubles liés à la situation de fin de vie ;
- lui proposer des actions adaptées, de qualité et de confort, dans le respect des compétences AS.

2. Réalisation

Efficacité – Confort – Hygiène – Sécurité

Prendre en compte la douleur :

- être attentif à la douleur ; entendre le patient qui se plaint : cris, gémissements ;
- traquer la douleur pendant les soins de confort et d'hygiène : toilette, installation ;
- repérer les attitudes et les signes de souffrance : grimaces, mimiques du malade qui ne se plaint pas ;
- observer la douleur à la mobilisation, au toucher ; **la localiser pour bien la transmettre** (voir fiche 58).

Respecter le rythme de vie :

- adopter une souplesse dans les horaires de soins. Fonctionner au rythme des demandes du patient ; savoir déplacer le temps de la toilette ou du repas du malade qui dort ;
- favoriser la vie par les fêtes, anniversaires, retour du patient chez lui pour une réunion de famille, ou se promener dans le jardin… ;
- accueillir la famille et la solliciter comme partenaire à part entière.

***Soins d'hygiène et de* nursing**

La toilette est un moment très fort ; la manière dont on considère le corps le grandit ou non :

- **prendre le temps** et des précautions pour la toilette qui apporte un meilleur confort physique et qui préserve l'intégrité corporelle (souvent dégradée par la maladie) et la dignité du patient ;
- savoir trouver un **équilibre** entre les soins maternants et une certaine autonomie, selon le degré de fatigue, et les étapes que traverse le patient par rapport à sa maladie (régression, démission, récupération…) ;
- proposer des bains qui sont relaxants ;

- proposer des massages de détente qui permettent au patient d'être touché, regardé, reconnu ;
- compléter les soins par des attentions : faire écouter la musique qu'il aime ; respirer l'eau de toilette qu'il préfère.

Installation

Le confort est primordial, l'installation est importante (voir fiche 32) :

- veiller à ce que la personne soit bien soutenue et calée par des coussins ;
- changer fréquemment de positions, car le patient est trop fatigué pour le faire lui-même ; mobiliser les membres avec douceur pour éviter l'ankylose qui fait souffrir.

Alimentation

Le manque d'appétit est fréquent sinon constant. Aider au repas (voir fiche 13) :

- offrir une alimentation à la demande, qui plaise au patient, avec ce qu'il souhaite, au moment où il le désire ;
- transmettre à la cuisine ou à la famille, une **envie alimentaire**, même si elle paraît bizarre ;
- ne jamais forcer un patient pour l'obliger à s'alimenter.

Élimination

- Lutter contre la constipation en favorisant l'hydratation et la diététique (fibres : légumes et fruits),
- en cas de diarrhées fréquentes, proposer une toilette du siège à l'eau et au savon et séchage doux.

Soulager le patient au niveau de ses symptômes et favoriser le confort :

- l'installer en position demi-assise s'il est encombré ;
- en cas de vomissements, avoir une présence attentionnée et faire les soins d'hygiène (voir fiche 4) ;
- lutter contre la sécheresse de la bouche, contre la bouche sale, ulcérée, infectée, malodorante, par des **soins de bouche** fréquents qui vont soulager l'inconfort général par un effet sédatif (voir fiche 8) ;
- lutter contre la sensation de soif, en humidifiant la bouche avec des pulvérisations d'eau d'évian ; donner des petits glaçons à sucer, une boisson agréable au patient à la cuillère ou à la pipette ;
- **prévenir les escarres** en mettant en place les moyens de prévention (voir fiche 9) ; les effleurages aux points d'appui sont doux pour ne pas faire souffrir.

Évaluation de la qualité des soins dispensés

- L'apparence du patient est nette et soignée, la peau est propre et sèche, ses vêtements sont propres, les soins de bouche sont fréquents ;
- son installation et sa posture dans son lit ou au fauteuil répondent aux critères de sécurité et de confort, les membres sont mobilisés avec douceur ;
- l'alimentation et l'hydratation tiennent compte de l'appétit et des envies du patient ;

- l'élimination est surveillée et les actions de prévention de la constipation sont mises en place ;
- les soins préventifs d'escarres sont mis en place selon le protocole ;
- la douleur est prise en compte dans l'organisation des soins, elle est transmise ;
- les soins de confort sont donnés en cas de diarrhée, vomissements ;
- le rythme des soins s'adapte, autant que faire se peut, au rythme du patient (fatigue, douleur…) ;
- la famille a sa place et est sollicitée comme partenaire à part entière ;
- les attitudes des soignants sont faites d'écoute, de respect et d'authenticité.

3. Relation

Avec le patient

Créer une relation de confiance en étant vrai, sincère, naturel, pour permettre au patient **d'oser dire** :

- être à l'écoute de ses craintes, ses angoisses, face à la maladie, la vérité, la mort ;
- l'aider à garder son énergie, pour assumer les problèmes au fur et à mesure qu'ils se présentent ;
- par les soins d'hygiène et de confort, aider le patient à restaurer sa dignité et une **image de soi** positive pour lui-même et sa famille ;
- aider la famille à prendre sa place ; favoriser la communication.

Avec l'équipe : transmettre

Transmettre la douleur dans son apparition et son évolution, et vos observations sur le comportement du patient, ainsi que ses demandes, qu'elles soient d'ordre psychologique ou spirituel.

L'équipe doit communiquer avec les médecins, psychologues, et tout intervenant pour savoir :

- ce que sait le patient, s'il a appris quelque chose d'important par rapport à sa maladie ;
- où en est le patient dans son cheminement face à la maladie et ses pertes (dénégation, révolte, dépression, acceptation…) pour en mieux comprendre les manifestations et les comportements.

Authenticité, respect, humilité, dignité sont des attitudes qui aident l'équipe à mieux vivre. Respecter le ressenti et les émotions exprimées de chacun des soignants.

IX

BESOIN D'ÉVITER LES DANGERS : ASSURER LA SÉCURITÉ ET L'HYGIÈNE DANS LA CONTINUITÉ DES SOINS

Fiche 54

Mise en place de moyens de sécurité : prévention des chutes

But ▸ *Éviter que la personne que l'on prend en charge ne se trouve dans des situations où elle risque de se blesser.*

Ce que vous devez savoir

Quand une personne entre dans un hôpital ou un établissement de soins et qu'elle est prise en charge par un service (consultation, soins, placement), **la responsabilité de l'hôpital est engagée.**

L'aide-soignant doit savoir repérer les **facteurs de risque** qui sont de 4 ordres :

- Facteurs de risques liés à **l'environnement**. Les règles de sécurité dans l'aménagement d'un service ou d'un lieu de vie répondent normalement à l'origine à des normes et règles précises, qui sont quelquefois ensuite détournées par le personnel. Ex. : portes d'issue de secours bloquées par du matériel…
- Facteurs de risque **inhérents à la personne** elle-même, liés à l'âge où à la pathologie : enfants, personnes âgées, personnes agitées, désorientées (type maladie d'Alzheimer) agressives ou dépressives.
- Facteurs de risques liés à des **facteurs biologiques ou médicaux** : réduction de la motricité, altération de la coordination motrice, troubles de l'équilibre, diminution du niveau de conscience, déficits sensoriels (vue, ouïe), médicaments entraînant des effets non désirables (perte de l'équilibre, vertiges…).
- Facteurs de risques liés à :
  - **des pratiques de soins** devenues routinières et banalisées, car trop habituelles ;
  - **des situations nouvelles** qui demandent réflexion, bon sens et perspicacité ;
  - **des comportements du soignant,** qui minimisent le danger en n'appliquant pas les règles de sécurité, surestiment leur capacités physiques (ex : lever seul du patient trop lourd) ou psychologiques, ou sous-estiment les imprudences et les comportements à risques (physiques ou psychologiques) de certains patients.

Contexte législatif

Texte infirmier : Code de la santé publique

Art.R.4311-5 : Dans le cadre de son rôle propre, l'infirmier accomplit les actes, ou dispense les soins visant à identifier les risques et assurer le confort et la sécurité de la personne et de son environnement et comprenant son information et celle de son entourage.

Textes aide-soignant : Référentiel d'activités et référentiel de compétences (Arrêté du 25 janvier 2005).
L'aide-soignant exerce son activité sous la responsabilité de l'infirmier, dans le cadre du rôle qui relève de l'initiative de celui-ci, défini par les articles 3 et 5 du décret relatif aux actes professionnels et à l'exercice de la profession infirmier.

Compétence 4 : Utiliser les techniques préventives de manutention et les règles de sécurité pour l'installation et la mobilisation des personnes.

La règle d'ORR

1. Organisation

Recueil des données et des transmissions

Auprès de l'équipe, du dossier de soins et auprès du patient

Pour connaître la personne et repérer les éventuels facteurs de risques liés à son âge ou sa maladie :

- pour un enfant : le risque de chute, de brûlure, noyade (bain), étouffement, empoisonnement, blessures, fugues… ;
- pour une personne âgée : chutes et fausses routes ;
- pour une personne désorientée : chutes, fugues, empoisonnement, blessures ;
- pour un patient affaibli : chutes ;
- pour un patient fumeur : risque de brûlures, d'incendie et d'explosion brutale lorsqu'il est sous oxygène ;
- pour un patient suicidaire : tous les risques sont possibles.

2. Réalisation

Efficacité. Sécurité

- Laisser toujours à portée de main de la personne un moyen d'appel.

Pour prévenir les chutes

Elles peuvent se produire à tout moment, au lit, au fauteuil, lors des transferts, au cours du lever ou de la marche :

- ne pas laisser debout, seule, une personne âgée affaiblie qui se plaint de vertiges ou qui présente des troubles de l'équilibre ;
- s'assurer que les chaussures ou chaussons du patient tiennent bien au pied et ne sont pas une cause de déséquilibre ;
- mettre toujours les barrières de sécurité, selon la prescription médicale pour les patients agités, inconscients ou désorientés.

L'environnement doit être aussi sécuritaire que possible :

- ne laisser aucun objet à terre sur les lieux de passage (chambre, couloir) ;
- garder les sols secs et non glissants en ramassant liquides et objets tombés à terre ;
- recouvrir le fond de la baignoire d'un tapis antidérapant (à défaut une serviette de bain) et disposer sur le sol un tapis de bain pour éviter les glissades ;
- mettre des barrières de sécurité devant les escaliers ou des zones à risques ;
- bloquer les roulettes des lits et des fauteuils roulants et matériels de soin ou de transfert (lève-malade, chariot-douche…) ;
- l'éclairage doit être suffisant sur les parcours qu'emprunte la personne âgée (WC, salle à manger, salle de soins, salle d'animation…).

Les contentions (attaches, draps ceintures, liens…) sont une entrave à la liberté et à l'intégrité de la personne et ne doivent être appliquées (sauf cas d'urgence) :

- que sur prescription médicale ;
- ou après avoir obtenu le consentement de la personne ou de sa famille.

Les soignants partagés entre leur souci d'assurer la sécurité des personnes et le respect de leurs droits et libertés, doivent mener une **réflexion en équipe** sur la place de la personne au cœur de *soins sans contention* ou avec *un minimum de contention*, et sur un certain nombre de règles devant être définies avant l'application éventuelle de contentions (comportements à risque, type de contention, durée, surveillance...).

Pour prévenir les brûlures :

- vérifier toujours la température de l'eau d'un bain, d'une douche, et des aliments et des boissons des personnes que l'on fait manger ;
- s'assurer que les patients ne fument pas dans les chambres (risque d'incendie et d'explosion en présence d'oxygène).

Pour prévenir les étouffements et fausses routes (voir fiche 12) :

- donner des petits morceaux d'aliments aux personnes ayant des troubles de la déglutition, leur donner à boire lentement ;
- ne pas laisser traîner de petits objets auprès d'un jeune enfant.

Pour prévenir les empoisonnements surtout auprès des enfants et des personnes désorientées ou à tendance suicidaire :

- stocker dans un lieu fermé à clé les produits d'hygiène et d'entretien ;
- prévenir l'infirmier si l'armoire à pharmacie n'est pas fermée à clé.

Pour prévenir les noyades :

- toujours maintenir un enfant dans son bain et ne jamais le laisser seul ;
- ne pas laisser seule ou sans surveillance dans une baignoire une personne qui présente des troubles de l'équilibre, une désorientation...

Pour prévenir les fugues :

- s'assurer que les verrous de sécurité soient présents aux portes et aux fenêtres ;
- accentuer la surveillance auprès des enfants et personnes désorientées ou suicidaires.

Pour prévenir coupures et blessures :

- enlever couteaux ou objets coupants auprès des enfants et personnes désorientées.

Évaluation de la qualité de la sécurité mise en place

- La structure de soins ne déplore pas la présence d'accidents ou de blessures dans la prise en charge de la personne ;
- l'aménagement de l'environnement et les normes et règles de sécurité sont respectées ;
- la personne soignée a toujours un moyen d'appel qui fonctionne, à portée de main ;
- les contentions et barrières de lit sont posées sur prescription médicale ; les mesures sont prises pour protéger la personne ;
- toute personne absente du service est signalée à l'IDE ;
- le matériel de manutention est utilisé en toute sécurité (comme le préconisent les constructeurs) ;
- des « fiches incidents » ou matériel à réparer sont à disposition dans le service ;
- le matériel défectueux est signalé pour réparation ;

- le personnel connaît les consignes de sécurité en cas d'incendie et ces règles sont affichées ;
- l'aide-soignant sait repérer les facteurs de risque et applique les règles de sécurité :
  - il est particulièrement vigilant aux comportements de personnes à risque (enfants, personnes âgées avec plus ou moins de déficit, personnes désorientées, agressives, dépressives, suicidaires), et sait mettre en place les mesures de protection,
  - il applique les règles de sécurité liées à chaque soin (protocoles, procédures...),
  - il ne surestime pas ses capacités physiques ou psychologiques et sait demander de l'aide si besoin,
  - il ne sous-estime pas les imprudences et les comportements à risque (physiques ou psychologiques) de certains patients,
  - il active son jugement et son bon sens, ses connaissances et sa perspicacité dans une situation nouvelle,
  - il évite de banaliser une situation à risque car trop habituelle,
  - il garde son esprit toujours en éveil pour s'interroger et éviter de tomber dans une pratique routinière, et sait demander conseil.

3. Relation

Avec la personne

Lui expliquer si nécessaire les mesures de protection mises en place.
Garder une écoute attentive face à une personne agitée, agressive, ou à tendance suicidaire. Rester auprès de la personne si nécessaire et ne pas la laisser seule.

Avec l'équipe : transmettre immédiatement

- Tout patient absent du service ;
- vos observations sur une personne qui pourrait faire penser que sa sécurité est en jeu tout de suite,
- toute attitude qui pourrait faire penser à une idée de fugue ou de conduite suicidaire.

Fiche 55

Aide à la prise des médicaments

But ▸ *Aider une personne, momentanément empêchée (physiquement ou psychologiquement), à prendre les médicaments qu'elle prend habituellement et quotidiennement par voie orale.*

Ce que vous devez savoir

La prise de médicaments par voie orale, si elle peut sembler banale, n'est pas un acte anodin car elle fait référence à des notions de pharmacologie et se produit dans un cadre législatif de compétences et de responsabilité en collaboration avec l'infirmière.
Les médicaments, préparés par l'infirmière, s'administrent sous différentes formes, la voie orale étant la plus fréquente ; ils sont alors absorbés par le tube digestif et rejoignent la circulation sanguine.
Mais ils sont non utilisables chez les patients inconscients, sujets à des fausses routes, ou qui présentent des vomissements.
Les médicaments par voie orale existent sous différentes formes :

Les comprimés	Les gélules	Les sirops	Les poudres
Sécables : ils peuvent être éventuellement écrasés pour en faciliter l'administration Gastrorésistants : ils protègent l'estomac, ne doivent pas être écrasés À libération rapide : effervescents (contien-nent du sel / interdit au régime) ou placés sous la langue À libération prolongée (LP) : agissent sur 12 à 24 h, ne doivent pas être coupés ou écrasés	Le médicament sensible à la lumière, de mauvais goût ou mauvaise odeur est contenu dans un réservoir de gélatine qui est avalé tel quel avec un liquide La gélule peut généralement être ouverte pour en vider la poudre dans un aliment semi-liquide (ex : yaourt, crème)	Faciles à utiliser, ils ont une forte teneur en sucre et sont contre-indiqués chez les diabétiques	Se dissolvent dans les liquides (jus de fruit, lait...) La dilution doit être complète

Tout médicament peut entraîner des effets secondaires et indésirables sur l'organisme et certaines précautions doivent être connues au moment de leur prise, l'infirmière en informe l'aide-soignant qui participe à la réalisation de ce soin en aidant la personne à prendre ses médicaments, lorsque celle-ci ne peut le faire elle-même.

Contexte législatif

Texte infirmier : Code de la santé publique
Art. R.4311-5 : Dans le cadre de son rôle propre, l'infirmier accomplit les actes, ou dispense les soins suivants visant à identifier les risques et assurer le confort et la sécurité de la personne et de son environnement et comprenant son information et celle de son entourage.
4 : Aide à la prise des médicaments présentés sous forme non injectable.
5 : Vérification de leur prise.
6 : Surveillance de leurs effets et éducation du patient.
Textes aide-soignant : Référentiel d'activités et référentiel de compétences (Arrêté du 25 janvier 2005). L'aide-soignant exerce son activité sous la responsabilité de l'infirmier, dans le cadre du rôle qui relève de l'initiative de celui-ci, défini par les articles 3 et 5 du décret relatif aux actes professionnels et à l'exercice de la profession infirmier.
Activités 3 : Aider l'infirmier à la réalisation de soins ; aider à la prise de médicaments sous forme non injectable : faire prendre et vérifier la prise.
Compétence 3 : Réaliser des soins adaptés à l'état clinique de la personne.

La règle d'ORR

1. Organisation

Recueil des données et des transmissions

Auprès de l'équipe et du dossier de soins pour s'informer

Se renseigner auprès de l'infirmier :

- pour savoir quel patient aider à la prise de médicaments par voie orale : aider ou faire prendre ;
- ⚠ s'il n'a pas de problème de déglutition ;
- du moment de la prise (matin, midi et soir avec un pilulier journalier disposé auprès du patient) ;
- en début, au milieu ou en fin de repas ;
- s'il n'est pas contre-indiqué d'écraser les comprimés, d'ouvrir les gélules pour faciliter la prise ;
- s'il existe des effets secondaires à observer et transmettre.

Auprès du patient pour :

- l'informer et l'aider à prendre ses médicaments ;
- s'assurer qu'il peut les avaler sans problème.

Matériel

Pilulier journalier ou cupule au nom du patient

2. Réalisation

Efficacité – sécurité

Aider à la prise et faire prendre si besoin

- Rappeler au patient qu'il doit prendre ses médicaments ;
- lui mettre le pilulier facile d'accès ;

- lui préciser et montrer les médicaments qu'il doit prendre, correspondant généralement au moment du repas ; lui indiquer si c'est au début, en milieu, en fin de repas ;
- éventuellement les sortir de la boîte et les lui mettre dans la main ;
- mettre dans la bouche si nécessaire, tendre un verre d'eau (ou jus de fruits…) ;
- ouvrir les sachets et les diluer, écraser les comprimés (sauf si contre-indiqué) si nécessaire ;
- en cas de médicament dilué, écrasé, en poudre, les mélanger à une quantité d'eau (½ verre d'eau) ou d'aliment (ex : 1/4 à ½ yaourt) suffisante mais pas trop importante, pour être sûre que la personne absorbe la totalité du médicament, et n'en laisse pas une partie car elle n'a plus soif ou plus faim ;
- en relevant le plateau du repas, vérifier qu'il ne reste pas de médicaments sur la table de nuit ou par terre, ou de verre avec dilution médicamenteuse renversé ou non bu.

Hygiène

- Se laver les mains, vérifier la propreté du verre, le rincer en cas de sachet dilué ;
- nettoyer régulièrement les piluliers et cupules.

Évaluation de la qualité du soin dispensé

- L'aide apportée au patient est adaptée et en concertation avec l'infirmier, les médicaments sont pris selon la prescription ;
- on ne retrouve pas de médicaments qui traînent dans le pilulier, la table de nuit, par terre ;
- toute manifestation anormale que pourrait avoir le patient après la prise, est transmise immédiatement à l'infirmière ;
- les règles d'hygiène sont respectées.

3. Relation

Avec le patient

Lui expliquer l'importance de la prise de ses médicaments, répondre à ses interrogations.

Avec l'équipe : transmettre

Tout signe anormal : démangeaisons, rougeur, boutons, pâleur du visage, sueurs, dyspnée, vomissements…

Préparation du patient en pré-opératoire

But ▸ *Participer à la préparation physique et psychologique de l'opéré pour le mettre dans les meilleures conditions possibles et prévenir les complications.*

Ce que vous devez savoir

Une intervention et une anesthésie sont toujours pour la personne, à des niveaux différents, une atteinte agressive tant sur le plan physique que psychologique.

La préparation physique comporte une toilette générale et la préparation du champ opératoire (la zone à opérer) pour prévenir les risques d'infection. **La préparation du champ opératoire relève de la compétence de l'infirmier.** L'AS aide l'IDE à cette opération.

La préparation psychologique avec une écoute attentive, un dialogue, une compréhension, créera un climat de confiance qui peut aider à faire baisser le niveau d'anxiété avant l'anesthésie.

L'anesthésie générale nécessite une surveillance des signes vitaux. La recherche de pâleur ou cyanose au niveau du visage ou des mains est un repère important et exige l'absence de maquillage, ou de vernis à ongles. Les prothèses dentaires sont enlevées pour ne pas gêner l'intubation. L'opération pouvant être plus ou moins longue, la vessie doit être vide. Le malade sera à jeun (6 h minimum), pour éviter le risque de vomissements alimentaires et leur inhalation au cours de l'anesthésie et du réveil.

La prémédication consiste en une injection médicamenteuse **prescrite par le médecin anesthésiste,** qui prépare le futur opéré à l'anesthésie générale pour qu'elle soit plus efficace et mieux supportée.

Contexte législatif

Texte infirmier : Code de la santé publique

Art. R.4311-5 : Dans le cadre de son rôle propre, l'infirmier accomplit les actes, ou dispense les soins suivants visant à identifier les risques et assurer le confort et la sécurité de la personne et de son environnement et comprenant son information et celle de son entourage.

26 : Préparation du patient en vue d'une intervention, notamment soins cutanés préopératoires.

Textes aide-soignant : Référentiel d'activités et référentiel de compétences (Arrêté du 25 janvier 2005). L'aide-soignant exerce son activité sous la responsabilité de l'infirmier, dans le cadre du rôle qui relève de l'initiative de celui-ci, défini par les articles 3 et 5 du décret relatif aux actes professionnels et à l'exercice de la profession infirmier.

Activités 3 : Aider l'infirmier à la réalisation de soins ; préparer le patient pour des pansements, des examens invasifs, **ou une intervention**.

Compétence 3 : Réaliser des soins adaptés à l'état clinique de la personne.

La règle d'ORR

1. Organisation

Recueil des données et des transmissions

Auprès de l'équipe et du dossier de soins pour s'informer :
- du type d'intervention que va subir le patient ;
- de l'information que le patient a reçue de l'infirmier à son entretien d'accueil ;
- auprès de l'infirmier de l'existence de protocoles ou de consignes de préparation spécifiques.

Auprès du patient pour :
- lui expliquer les soins d'hygiène et cutanés à réaliser la veille et le jour de l'intervention ;
- observer son degré d'autonomie et s'assurer de sa coopération pour ces soins d'hygiène pré-opératoires ;
- s'informer de la présence de prothèse dentaire ou auditive, de verres de contact, de vernis à ongle ;
- compléter les informations et répondre à ses questions sur le déroulement de cette période (départ, salle de réveil, retour dans la chambre…) ;
- lui dire que sa douleur sera prise en compte, à partir de ce qu'il exprimera et par l'intermédiaire d'instruments d'évaluation ;
- s'assurer qu'il a reçu l'information sur les risques opératoires (rapport bénéfice/risque) par le chirurgien responsable de l'intervention, si nécessaire faciliter une rencontre avec l'infirmier pour obtenir des informations supplémentaires.

Matériel

- Pour la toilette ou le bain (voir fiches 1, 2) ;
- tondeuse pour la dépilation et savon antiseptique ;
- draps et taies propres pour la réfection du lit.

2. Réalisation

Efficacité

Selon le protocole du service :
- toilette complète ou douche avec shampoing, une 2e-douche est quelquefois demandé par le chirurgien ;
- la dépilation de la zone opératoire est réalisée par le patient lui-même s'il peut le faire (avec vérification) ou par le soignant ;
- dîner léger, malade à jeun à partir de minuit (pour une intervention le lendemain) ou 6 h avant l'intervention ;
- vérifier l'absence de bijoux, prothèses, lentilles, vernis à ongle ;
- faire aller aux toilettes ou proposer un bassin pour faire uriner ;
- prendre la température et le pouls ;
- le revêtir d'une chemise, d'un bonnet qui couvre les cheveux, et de bottes ;
- préparer le dossier du patient ; vérifier que chaque document soit identifié à son nom (étiquettes).

Hygiène

- Au moment de la toilette, être attentif au niveau des zones difficilement accessibles : ombilic, dos, poils (qui sont des réservoirs de germes) ;
- vérifier la dépilation de la roue opératoire, si le patient l'a pratiquée lui-même ;
- le lit est refait avec du linge propre avant qu'il ne parte au bloc avec la personne.

Confort

- Vérifier que la personne n'ait pas froid pendant sa préparation.

Sécurité

- L'identité du patient est vérifiée (selon protocole, un bracelet d'identité peut être posé) ;
- s'assurer que le futur opéré ait compris l'importance du jeûne, c'est-à-dire ne pas manger, ne pas boire (ni prendre un comprimé), ne pas fumer ;
- le malade ne doit plus se lever après la prémédication (risque de vertiges) ; lui donner la sonnette ;
- avant d'aller au bloc, demander au malade s'il est bien à jeun (attention à la cigarette du matin).

Évaluation de la qualité du soin dispensé

- Le patient est préparé pour l'opération selon le protocole du service. Aucun manque ou dysfonctionnement n'est à signaler ;
- la préparation physique (douche, dépilation, habillement) est correcte ;
- le patient est à jeun, les prothèses sont enlevées, de même que vernis à ongle et bijoux ;
- son identité est vérifiée, son dossier est prêt et complet ;
- la préparation psychologique a permis au patient d'exprimer ses craintes, de faire baisser son niveau d'anxiété, ou de transmettre au médecin un niveau de stress élevé.

3. Relation

Avec la personne

Calmer l'anxiété, entendre les craintes, ne pas les minimiser, sécuriser par des propos sécurisants et valoriser le savoir-faire des équipes de soins.

En quittant la personne : lui préciser « à tout à l'heure ». La personne saura qu'elle est attendue.

Avec l'équipe : transmettre

Transmettre toute difficulté ou incident au moment de la préparation ou avant l'intervention :

- si la personne a malencontreusement oublié qu'elle devait rester à jeun,
- le comportement et l'expression d'une appréhension face à l'intervention, ou une méconnaissance ou une interrogation de cette personne sur ce qu'on doit lui faire au niveau de son opération.

Fiche 57

Retour de l'opéré : préparation de la chambre, observation du patient

But ▸ *Préparer la chambre et le lit de l'opéré pour son retour de bloc afin que l'hygiène, la sécurité et le confort soient assurés. Observer le patient et les dispositifs médicaux afin de prévenir les complications.*

Ce que vous devez savoir

L'anesthésie générale, par l'injection de produits médicamenteux, permet d'endormir le malade pour qu'il ne ressente pas la douleur, et de relâcher ses muscles (dont les muscles respiratoires) pour faciliter le travail opératoire du chirurgien. Le malade est alors inconscient et, pour lui permettre de respirer, il sera intubé et ventilé par respiration assistée.

La péridurale et la rachis-anesthésie sont des anesthésies loco-régionales de la moitié inférieure du corps. Elles consistent en une injection au niveau du rachis, par laquelle le médicament va anesthésier directement les fibres sensitives nerveuses (de la douleur). Le malade ne ressent plus le bas de son corps, mais garde toute sa conscience.

A sa sortie de la salle d'opération, l'opéré reste en salle de réveil sous la surveillance de l'anesthésiste et de l'infirmière anesthésiste. Il ne sera réinstallé dans sa chambre que lorsqu'il aura récupéré ses réflexes vitaux.

Contexte législatif

Texte infirmier : Code de la santé publique

Art. R.4311-5 : Dans le cadre de son rôle propre, l'infirmier accomplit les actes, ou dispense les soins suivants visant à identifier les risques et assurer le confort et la sécurité de la personne et de son environnement et comprenant son information et celle de son entourage.

19 : Recueil des observations de toute nature susceptibles de concourir à la connaissance de la personne et appréciation des principaux paramètres servant à sa surveillance.

Art. R.4311-9 : L'infirmier est habilité à accomplir sur prescription médicale, écrite, qualitative et quantitative, datée et signée, les actes et soins suivants, à condition qu'un médecin puisse intervenir à tout moment.

8 : Soins et surveillance des personnes en post-opératoire.

Textes aide-soignant : Référentiel d'activités et référentiel de compétences (Arrêté du 25 janvier 2005). L'aide-soignant exerce son activité sous la responsabilité de l'infirmier, dans le cadre du rôle qui relève de l'initiative de celui-ci, défini par les articles 3 et 5 du décret relatif aux actes professionnels et à l'exercice de la profession infirmier.

Activité 2 : Observer la personne et mesurer les principaux paramètres liés à l'état de santé de la personne :

- observer l'état général et les réactions de la personne ;
- observer et mesurer les paramètres vitaux ;
- observer le fonctionnement des appareillages et dispositifs médicaux : dispositifs de drainage, de perfusion, des aspirateurs, des pansements, des drains, appareils de traction, suspension, immobilisation, l'état des plâtres…

Activités 3 : Aider l'infirmier à la réalisation de soins :

- préparer le patient pour des pansements, des examens invasifs, **ou une intervention** ;
- mettre à disposition du matériel.

Compétence 2 : Apprécier l'état clinique d'une personne.

Compétence 3 : Réaliser des soins adaptés à l'état clinique de la personne.

La règle d'ORR

1. Organisation

Profiter du temps où l'opéré est au bloc pour préparer sa chambre.

Recueil des données et des transmissions

Auprès de l'équipe et du dossier de soins pour s'informer :

- de l'heure probable du retour de la salle de réveil ;
- du type de matériel et d'appareillages nécessaires en fonction du type d'intervention pratiquée (ex : matelas anti-escarre, traction-suspension, arceau de lit, matériel d'oxygénothérapie, bocal de recueil des urines, porte poche à urines, porte redon, matériel d'aspiration bronchique et/ou digestive, coussin de positionnement, gouttière…) ;
- du type d'anesthésie que le patient a subi, pour adapter son observation (anesthésie générale, péridurale, rachis-anesthésie…) ;
- les consignes post-opératoires de l'anesthésiste et du chirurgien concernant l'installation dans le lit, la mobilisation, la reprise de la boisson et l'alimentation ;
- les protocoles de soins du service établis soit par le chirurgien, l'anesthésiste, le CLIN quant aux directives post-opératoires.

Matériel

- Matériel de surveillance des signes vitaux : appareil à tension, stéthoscope, thermomètre, feuille de surveillance postopératoire, en cas d'urgence pour l'avoir sous la main : matériel d'aspiration et d'oxygénothérapie ;
- matériel de sécurité : barrières, attaches éventuellement (sur prescription médicale) ;
- matériel de confort : pied à sérum + panier ; porte-poche à urines ; bocal à urines ; porte-redons, couverture supplémentaire, cerceau de lit ; cales pour surélever le lit (déclive) ;
- matériel d'hygiène : linge de rechange (alèse, chemise), sopalin ou mouchoirs jetables, haricot ;
- matériel spécifique à l'intervention : appareil de traction, suspension…

2. Réalisation

Efficacité – Hygiène – Confort

Préparation de la chambre

- Nettoyer la chambre et l'aérer, la mettre à bonne température : 20-°C/22-°C ;
- refaire le lit (s'il n'est pas resté au bloc) sans oreillers avec éventuellement un matelas prévention d'escarres ;
- nettoyer la table de nuit et l'éloigner du lit pour faciliter le passage du brancard ;
- installer le matériel en état de marche et prêt à fonctionner ;
- vérifier l'absence de verre et de carafe d'eau.

Installation du patient en post opératoire

À son retour de bloc, l'aide-soignant aide l'infirmier à l'installation de l'opéré, en fonction des prescriptions médicales. En général, l'opéré est couché sur le côté (PLS) ou sur le dos, tête à plat, sur le côté.

Pendant que l'infirmier veille à la sécurité du patient (surveillance de constantes, vérifications...), l'aide-soignant veille à son confort :

- vérifier que l'opéré n'ait pas froid ; rajouter si nécessaire une couverture ;
- maintenir le bras perfusé ; accrocher la perfusion sur le pied à sérum ;
- accrocher la poche à urines et mettre en place éventuellement les redons dans leur support ;
- nettoyer si nécessaire les traces de sang ou de plâtres.

Veiller à l'installation du patient lors de plâtre :

- aider l'infirmier à l'installer : soulever avec la paume de la main le plâtre qui n'est pas encore sec ;
- surélever les membres pour éviter l'apparition des douleurs et oedèmes :
  - pour le membre supérieur, mettre un coussin sous la main,
  - pour les membres inférieurs surélever les pieds du lit ;
- mettre un arceau de lit pour éviter le poids des couvertures.

Veiller à l'installation du patient lors de traction :

- le membre en traction (dans le cas d'extension de la jambe) est dans l'alignement du corps et de la traction et le pied est maintenu à angle droit (pour éviter le pied équin) ;
- au niveau de la broche : les extrémités sont protégées pour éviter de se blesser ;
- vérifier que les poids soient en place.

Veiller à l'installation du patient porteur d'une prothèse de hanche : l'axe du membre (cuisse et jambe) est respecté et dans l'alignement afin de prévenir une luxation de la prothèse ; un coussin est placé entre les jambes.

Sécurité

- Ne pas donner à boire au patient sans en avoir eu l'autorisation de l'infirmier selon la prescription de l'anesthésiste (risque de fausse route) ; humecter éventuellement les lèvres avec une compresse imbibée d'eau ou avec un brumisateur d'eau ;
- rester près du patient en cas de vomissements ou d'agitation (risque d'arracher pansements, sondes...) ;
- mettre les barrières, donner la sonnette.

Observation du patient en post opératoire

L'observation clinique doit être très attentive pour déceler très rapidement la moindre complication qui doit être transmise à l'infirmier. Elle doit s'effectuer à intervalles réguliers au niveau :

- des fonctions vitales pour dépister une trouble de conscience, un trouble de ventilation, un trouble circulatoire ; contrôler la température, le pouls, la tension artérielle ;
- des signes de douleurs : soit le patient exprime sa douleur verbalement (échelle d'évaluation (EVA)) ; soit le soignant observe un comportement qui signifie sa souffrance : agitation, mimiques... Si la douleur est immédiate dans les 12 à 24 heures, lorsqu'un plâtre est trop serré, il y a un risque de compression qui diminue la vascu-

larisation, le patient ressent des fourmillements des extrémités, le membre devient froid, cyanosé (syndrome de Wolkmann), qui est une complication majeure à transmettre en urgence ;
- tout signe ou incident : saignements, céphalées, nausées, vomissements, hypothermie, confusion, agitation…

Observation des dispositifs médicaux

Selon l'intervention, le patient peut être porteur de différents dispositifs médicaux :
- **une perfusion** (voir fiche 41) doit s'écouler régulièrement ; le bras perfusé maintenu en bonne position n'est ni gonflé, ni douloureux ; les tubulures sont libres, ni coincées, ni coudées, ni pincées ;
- **une sonde naso-gastrique** (voir fiche 15) fixée à la cloison nasale ; le sac collecteur est en déclive ; la sonde et les tubulures ne sont ni coincés, ni coudés ;
- **un ou plusieurs pansements** qui doivent être propres, occlusifs et secs pour assurer la protection de la plaie ; ils ne doivent pas être touchés inutilement ni mouillés ;
- **une sonde urinaire** (voir fiche 21) qui doit s'écouler régulièrement ; le sac collecteur en déclive ; les sondes ne sont ni coincés, ni coudés ;
- **des drains ;** l'ensemble du système redon doit toujours rester stérile, et être adapté afin d'assurer sa fonction d'évacuation ; les tubulures et drains ne sont ni coincés, ni coudés ; le flacon est maintenu en déclive (pour éviter la remontée de sécrétions) ;
- **en orthopédie :** présence de plâtre, attelle, traction, fixateurs externes, botte antirotation… Les extrémités doivent être chaudes, rosées mobiles et non douloureuses ; le pouls est perçu ; surveillance de la bonne installation ; confort du patient ; absence de douleur ; un membre en extension ou en traction est installé dans l'alignement ; les poids sont en place.

Évaluation de la qualité des soins dispensés

Sécurité – Hygiène

- La chambre est nettoyée ainsi que l'environnement proche du patient ;
- tout le matériel nécessaire pour un retour de bloc, de surveillance, de sécurité, de confort et adapté au type d'opération, est présent dans la chambre ;
- le matériel est en état de marche et prêt à fonctionner ;
- aucun manque ou dysfonctionnement n'est à signaler.

Sécurité et confort du patient

- L'installation du patient en fonction du mode anesthésique, de l'opération, et pour prévenir les chutes, répond aux règles de sécurité ;
- l'état de conscience et les signes vitaux sont surveillés régulièrement et transmis ;
- la douleur est prise en compte et transmise ;
- toute anomalie au niveau des dispositifs de soin est transmise à l'infirmier ;
- l'hygiène des mains est respectée lors de manipulations de dispositifs médicaux ;
- le patient est soutenu physiquement par des soins efficaces et adaptés lors de troubles post-opératoires ;
- aucune initiative, (donner à boire, asseoir, lever…) dangereuse en post-opératoire n'est prise sans avoir demandé auparavant à l'infirmier ;
- la famille est soutenue psychologiquement, par l'écoute et l'information.

3. Relation

Avec l'opéré

Rester près de lui, le rassurer, lui donner des repères, le réorienter dans le temps et l'espace, c'est-à-dire se présenter à nouveau, lui dire que l'opération est terminée, qu'il est dans sa chambre, qu'il n'est pas tout seul.
Lui demander si son installation est correcte, s'il ne souffre pas trop.

Avec l'équipe

Prévenir immédiatement l'infirmier en présence :

- de difficultés cardio-respiratoires : pâleur, sueurs, agitation, pouls filant, cyanose, rythme respiratoire anormal, encombrement bronchique ;
- d'un écoulement de sang trop rapide ou important au niveau des drains, des redons ou du pansement ;
- d'une douleur qui devient insupportable ;
- d'un état de conscience qui se modifie : somnolence anormale, agitation extrême ;
- **en cas de plâtre :** de fourmillements, de douleur localisée, en présence d'extrémités blanches et froides ou cyanosées (bleues) et œdématiées (gonflées) ; complication majeure à transmettre en urgence ;
- de toute autre anomalie.

Transmettre vos observations :

- au niveau de la perfusion : la fin de la perfusion ; une présence sang/air dans la tubulure ; une désadaptation de la tubulure ; un débit rapide ou stoppé ; un bras gonflé, douloureux ;
- au niveau de la sonde naso-gastrique : une sonde désadaptée ; une poche pleine ; la présence de sang, de bile ;
- au niveau des pansements : la présence de tache (sang, pus, écoulement séreux) ; d'une odeur ; pansement décollé, glissé plissé, et autour du pansement la présence d'un œdème, rougeur, prurit, lésions de grattage ;
- au niveau d'une sonde urinaire : l'absence d'urines ou une quantité ++, une sonde désadaptée, une présence de sang ;
- au niveau des drains de redons : un flacon plein ; une désadaptation du redon ; des fuites ; la quantité et l'aspect (sang) des liquides recueillis dans les flacons ;
- en présence de dispositifs orthopédiques : fourmillements, douleur localisée, extrémités blanches, froides, ou cyanosées et œdématiées.

Observation et transmission des signes de la douleur

But ▸ *Repérer chez la personne les manifestations de la douleur pour les transmettre et mettre en place des actions de confort et d'hygiène pour soulager les symptômes qui l'augmentent.*

Ce que vous devez savoir

La douleur est définie comme « une expérience sensorielle et émotionnelle désagréable associée à des lésions tissulaires réelles ou potentielles ou décrites en ces termes ».

La douleur physique est un **signe d'alarme**, une fois sa cause identifiée, elle devient inutile. Elle doit être traitée et ramenée à un niveau que le « patient » définira comme supportable. Elle est perçue différemment par chaque personne en fonction de sa **personnalité**, de son **histoire** et du **sens** qu'elle lui donne : la douleur et la sensation que l'on en a sont propres à chaque individu.

La **douleur aiguë** est une manifestation temporaire d'un dysfonctionnement de l'organisme, elle est souvent vive et bien localisée ; elle est un signe qui protège des complications. En général elle est prise en compte assez rapidement et traitée efficacement.

La douleur chronique, plus diffuse, s'installe souvent lentement, se prolonge dans le temps, devient une **maladie** à part entière, car elle atteint le corps et affecte le psychisme ; elle mine, épuise et modifie le comportement. Elle n'est pas toujours exprimée par le malade, pas toujours entendue par les soignants et est plus difficile à cerner.

La douleur est traitée par des antalgiques et des analgésiques. En fonction des réactions du malade, les antalgiques sont donnés par palier, le dernier palier étant la **morphine**.

*Un malade qui souffre est **fermé à toute communication**. Il est centré sur sa douleur.*

L'aide-soignant qui a pu observer les signes de souffrance du malade, au cours des soins, doit transmettre ses observations en précisant l'intensité de la douleur, sa localisation, sa nature et sa fréquence. Des fiches journalières de la douleur où tous ces paramètres sont indiqués deviennent ainsi de véritables outils de diagnostic et de prise en charge de la douleur.

Contexte législatif

Texte infirmier : Code de la santé publique

Art. R. 4311-2 : Les soins infirmiers ont pour objet, dans le respect des droits de la personne, dans le souci de son éducation à la santé et en tenant compte de la personnalité de celle-ci, dans ses composantes physiologique, psychologique, économique, sociale et culturelle :

5 : de participer à la prévention, à l'évaluation et au soulagement de la douleur et de la détresse physique et psychique des personnes, particulièrement en fin de vie au moyen de soins palliatifs et d'accompagner, en tant que de besoin, leur entourage.

Art. R.4311-5 : Dans le cadre de son rôle propre, l'infirmier accomplit les actes, ou dispense les soins suivants visant à identifier les risques et assurer le confort et la sécurité de la personne et de son environnement et comprenant son information et celle de son entourage.

19 : Recueil des observations de toute nature susceptibles de concourir à la connaissance de la personne et appréciation des principaux paramètres servant à sa surveillance.

Textes aide-soignant : Référentiel d'activités et référentiel de compétences (Arrêté du 25 janvier 2005). L'aide-soignant exerce son activité sous la responsabilité de l'infirmier, dans le cadre du rôle qui relève de l'initiative de celui-ci, défini par les articles 3 et 5 du décret relatif aux actes professionnels et à l'exercice de la profession infirmier.

Activité 2 : Observer la personne et mesurer les principaux paramètres liés à l'état de santé de la personne :

– observer l'état général et les réactions de la personne ;

– observer la douleur.

Activités 6 : Recueillir et transmettre des observations par oral et par écrit pour maintenir la continuité des soins.

Compétence 2 : Apprécier l'état clinique d'une personne.

Compétence 3 : Réaliser des soins adaptés à l'état clinique de la personne.

La règle d'ORR

1. Organisation

Recueil des données et des transmissions

Auprès de l'équipe et du dossier de soins :

- pour repérer si la personne est sous traitement de la douleur, pour pratiquer les soins d'hygiène et de confort au moment où cette douleur est calmée ;
- pour organiser les soins en équipe pour une meilleure prise en charge de la douleur et laisser des temps de pause entre le passage des infirmiers, aides-soignants, kinésithérapeutes…

Auprès du patient pour :

- reporter le soin à plus tard, si la personne se plaint de trop souffrir ;
- observer les positions antalgiques et évaluer avec le patient son degré de souffrance ;
- évaluer son désir de se mobiliser, de pratiquer des soins d'hygiène, de se nourrir, de rester au calme, de communiquer…

Matériel

Des outils de soins permettent de quantifier l'intensité d'une douleur :

- la grille d'évaluation de la douleur : il en existe de nombreuses, la plus connue étant l'échelle Doloplus. Elle fait appel à l'observation et permet d'évaluer les effets de la douleur sur le somatique, le psychomoteur et le psychosocial (la communication, les troubles du comportement…) ;
- l'échelle visuelle analogique (EVA) est une réglette avec un curseur que le patient positionne en fonction de l'intensité de sa douleur ;
- si le soignant ne dispose d'aucun outil, il peut demander au patient de quantifier sa douleur en donnant un chiffre de 0 (pas de douleur) à 10 (douleur maximale).

2. Réalisation

Efficacité

- Procurer un environnement adéquat : tranquillité, lumière tamisée, chaleur…
- S'assurer au moment des repas de la prise des médicaments. Administrée le plus souvent par voie orale, la morphine existe en sirop, en comprimés ou gélules :
  - les comprimés de *Moscontin* ne doivent pas être croqués, ni écrasés ;
  - les gélules de *Skénan* peuvent être ouvertes et mélangées à la boisson (jus de fruit) ou à la nourriture (yaourt).
- Lutter contre les symptômes qui augmentent la douleur : diarrhée, dyspnée, vomissements, escarres… (voir ci-dessous) soins d'hygiène et de confort.
- Lutter contre les effets indésirables du « traitement contre la douleur » et veiller au confort : la constipation sous morphiniques est fréquente ; transmettre un changement de rythme d'évacuation par rapport aux habitudes du malade et mettre en place les mesures de prévention de la constipation (voir fiche 25).
- Demander au patient d'évaluer l'intensité de sa douleur par rapport :
  - à un moment précédent : avez-vous plus mal ? moins mal ? pareillement ?
  - à un mouvement donné : soulage-t-il la douleur ? l'augmente-t-il ?…
  - à un ressenti de la douleur et de donner une note (qui sera inscrite sur le cahier de transmission, ainsi que l'heure) : la note-0 étant l'absence de douleur, la note-10 étant la douleur totale.

Confort

- Veiller à une bonne installation du patient qui peut diminuer la douleur : à l'oreiller bien positionné qui maintient le dos, au coussin qui soulage etc. La dyspnée peut être réduite par une installation demi-assise, avec des oreillers bien calés dans le dos.
- En cas d'insomnie, favoriser le repos du jour ; ne pas réveiller la personne quand elle dort et savoir retarder la distribution du petit-déjeuner ou la toilette ; privilégier les moments de sieste dans la journée.
- Une bouche sèche, ulcérée, infectée, sale ou malodorante, abîmée par la maladie, la fièvre, les régimes et la prise de médicaments, peut être calmée par les soins de bouche répétés 4 à 5 fois par jour avec la solution demandée par le médecin (voir fiche 8). Entre ces soins, la bouche peut être humidifiée par des pulvérisations d'eau avec un brumisateur ou par des glaçons que l'on fait sucer. Les lèvres seront protégées de la sécheresse et des gerçures par l'application d'un corps gras.

Hygiène

Les soins d'hygiène vont permettre de calmer la douleur provoquée par des symptômes fréquents qui se surajoutent à la maladie :

- en cas de diarrhée, pratiquer des soins d'hygiène fréquents : toilette du siège, séchage par tamponnements, pour éviter l'inflammation (voir fiche 3) ;
- en cas d'incontinence, multiplier les changes avec toilette du siège pour éviter l'inconfort du siège humide, la macération et l'irritation des tissus par l'urine et les matières fécales (voir fiche 3) ;
- en cas de vomissements, donner des soins d'hygiène rapides et efficaces (voir fiche 14) ;
- en cas de risque d'escarres, pratiquer les soins de prévention (voir fiche 9) et veiller particulièrement à l'hygiène de la peau et du lit.

Sécurité

Savoir repérer et discerner les **douleurs aiguës qui signent l'urgence** et prévenir immédiatement l'infirmier en cas de :

- douleurs thoraciques que l'on retrouve principalement dans les maladies cardio-respiratoires (embolie pulmonaire, pneumothorax, infarctus du myocarde…) ; de même la douleur au niveau du mollet avec risque de phlébite… ;
- douleurs abdominales et lombaires dans les maladies des appareils digestif et urinaire (pancréatite aiguë, cholécystite, colique néphrétique…) ;
- douleurs pelviennes (du bas-ventre) et abdominales et lombaires dans les pathologies en gynécologie et obstétrique (salpingite, grossesse extra-utérine…).

Évaluation de la qualité des soins dispensés

Efficacité – sécurité – confort

- La douleur est repérée et transmise ;
  - elle est totalement calmée grâce à l'exécution des prescriptions médicales,
  - elle est soulagée et reconnue comme acceptable par le patient ;
- l'aide-soignant (en participation avec l'infirmier) aide le patient à la prise des médicaments anti-douleur ; vérification est faite de la prise ;
- l'organisation des soins prend en compte la douleur du patient ;
- les soins de confort sont mis en place pour atténuer les effets de la douleur (installation, soins de bouche…) ;
- les soins d'hygiène sont mis en place pour lutter contre les symptômes qui augmentent la douleur : incontinence, diarrhée, vomissements…

3. Relation

Avec le malade

Il faut croire le patient quand il se plaint. Toute personne **qui dit « j'ai mal » a mal** et il ne faut en aucun cas :

- la juger douillette ;
- la comparer à un autre malade qui a la même pathologie et qui ne se plaint pas ;
- lui dire que cela n'est pas possible car on a augmenté les doses d'analgésiques.

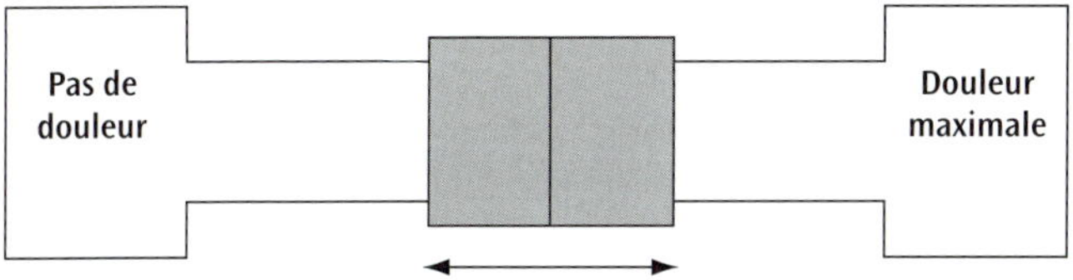

Figure 13 – Échelle visuelle analogique (EVA)
Graduation en centimètres de la ligne horizontale au verso de l'échelle (qui mesure 10 cm). L'emplacement du curseur donne l'intensité douloureuse, notée de 0 à 10.

Quand le patient est dans une phase aiguë de douleur, passer régulièrement :
- pour voir si le traitement prescrit par le médecin et exécuté par l'infirmier fait effet,
- pour signifier à la personne qu'elle n'est pas abandonnée avec sa souffrance.

Avec l'équipe : transmettre

Transmettre les plaintes entendues et noter :
- Leur fréquence et leur intensité :
  - le moment de leur apparition : le jour, la nuit, pendant les soins, au moment d'une mobilisation, après une visite… ;
  - les mots employés pour décrire la douleur : qui « serre », « ronge », « déchire », « tord », « arrache », « écrase », « tape », « brûle », « en coup de poignard » ;
  - ses effets : elle « fatigue », « épuise », « angoisse », « harcèle », « exaspère », « déprime », « donne envie de mourir » ;
  - des accès douloureux paroxystiques à type de « décharges électriques » associées à des fourmillements qui peuvent se surajouter à un fond douloureux.
- Les attitudes corporelles qui accompagnent la douleur :
  - au niveau du visage : pleurs, grimaces, pâleur, sueurs… ;
  - au niveau de la position et des mouvements : position antalgique (position qu'adopte le malade pour ne pas souffrir), repliée, immobile, qui économise ses mouvements…
- Les sensations ressenties par le soignant lors du toucher ou de manipulations du malade : un corps crispé, tendu, qui a peur de réveiller la douleur.
- Le comportement du patient :
  - qui ne supporte plus le bruit, la lumière, son voisin, sa famille, les visites : tout lui est devenu insupportable ;
  - qui appelle tout le temps, qui est agité la nuit ;
  - qui ne dit plus rien, ne s'intéresse plus à rien, qui n'a plus envie de manger…
- Les effets du traitement : constipation, nausées, vomissements, somnolence…

Fiche 59

Lavage des mains et solutions hydro-alcooliques

But ▸ *Prévenir la transmission manuportée, éliminer la flore microbienne transitoire et prévenir les infections nosocomiales.*

Ce que vous devez savoir

Les mains sont le principal mode de transmission de micro-organismes : c'est la contamination manuportée.
La flore microbienne transitoire est superficielle, varie au gré des contacts, elle est le reflet de la flore hospitalière ; la main est le relais privilégié pour le transport microbien du personnel soignant au patient, au matériel, et réciproquement.
Les infections nosocomiales sont les infections que la personne contracte à l'hôpital suite à une baisse de ses défenses immunitaires et à un manque de vigilance et de rigueur de la part des soignants : 70 % des infections nosocomiales seraient d'origine manuportée.
Il existe 3 types de lavage des mains, selon les soins et techniques à entreprendre : le lavage simple, le lavage antiseptique, le lavage chirurgical.
Depuis 2001, les solutions hydro-alcooliques sont une alternative au lavage des mains dans des conditions bien précises. Ces solutions, composées principalement d'antiseptiques, ont l'avantage d'être d'un emploi facile et très rapide, sont efficaces sur la diminution microbienne et montrent une bonne tolérance sur la peau du soignant.

Contexte législatif

Texte infirmier : Code de la santé publique
Art. R.4311-5 : Dans le cadre de son rôle propre, l'infirmier accomplit les actes, ou dispense les soins suivants visant à identifier les risques et assurer le confort et la sécurité de la personne et de son environnement et comprenant son information et celle de son entourage.
1. Soins et procédés visant à assurer l'hygiène de la personne (surveillance) et de son environnement.
Textes aide-soignant : Référentiel d'activités et référentiel de compétences (Arrêté du 25 janvier 2005).
L'aide-soignant exerce son activité sous la responsabilité de l'infirmier, dans le cadre du rôle qui relève de l'initiative de celui-ci, défini par les articles 3 et 5 du décret relatif aux actes professionnels et à l'exercice de la profession infirmier.
Activités 1 : Dispenser des soins d'hygiène et de confort à la personne.
Activités 3 : Aider l'infirmier à la réalisation de soins.
Activités 4 : Assurer l'entretien de l'environnement immédiat de la personne ; protocoles d'hygiène.
Compétence 1 : Accompagner une personne dans les actes de la vie quotidienne.
Compétence 3 : Réaliser des soins adaptés à l'état clinique de la personne.
Compétence 6 : Utiliser les techniques d'entretien des locaux et du matériel spécifique.

La règle d'ORR

1. Organisation

Recueil des données et des transmissions

Pour identifier le risque infectieux et adopter la procédure d'hygiène la plus adaptée :

	Lavage simple des mains	Traitement hygiénique des mains par frictions	Lavage antiseptique des mains
Quand	**Avant et après** la prise de service **Avant et après** les soins **Avant et après** avoir mis des gants **Entre** deux patients et entre deux activités **Avant** la prise de repas **Après** s'être mouché, après avoir fumé, après le passage aux toilettes	**Avant et après** les soins En cas d'absence de point d'eau **Avant et après** avoir mis des gants **Entre** deux patients et entre deux activités **Avant** la prise de repas **Après** s'être mouché, après avoir fumé, après le passage aux toilettes	**Avant** tout soin auprès d'un patient en isolement protecteur, avant de mettre des gants stériles et manipuler du matériel stérile **Après** avoir réalisé un geste contaminant, après un contact avec un patient en isolement septique, l'environnement d'un patient infecté, un contact accidentel avec du sang et liquides biologiques **Entre** deux patients après tout geste contaminant
Avec quoi	Une dose de savon liquide	Une dose de solution hydro-alcoolique	Une dose de savon antiseptique
Durée	Lavage : 15 s à 30 s Rinçage : 15 s à 30 s	Le temps du séchage complet, après friction : 30 s à 1 min	Lavage : 45 s à 1 min environ Rinçage : 45 s à 1 min environ
Précautions	Vérifier la date de péremption	Noter la date d'ouverture du flacon (valable entre 1 et 3 mois selon labo) ; ne jamais rincer S'applique sur des mains sans souillures, ni poudres	Vérifier la date de péremption

Matériel

- Point d'eau (avec commande par cellule optique ou au genou) ;
- savon liquide (doux ou antiseptique moussant, selon le type de lavage), conditionné sous vide, avec distributeur adapté ;
- papier essuie-tout à usage unique avec distributeur adapté ;
- poubelle fermée et équipée de commande à pied ;
- flacons de solution hydro-alcoolique dans différents lieux : chariots, salle de soin, office, à l'entrée des chambres des patients.

2. Réalisation

Efficacité

- Les mains et les avant-bras sont nus, les ongles sont courts, les bijoux sont retirés et les vernis interdits (ce sont des réservoirs à microbes) ;

- toute peau irritée, érodée, doit être protégée par un pansement et des gants ;
- respecter le temps de lavage et de séchage, en fonction du type de lavage des mains.

Pour le traitement hygiénique des mains

- Les mains doivent être sèches, non souillées, non poudrées, ni talquées (attention à certains gants talqués – pratiquer un lavage simple des mains) ;
- mettre une dose de solution dans le creux de la main, se frotter les mains, paume contre paume, paume sur le dos de la main ;
- frotter chaque doigt par un mouvement de rotation et entre les doigts, et chaque extrémité des doigts joints dans le creux de la main, insister sur le pourtour des ongles ; terminer en frottant paume/main jusqu'à séchage complet.
- entre 4 à 5 frictions, intercaler un lavage simple des mains

Hygiène

- Ouvrir le robinet, laisser couler l'eau, mouiller les mains et les poignets, appliquer une dose de savon ;
- laver les mains en massant et en insistant sur les espaces interdigitaux, laver le pourtour des ongles, la pulpe des doigts et les poignets ;
- rincer abondamment, les mains étant plus hautes que les coudes ;
- sécher par tamponnement avec l'essuie-mains à usage unique, en commençant par les mains, puis les poignets et les coudes ;
- fermer le robinet avec le dernier essuie-mains utilisé, le jeter dans la poubelle sans la toucher avec les mains ;
- le point d'eau doit rester propre, et les distributeurs sont nettoyés à chaque renouvellement de produit.

Sécurité

- Obéir aux protocoles de lavage des mains, ne pas les respecter est une faute professionnelle ;
- en l'absence de protocole et si le matériel n'est pas à disposition, **tendre le plus possible** vers ces exigences ;
- proscrire et interdire le savon en pain, la brosse, l'essuie-mains en tissu, particulièrement contaminants car réensemencés à chaque passage ;
- le port de gant se fait toujours après un lavage de mains ;
- se rappeler que la **rigueur est essentielle** : mieux vaut un lavage de mains simple bien exécuté, qu'un lavage plus sophistiqué mais mal fait.

Évaluation de la qualité du soin dispensé

Sécurité

- Le matériel est complet et entretenu ;
- toute anomalie de fonctionnement des distributeurs et des poubelles est transmise ;
- le choix des différents modes de lavage des mains est fait à bon escient ;
- les temps de lavage et séchage sont respectés, selon le mode choisi ;
- des évaluations sont faites régulièrement pour connaître le taux d'infections nosocomiales du service.

Tenue vestimentaire et tenue de protection

But ▸ *Limiter le risque infectieux lié à la transmission directe ou indirecte des germes hospitaliers et respecter les personnes soignées. Des situations nécessitent des tenues de protection du personnel pour lutter contre les infections nosocomiales.*

Ce que vous devez savoir

Tout professionnel de santé, lorsqu'il travaille, adopte une tenue hygiénique de base pour faire barrière entre l'environnement microbien et lui-même. De même, la tenue ne doit pas être un vecteur de microbes par des comportements qui ne tiennent pas compte des zones ou circuits propre/sale :

- on ne porte pas sa tenue de ville pour travailler au sein d'un établissement hospitalier, de même on ne porte pas tenue de travail pour aller déjeuner ou aller en réunion ;
- la tenue ne doit pas être le lieu de rendez vous du « propre » et du « sale » ; des barrières doivent être mises : par exemple, mettre une surblouse ou un tablier spécifique pour la distribution du repas, et une autre surblouse pour les soins salissants ou à risques.

Les gestes quotidiens doivent être réfléchis dans ce sens :

- ne pas mettre contre soi le linge propre et/ou sale ;
- limiter le contenu de ses poches au strict nécessaire pour ne pas héberger un « nid à microbes » ;
- ne pas s'asseoir n'importe où au cours de la journée (lits, tables…).

Lorsque le secteur de travail devient un lieu à haut risque infectieux, une tenue supplémentaire permet de protéger le soignant et le patient de ces risques.

Toutes ces mesures, quelquefois contraignantes (s'habiller, se déshabiller, se rhabiller…), n'ont qu'un objectif : protéger la personne (patient ou soignant et ses proches), du risque infectieux.

L'hygiène hospitalière n'est pas qu'une question de technique et de matériel, mais aussi de bon sens et de logique, dans les circuits propres/sales

Contexte législatif

Texte infirmier : Code de la santé publique

Art. R.4311-5 : Dans le cadre de son rôle propre, l'infirmier accomplit les actes, ou dispense les soins suivants visant à identifier les risques et assurer le confort et la sécurité de la personne et de son environnement et comprenant son information et celle de son entourage.

1°. Soins et procédés visant à assurer l'hygiène de la personne (surveillance) et de son environnement.

Textes aide-soignant : Référentiel d'activités et référentiel de compétences (Arrêté du 25 janvier 2005). L'aide-soignant exerce son activité sous la responsabilité de l'infirmier, dans le cadre du rôle qui relève de l'initiative de celui-ci, défini par les articles 3 et 5 du décret relatif aux actes professionnels et à l'exercice de la profession infirmier.

Activités 1 : Dispenser des soins d'hygiène et de confort à la personne.

Activités 3 : Aider l'infirmier à la réalisation de soins.

Activités 4 : Assurer l'entretien de l'environnement immédiat de la personne ; protocoles d'hygiène.

Compétence 1 : Accompagner une personne dans les actes de la vie quotidienne.

Compétence 3 : Réaliser des soins adaptés à l'état clinique de la personne.

Compétence 6 : Utiliser les techniques d'entretien des locaux et du matériel spécifique.

La règle d'ORR

1. Organisation

Le recueil de données et d'informations permet de repérer :

- les indications d'un isolement septique ou protecteur (voir fiche 62)
- le type de soins à effectuer pour compléter sa tenue (surblouse, gants...) et/ou mettre en place les protections préconisées dans le cadre des « précautions standards ».

Matériel

- La tenue de base : une blouse ou tunique-pantalon, une surblouse ou tablier, des chaussures, une montre, éventuellement une veste personnelle ;
- la tenue supplémentaire à usage unique, selon le niveau de risque infectieux et lors de mesures d'isolement : des sur-chaussures, une charlotte, un masque chirurgical, des gants, des lunettes de protection.

2. Réalisation

Hygiène – Sécurité

La tenue vestimentaire complète une hygiène corporelle et une hygiène hospitalière de base :

Hygiène corporelle

- Douche ou toilette quotidienne, les cheveux sont propres, les ongles courts et propres, les sous-vêtements changés quotidiennement, le visage des hommes est rasé ;
- protéger les mains des irritations et des dessèchements avec des crèmes hydratantes et protectrices.

Hygiène hospitalière

- Mettre en place un comportement de soignant adapté : le maquillage est discret, le parfum n'est pas trop fort (gênant pour le patient) ;
- les cheveux propres sont attachés ou relevés, car ils ne doivent pas être en contact avec la blouse, le patient, et toute surface de soins ;
- lutter contre les milieux de multiplication des germes (le vernis à ongles) ; enlever les bijoux (collier, bracelet, bagues, boucles d'oreilles pendantes…) ; attention au piercing qui peut être un site à risque microbien ;
- les mains sont lavées fréquemment en fonction des soins (voir fiche 59) :
  - les protéger par un pansement et des gants en présence de plaie, coupure, bobo… ; ou si la peau est irritée, érodée (crevasses…),
  - une fois lavées, elles ne doivent pas toucher le visage (nez, bouche…), ou les cheveux… (les relaver après contact : rhume, toux) ;
- ne mettre dans les poches des blouses que le nécessaire : les vider régulièrement, désinfecter les pinces et les ciseaux.

Tenue vestimentaire

Elle doit rester impérativement sur le lieu de travail :

- la blouse ou tunique-pantalon est au nom du soignant, à manches courtes, et entretenue par l'employeur ;
- la surblouse est rajoutée, pour protéger sa blouse et différencier le propre/sale dans certaines activités de soins (ex : service du repas ou soins très salissants) ;
- les chaussures doivent répondre aux règles d'hygiène et de sécurité et rester sur le lieu de travail : elles sont silencieuse, antidérapantes, lavables, fermées sur le dessus ;
- la montre est réservée à l'usage professionnel et doit se nettoyer facilement ;
- éventuellement une veste personnelle, portée en dehors des soins, doit pouvoir être lavée à haute température et rester sur le lieu de travail ; les foulards et sous-vêtements à manche longue sont interdits.

Tenue complémentaire

Selon le niveau de risque infectieux et lors de mesures d'isolement (réanimation, soins intensifs, salles interventionnelles, bloc opératoire, en cuisine) :

- les sur-chaussures à UU, en papier ou en matière plastifiée, sont mises avant d'entrer en salle ou dans la chambre et jetés à la sortie ;
- une charlotte à UU ou coiffe qui doit recouvrir la chevelure ;
- un masque à UU qui recouvre le nez, la bouche et le menton. Ces dispositifs de protection respiratoire répondent aux normes européennes ; selon leurs indications, ils sont médicaux ou chirurgicaux et protègent le soignant lors des actes de soins et lors de mesures d'isolement (voir fiche 62)
- les gants à UU sont les plus fréquemment utilisés par les aides-soignants :
  - pour les soins : ils sont en latex, généralement non stériles, poudrés ou non ; ils peuvent cependant provoquer des allergies ; attention, s'ils s'ont poudrés de ne pas employer de solution hydroalcoolique après les avoir enlevés (se laver alors les mains),
  - pour le nettoyage des dispositifs médicaux et l'entretien ménager, ils sont en caoutchouc, épais et de bonne protection ;

- des lunettes pour protéger le soignant lors de risques de projections de liquide sang ou de liquide biologique, manipulation de matériel ou linge souillé. Elles peuvent être à UU ou réutilisables après décontamination.

Hygiène

- Les tenues sales sont évacuées dans les sacs spécifiques ;
- les vestiaires sont nettoyés et désinfectés régulièrement selon le protocole ;
- le matériel jetable est éliminé selon la filière DASRI (déchets d'activités de soins à risque infectieux).

Évaluation de la qualité du soin dispensé

- La tenue est adaptée et répond aux normes d'hygiène hospitalière ;
- elle est changée selon l'organisation du service et chaque fois qu'elle est sale ou souillée ;
- les tenues complémentaires sont adaptées aux indications, aux lieux et types de soins ;
- les tenues contaminées et le matériel jetable sont traités selon le protocole ;
- toute anomalie ou dysfonctionnement est transmis.

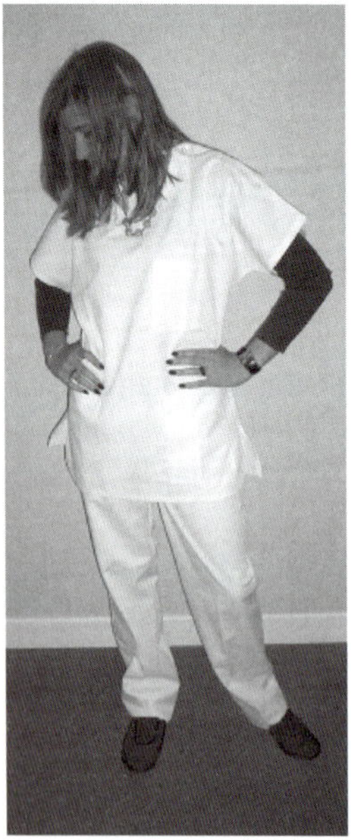

Figure 14 – Tenue non conforme

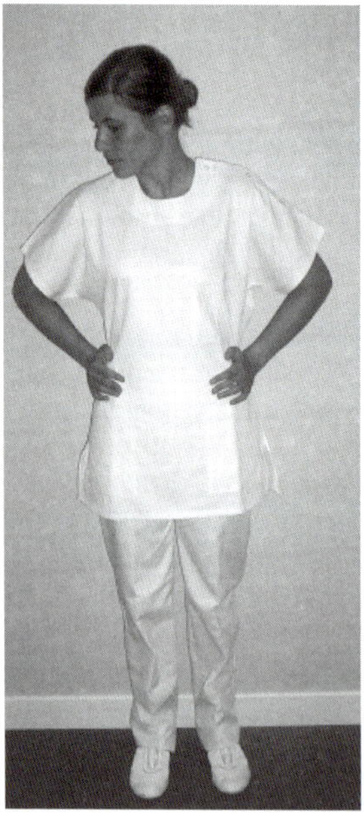

Figure 15 – Tenue correcte

(Source : *Modules AS/AP, module 6, Hygiène* par le Géracfas, Masson, 2006)

Mise en place des précautions standard

But ▸ *Les « précautions standard » mettent en place des mesures de précautions qui visent à protéger le personnel et les patients contre le risque infectieux.*

Ce que vous devez savoir

Avec l'apparition du Sida et la prise en charge de patients qui ne connaissaient pas toujours eux-mêmes leur risque potentiel de contamination et pour protéger les soignants et prévenir les infections nosocomiales, a été mise en place une prévention systématique, s'étendant à tout patient, appelée « précautions standards ».

Face au risque éventuel d'une transmission d'agents infectieux par contact avec le sang ou les liquides biologiques (urines, selles, sécrétions vaginales), ces précautions partent du principe que tout patient pris en charge à son arrivée doit être considéré comme potentiellement contaminé.

Elles s'appliquent à tout patient, infecté ou non, quels que soit sa pathologie ou son âge, par la mise en place de règles d'hygiène, de sécurité et d'utilisation de matériel de protection.

Ces précautions protègent soignants et patients contre le risque infectieux, en particulier contre les virus (hépatite B, hépatite C, VIH…).

Lors de diagnostic avéré d'une pathologie infectieuse avec risque de contamination, des mesures de précautions supplémentaires sont alors mises alors en place *(Voir Fiche 62)*.

Contexte législatif

Texte infirmier : Code de la santé publique

Art. R.4311-5 : Dans le cadre de son rôle propre, l'infirmier accomplit les actes, ou dispense les soins suivants visant à identifier les risques et assurer le confort et la sécurité de la personne et de son environnement et comprenant son information et celle de son entourage.

1. Soins et procédés visant à assurer l'hygiène de la personne (surveillance) et de son environnement.

Circulaire DGS/DH n° 98-249du 20 avril 1998, relative à la prévention de la transmission d'agents infectieux véhiculés par le sang ou les liquides biologiques lors des soins dans les établissements de santé.

Textes aide-soignant : Référentiel d'activités et référentiel de compétences (Arrêté du 25 janvier 2005). L'aide-soignant exerce son activité sous la responsabilité de l'infirmier, dans le cadre du rôle qui relève de l'initiative de celui-ci, défini par les articles 3 et 5 du décret relatif aux actes professionnels et à l'exercice de la profession infirmier.

Activités 1 : Dispenser des soins d'hygiène et de confort à la personne.

Activités 3 : Aider l'infirmier à la réalisation de soins.

Activités 4 : Assurer l'entretien de l'environnement immédiat de la personne ; protocoles d'hygiène.

Compétence 6 : Utiliser les techniques d'entretien des locaux et du matériel spécifique.

La règle d'ORR

1. Organisation

Recueil des données et des transmissions

Auprès de l'équipe et du dossier de soins pour :

S'informer de soins ou manipulations exposant au sang ou liquides biologiques : urines, selles, sécrétions vaginales, vomissements, expectorations... pour mettre le matériel de protection :

- au niveau des soins : toilette génitale ou génito-anale, saignements, aider le patient lors de vomissements, de diarrhée... ;
- lors de soins d'aide à l'infirmière : manipulation de tubes de prélèvement biologique, de risque de projections (aspiration, sondes...) ;
- au niveau des manipulations : de l'urinal, du bassin, des pots à diurèse, du linge ou du matériel souillé...

Matériel

- Gants, surblouse, masque, lunettes pour protéger le soignant ;
- solution décontaminante pour immerger le matériel souillé ;
- sacs biodégradables pour le linge contaminé par le sang ou les liquides biologiques, avec double emballage ;
- nettoyant et désinfectant approprié pour les surfaces souillées (voir protocole).

2. Réalisation

Efficacité – Sécurité

Tableau des précautions standards[1] (Annexe II de la circulaire 98/249 du 20 avril 1998)

RECOMMANDATIONS	
Si contact avec du sang ou des liquides biologiques	Après piqûre, blessure : lavage et antisepsie au niveau de la plaie Après projection sur muqueuse (conjonctive) : rinçage abondant
Lavage et/ou désinfection des mains	Après le retrait des gants, entre deux patients, deux activités Des fiches techniques doivent décrire la technique à utiliser dans chaque cas
Port de gants Les gants doivent être changés entre 2 patients, 2 activités	Si risque de contact avec du sang, ou tout autre produit d'origine humaine, les muqueuses ou la peau lésée du patient, notamment à l'occasion de soins à risque de piqûres hémocultures, pose et dépose de voie veineuse, chambres implantables, prélèvements sanguins... et lors de la manipulation de tubes de prélèvements biologiques, linge et matériel souillé ET Lors de tout soin, lorsque les mains du soignant comportent des lésions.

1. Annexe II de la circulaire n° 98-249 du 20 avril 1998, relative à la prévention de la transmission d'agents infectieux véhiculés par le sang ou les liquides biologiques lors des soins dans les établissements de santé.

Port de sur blouses, lunettes, masques	Si les soins ou manipulations exposent à un risque de projection ou d'aérosolisation de sang, ou tout autre produit d'origine humaine (aspiration, endoscopie, actes opératoires, autopsie, manipulation de matériel et linge souillé…)
Matériel souillé	Matériel piquant/tranchant à usage unique : ne pas recapuchonner les aiguilles, ne pas les désadapter à la main, déposer immédiatement après usage sans manipulation ce matériel dans un conteneur adapté, situé au plus près du soin et dont le niveau maximal de remplissage est vérifié. Matériel réutilisable : manipuler avec précautions le matériel souillé par du sang ou tout autre produit d'origine humaine. Vérifier que le matériel a subi un procédé d'entretien (stérilisation ou désinfection appropriée avant d'être réutilisé).
Surfaces souillées	Nettoyer et désinfecter avec un désinfectant approprié les surfaces souillées par des projections ou aérosolisations de sang, ou tout autre produit d'origine humaine.
Transport de prélèvements biologiques, de linge et de matériels souillés	Les prélèvements biologiques, le linge et instruments souillés par du sang ou tout autre produit d'origine humaine doivent être transportés dans un emballage étanche, fermé

Laver les mains entre deux patients, deux activités ;

- mettre des gants lors de tout risque de contact avec le sang et liquides biologiques ; laver les mains après avoir ôté les gants ;
- se protéger en cas de risque de projection (sur blouse, masque) ;
- immerger le matériel souillé réutilisable dans une solution décontaminante, (c'est-à-dire mise en contact avec un désinfectant), le temps nécessaire ; le manipuler avec précautions ;
- essuyer avec un papier absorbant toute surface souillée et mettre en contact avec un détergent-désinfectant ;
- respecter les dosages et temps de contact (préconisés par le fabricant) ;
- mettre le linge souillé dans un emballage étanche, fermé, voire double emballage ;
- **en cas d'accident** : tout soignant peut être confronté à une exposition accidentelle au sang ou aux liquides biologiques (projection sur muqueuse ou peau lésée, piqûre, coupure). On appelle cet accident AES (accident d'exposition au sang ou tout autre liquide biologique) ;
- **en cas de projection** ou contact accidentel avec le sang ou liquides biologiques :
  - sur peau saine et tenue de travail : se doucher immédiatement, changer de tenue,
  - sur les muqueuses : rincer abondamment ;
- **en cas de piqûre, coupure, blessure, contact sur peau lésée** : ne pas faire saigner (risque de diffusion du virus) :
  - laver la plaie à l'eau et au savon, rincer abondamment, sécher,
  - désinfecter par contact pendant 10 minutes environ avec dakin (ou dérivé chloré) ou bétadine ou à défaut alcool à 70°,
  - prévenir le cadre du service, prendre contact avec le médecin référent.

Évaluation de la qualité du soin dispensé

Sécurité – Hygiène

- Le soignant a mis des gants lors de tout soin, en cas de lésions ;
- le soignant a mis des gants en cas de risque de contact avec le sang et les liquides biologiques ;
- les gants sont changés entre deux activités, entre deux patients ;
- les mains sont lavées, désinfectées après le retrait des gants, entre deux activités, entre deux patients ;
- le soignant a mis le matériel de protection en cas de risque de projection ou d'aérosolisation : masque, lunettes ;
- du matériel dangereux (piquant, coupant à UU) ne traîne pas ; si cela était, **il n'est jamais** recapuchonné ou touché avec les doigts ;
- en cas de projection ou contact accidentel, les premiers soins sont pratiqués immédiatement (voir ci-dessus) selon l'affiche exposée dans les salles de soins, et le cadre de santé prévenu ;
- tous dysfonctionnements (manque de matériel de protection…), incidents ou accidents sont transmis.

Isolement septique et protecteur

But ► *L'isolement a une double action : protéger les patients des germes environnants, alors qu'ils présentent un système de défense affaibli (c'est l'isolement protecteur), et éviter qu'un malade contagieux ne transmette des germes pathogènes (c'est l'isolement septique). L'isolement est une prescription médicale, l'ensemble du personnel doit être au courant.*

Ce que vous devez savoir

I. L'organisme humain peut lutter contre les infections grâce à un système de défense et de protection : le **système immunitaire**. Certains malades ont leurs défenses affaiblies ou détruites suite à des traitements (greffes, chimiothérapie, radiothérapie...) ou à un virus : le sida. Lors d'une baisse des défenses immunitaires, certains microbes, réputés inoffensifs dans des conditions habituelles, peuvent devenir pathogènes provoquant des maladies dites **opportunistes.**
L'isolement dans une chambre seule et des mesures de prévention **doivent éviter au malade affaibli d'entrer en contact** avec des germes quels qu'ils soient et qui sont toujours dangereux pour eux.

II. D'autres malades sont porteurs de maladies contagieuses qui peuvent être transmises, selon le germe, par voie aérienne, cutanéo-muqueuse, sanguine ou par voie d'élimination (urines et selles). L'isolement dans une chambre seule et les mesures de prévention **doivent éviter que le malade contagieux ne transmette** des germes pathogènes aux personnes côtoyant le service : autres malades, visites, personnel. La mise en place de l'isolement et/ou des mesures de prévention sera définie par le médecin.
Décontaminer, c'est mettre en contact pendant un temps donné du matériel ou une surface souillée avec un désinfectant. (ex. : solution désinfectante du type eau de javel).
On distingue 3 modes de transmission :
- **La transmission « air »**, lorsque l'agent infectieux se fait par la voie aéroportée (ex : tuberculose, rougeole...) ;
- **La transmission « goutelettes »**, lorsque la transmission de l'agent infectieux se fait par les sécrétions venant de la bouche, trachée, bronches (ex : grippe, méningite à méningocoque) ;
- **La transmission « contact »**, lorsque la transmission de l'agent infectieux se fait par contact interhumain, ou par l'intermédiaire de liquides biologiques (urines, selles, sécrétions) ou du sang.

Contexte législatif

Texte infirmier : Code de la santé publique
Art. R.4311-5 : Dans le cadre de son rôle propre, l'infirmier accomplit les actes, ou dispense les soins suivants visant à identifier les risques et assurer le confort et la sécurité de la personne et de son environnement et comprenant son information et celle de son entourage.
1. Soins et procédés visant à assurer l'hygiène de la personne (surveillance) et de son environnement.
Circulaire DGS/DH n° 98-249du 20 avril 1998, relative à la prévention de la transmission d'agents infectieux véhiculés par le sang ou les liquides biologiques lors des soins dans les établissements de santé.
Textes aide-soignant : Référentiel d'activités et référentiel de compétences (Arrêté du 25 janvier 2005). L'aide-soignant exerce son activité sous la responsabilité de l'infirmier, dans le cadre du rôle qui relève de l'initiative de celui-ci, défini par les articles 3 et 5 du décret relatif aux actes professionnels et à l'exercice de la profession infirmier.
Activités 1 : Dispenser des soins d'hygiène et de confort à la personne.
Activités 3 : Aider l'infirmier à la réalisation de soins.
Activités 4 : Assurer l'entretien de l'environnement immédiat de la personne ; protocoles d'hygiène.
Compétence 3 : Réaliser des soins adaptés à l'état clinique de la personne.
Compétence 6 : Utiliser les techniques d'entretien des locaux et du matériel spécifique.

La règle d'ORR

1. Organisation

Recueil des données et des transmissions

Auprès de l'équipe et du dossier de soins pour s'informer :

De la nature de l'isolement (total ou partiel), et de sa raison pour mettre en place des mesures spécifiques et adaptées :

- le patient est en isolement car il est affaibli (baisse de ses défenses) ;
- le patient est en isolement car il est contagieux : les mesures de prévention sont spécifiques au mode de contamination (respiratoire, de contact) ; les soins auprès de ces patients doivent s'effectuer en dernier.

Pour un isolement total, le matériel restera dans la chambre et le cabinet de toilette, et sera à usage unique dès que possible.

Auprès du patient

Pour s'assurer qu'il a bien compris les raisons de l'isolement et les précautions à prendre.

Matériel

- Il sera adapté à la nature de l'isolement. Il peut être individuel ou à usage unique et devra répondre :
- aux mesures de prévention (matériel de lavage des mains et de protection du soignant : casaque, surblouse, charlotte) ;
- aux besoins du patient (hygiène corporelle, alimentation, élimination…) ;
- à ses soins et à sa surveillance (température, appareil à tension…) ;
- aux règles d'entretien du ménage et à la récupération des déchets et du linge sale (sac plastique…).

2. Réalisation

Efficacité – Sécurité – Hygiène

Un lavage des mains est effectué à l'entrée de la chambre avec un savon doux (lavage normal) et à la sortie avec un savon antiseptique (lavage antiseptique) (voir fiche 59).
Les mesures spécifiques, selon le protocole du service, viennent en complément des « précautions standards » :

Isolement respiratoire

• **Porter un masque[1] adapté :** selon le mode de contamination (air ou gouttelette), le choix d'un masque sera fonction de l'évaluation des risques et déterminé par un protocole validé par le CLIN :

- les masques médicaux et chirurgicaux protègent de la contamination par voie gouttelettes ;
- les appareils de protection respiratoires jetables protègent, en plus, la contamination par voie aérienne ;
- le masque est obligatoire pour toute personne, à chaque entrée dans la chambre.

Isolement de contact

C'est le mode de transmission qui va déterminer les mesures à prendre, déterminées par un protocole, validées par le CLIN (précautions standard ; surblouse et gants) :

- **contamination par la salive** (ex : hépatite A...) : sont mis pour toute manipulation de la vaisselle ; la vaisselle est jetable ou, si elle est individuelle, doit rester dans la chambre, où elle sera nettoyée, désinfectée ;
- **contamination par voie fécale** (ex : hépatite A, salmonelloses) ;
- **contamination par voie sanguine et liquides biologiques** (ex : hépatite B ou C, sida) :
  - les selles et les urines sont mises à décontaminer avant d'être évacuées,
  - le linge souillé par les selles ou les urines est mis dans un sac étanche avec la mention « à décontaminer ».

Dans tous les cas :

- manipuler avec précaution le matériel souillé réutilisable, il est immergé dans une solution décontaminante, (c'est-à-dire mis en contact avec un désinfectant) le temps nécessaire ;
- essuyer avec un papier absorbant toute surface souillée et mettre en contact avec un détergent-désinfectant ;
- respecter les dosages et temps de contact (préconisés par le fabricant) ;
- mettre le linge souillé dans un emballage étanche, fermé, voire double emballage.

Pour un isolement total

Le personnel soignant doit revêtir le matériel de protection à usage unique (blouse, masque, bonnet, surchaussures, gants) et se laver les mains à l'entrée et à la sortie de la chambre.

I. Dans le cas de protection du malade : **aucun germe ne doit entrer dans la chambre :**

---

1. Ces masques relèvent des directives européennes ; il en existe 3 classes par ordre croissant d'efficacité : FFP_1, FFP_2, FFP_3.

- le personnel doit revêtir le matériel de protection et effectuer le lavage de mains à chaque entrée,
- le matériel qui entre dans la chambre doit avoir été désinfecté ou stérilisé.

II. Dans le cas d'un malade contagieux : **aucun germe ne doit sortir de la chambre.**
Le matériel ne sort pas de la chambre avant d'avoir été traité ou emballé :

- le matériel à usage unique, ainsi que les déchets et détritus, sont mis dans un sac à incinérer ;
- le matériel non jetable est décontaminé et lavé avant de sortir de la chambre ;
- le linge est stocké dans la journée dans un sac, puis mis dans un 2e-sac à la sortie de la chambre, avec la mention spéciale « à décontaminer » ;
- les excrétas (selles, urines) et liquides biologiques (vomissements, crachats, pertes…) sont soit mis à décontaminer avant d'être évacués dans les toilettes, soit mis sous emballage plastique, en cas d'examens de laboratoire… ;
- toutes souillures ou salissures sur le sol ou toute surface sont nettoyées et désinfectées.

Évaluation de la qualité du soin dispensé

- La mise en isolement est connue de tout le personnel ;
- les protocoles sont connus et respectés par tout le personnel ;
- il n'y a pas de contamination croisée d'un patient à un autre ;
- les protocoles sont respectés pour la manipulation du linge, matériel et surface souillés et leur décontamination et désinfection.

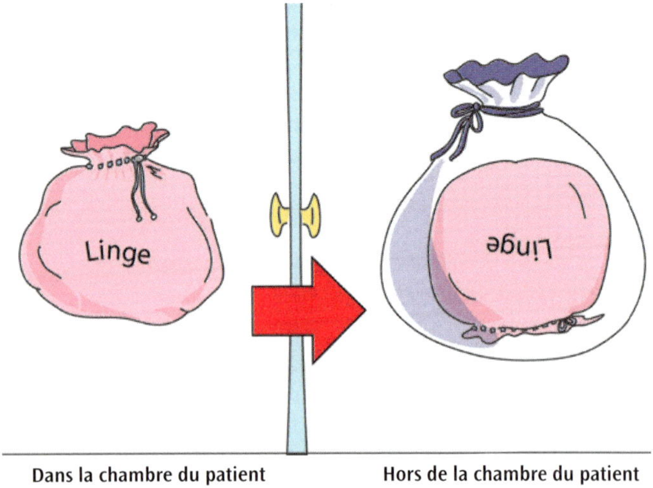

Figure 16 – Technique du « double emballage » du linge contaminé.

3. Relation

Avec le malade

Isolement ne veut pas dire laisser le malade seul ; aller le voir souvent et prendre le temps de pratiquer les soins :

- permettre au malade de s'exprimer, être à son écoute, lui expliquer le pourquoi de ces mesures de prévention ;
- s'assurer que la famille est au courant des mesures mises en place et, si les visites sont autorisées, que toutes les mesures leur soient appliquées (blouse, masque, lavage des mains).

Avec l'équipe : noter le soin et transmettre

Transmettre à l'ensemble de l'équipe les mesures mises en place ; vos observations et le comportement du malade.

X

BESOIN D'ÉVITER LES DANGERS (SUR LE PLAN PSYCHOLOGIQUE)

Module 5 : Relation – Communication

Fiche 63

Accueil du patient

But ▸ *Créer une ambiance physique et psychologique calme et sécurisante, pour favoriser l'adaptation de la personne à son nouvel environnement.*

Ce que vous devez savoir

Lorsqu'une personne arrive dans un nouveau lieu pour une hospitalisation ou un placement, elle est en général toujours anxieuse voire angoissée. L'accueil est primordial pour désamorcer une situation qui peut devenir très vite agressive et conflictuelle.
Être particulièrement attentif à l'accueil de la personne, lui donner des repères dans le temps et dans l'espace, créer un climat sécurisant et une atmosphère de calme, autant d'actions destinées à faire baisser le niveau d'anxiété et aider la personne à s'adapter plus facilement à son nouvel environnement et à son nouvel état.
L'accueil du « premier jour » est particulièrement important, mais l'accueil est aussi un « état d'esprit » d'écoute, de disponibilité et d'observation qui va permettre au soignant de répondre aux besoins de la personne et qui doit se prolonger tout au long de l'hospitalisation et du placement.

Contexte législatif

Texte infirmier : Code de la santé publique
Art. R.4311-5 : Dans le cadre de son rôle propre, l'infirmier accomplit les actes, ou dispense les soins suivants visant à identifier les risques et assurer le confort et la sécurité de la personne et de son environnement et comprenant son information et celle de son entourage.
40 : entretien d'accueil privilégiant l'écoute de la personne avec orientation si nécessaire.
41 : aide et soutien psychologique.
Textes aide-soignant : Référentiel d'activités et référentiel de compétences (Arrêté du 25 janvier 2005). L'aide-soignant exerce son activité sous la responsabilité de l'infirmier, dans le cadre du rôle qui relève de l'initiative de celui-ci, défini par les articles 3 et 5 du décret relatif aux actes professionnels et à l'exercice de la profession infirmier.
Activité 7 : Accueillir, informer et accompagner les personnes et leur entourage :
– assurer une communication verbale et non verbale contribuant au bien être du patient ;
– accueillir les personnes : écouter et apporter une réponse adaptée et appropriée au malade et à sa famille ;
– transmettre les informations accessibles et adaptées au patient en fonction de la réglementation ;
– donner des conseils simples aux familles et au patient sur l'hygiène de la vie courante ;
– expliquer le fonctionnement du service.
Compétence 1 : Accompagner une personne dans les actes essentiels de la vie quotidienne en tenant compte de ses besoins et de son degré d'autonomie.
Compétence 5 : Établir une communication adaptée à la personne et à son entourage.
Compétence 7 : Rechercher, traiter et transmettre les informations pour assurer la continuité.

La règle d'ORR

1. Organisation

Recueil des données et des transmissions

Auprès de l'équipe et du dossier de soins pour :

- prendre connaissance de l'arrivée de la personne avec sa pathologie et ses handicaps ;
- s'informer des indications et contre-indications médicales ;
- préparer éventuellement le matériel nécessaire pour son installation (matelas prévention d'escarres, potence, arceau de lit…) et le matériel médical (oxygène, matériel d'urgence…).

Auprès du patient et éventuellement de sa famille

Observer la posture de la personne, ses mimiques et son comportement non verbal, qui peuvent renseigner sur sa douleur, son handicap, son état de fatigue, son anxiété…
Le recueil d'informations verbales se fera au lit du patient, une fois qu'il sera installé et éventuellement auprès de sa famille si ce dernier ne peut communiquer en fonction de l'urgence de son état ou de sa pathologie.

2. Réalisation

Efficacité

- Se présenter auprès de la personne, expliquer sa fonction avec un ton et un visage avenants ;
- l'amener dans sa chambre, en cas de chambre à deux lits, lui présenter son voisin ;
- procurer une carafe d'eau et un verre (sauf contre-indication) ;
- présenter les lieux, lui montrer le cabinet de toilettes, les WC, son placard pour ranger ses affaires ;
- expliquer le fonctionnement du matériel :
  - la sonnette,
  - le téléphone : comment se procurer la ligne,
  - la télévision : comment se procurer l'abonnement ;
  - ou tout autre matériel ;
- renseigner sur l'organisation de la journée et donner les heures approximatives :
  - de visites des médecins, lui rappeler le nom du médecin qui s'occupe d'elle ;
  - des repas, des soins au réveil, du passage de l'équipe du soir pour la nuit ;
  - des visites pour sa famille, du départ du courrier ;
- donner le livret d'accueil de l'établissement ; lui dire de prendre le temps de le lire car il contient un grand nombre d'informations concernant son hospitalisation ou son placement ; lui dire qu'il est possible :
  - de rencontrer une personne du culte de son choix ; signaler le passage de la bibliothèque, de différentes associations de bénévoles, de visiteuses etc.
  - de commander éventuellement un repas pour un proche, pour déjeuner ensemble.

Hygiène

- Avant l'installation de la personne, s'assurer de la propreté des locaux, du matériel (chambre et cabinet de toilette) et du linge ;
- une fois installée lui expliquer l'organisation de la prise en charge du linge sale : par l'établissement, par un organisme, par la famille…

Sécurité

- Répondre à toute prescription médicale (ex. : repos strict au lit…) ou contre-indication (ne pas donner à boire, jeun strict…) ;
- pour toute personne à risque : enfant, personne désorientée, suicidaire, réduire les dangers éventuels :
  - en enlevant tout objet coupant ou pouvant être dangereux (verre, rasoir, couteau…) ;
  - en bloquant les fenêtres lorsque la chambre se trouve à l'étage ;
  - en enlevant tout ce qui pourrait entraîner un étouffement ou une strangulation (sacs, liens, ceintures…) ;
  - en veillant à ce qu'il n'y ait pas une accumulation de médicaments ;
- vérifier le bon fonctionnement de la sonnette et lui mettre à portée de main ;
- assurer une communication verbale et non verbale (voir ci-dessous) qui contribue à la sécurité et au bien-être du patient.

Confort

- Si la personne est fatiguée, l'aider à se déshabiller et à s'installer dans son lit en tenant compte de son état physique et psychologique ;
- lui proposer de l'aider à ranger ses affaires dans son placard ;
- s'assurer qu'elle ne manque de rien.

Évaluation de la qualité du soin dispensé

Efficacité – Sécurité – Confort

- Le patient et sa famille sont accueillis, écoutés ;
- les réponses données sont adaptées et appropriées au patient et à sa famille ;
- les informations données sont accessibles et adaptées au patient, en fonction de la réglementation ;
- le fonctionnement du service est expliqué ;
- des conseils simples sur l'hygiène de la vie courante sont donnés au patient et à sa famille ;
- la communication verbale et non verbale contribue au bien être du patient.

3. Relation

Avec la personne

- Appeler la personne par son nom, la vouvoyer ;
- prendre le temps d'écouter ses questions, de répondre à ses interrogations ; faire exprimer ses craintes par rapport à un diagnostic, des résultats d'examen, une opération, une anesthésie, etc. ;

- informer de la présence permanente de l'équipe (de jour comme de nuit) et de sa disponibilité et rassurer la personne en lui disant qu'elle peut sonner à tout moment en cas de besoin ou de difficulté ;
- respecter et accepter sans jugement les objets personnels que la personne a pu apporter avec elle ; les laisser à la place choisie par elle (ceci est d'autant plus important pour la personne âgée) ;
- la laisser en s'assurant que tout va bien pour le moment et qu'elle est momentanément rassurée ;
- en cas de temps limité (urgence des soins, personnel réduit, effervescence du service…), accueillir la personne, assurer sa sécurité (physique et médicale), et l'installer sommairement en lui expliquant le manque de disponibilité ponctuel et l'assurer du passage d'un soignant à un moment de la journée qu'on lui précisera.

Avec l'équipe

- Demander à l'infirmière les soins qu'il faut mettre en route (prise de température, bain préopératoire…) ;
- transmettre ses observations et le comportement de la personne lors de son installation ;
- noter les premières informations sur la fiche de recueil de données pour que les soignants, au fur et à mesure de leur passage auprès de la personne, puissent la compléter par leurs observations.

Circulaire DGS/DH n° 95-22 du 6 mai 1995 relative aux droits des patients hospitalisés et comportant « une charte du patient hospitalisé »

Résumé de la charte du patient hospitalisé destiné à faire l'objet d'un affichage

Le patient hospitalisé n'est pas seulement un malade. Il est avant tout une personne ayant des droits et des devoirs.

Principes généraux :

- Le service public hospitalier est accessible à tous et, en particulier, aux personnes les plus démunies. Il est adapté aux personnes handicapées.
- Les établissements de santé garantissent **la qualité des traitements, des soins et de l'accueil**. Ils sont attentifs au **soulagement de la douleur**.
- L'information donnée au patient doit être accessible et loyale. Le patient participe aux choix thérapeutiques qui le concernent.
- Un acte médical ne peut être pratiqué qu'avec le **consentement libre et éclairé** du patient.
- Un consentement spécifique est prévu, notamment pour les patients participant à une recherche biomédicale, pour le don et l'utilisation des éléments produits du corps humain et pour les actes de dépistage.
- Le patient hospitalisé peut, à tout moment, quitter l'établissement, sauf exceptions prévues par la loi, après avoir été informé des risques éventuels qu'il encourt.
- La personne hospitalisée est **traitée avec égard. Ses croyances sont respectées. Son intimité doit être préservée ainsi que sa tranquilité**.
- **Le respect de la vie privée** est garanti à tout patient hospitalisé ainsi que la **confidentialité** des informations personnelles, médicales et sociales qui le concernent.
- Le patient a accès aux informations contenues dans son dossier, notamment d'ordre médical, par l'intermédiaire d'un praticien qu'il choisit librement.
- Le patient hospitalisé exprime ses observations sur les soins et l'accueil et dispose du droit de demander réparation des préjudices qu'il estimerait avoir subis.

Accueil et accompagnement d'une personne désorientée

But ▸ *Mettre en place des actions d'accompagnement et de suppléance, chez une personne qui présente des signes de désorientation, pour que malgré ses déficiences mentales elle garde toute sa dignité et, en fonction de ses capacités, conserve une activité physique, une autonomie et une communication avec autrui le plus longtemps possible, dans un environnement physique et psychologique non dangereux.*

Ce que vous devez savoir

La désorientation est une perte des repères temporo-spatiaux (du temps et des lieux). Elle est souvent associée à une réduction des capacités d'adaptation, à des troubles de l'humeur et de la mémoire. D'où l'importance de conserver les points de repères.
Elle peut être passagère chez une personne (le plus souvent âgée), suite à un épisode pathologique aigu ou un changement brutal dans l'environnement habituel.
Dans les démences séniles et la maladie d'Alzheimer, elle évolue inexorablement vers une aggravation.

Contexte législatif

Texte infirmier : Code de la santé publique
Art. R.4311-5 : Dans le cadre de son rôle propre, l'infirmier accomplit les actes, ou dispense les soins suivants visant à identifier les risques et assurer le confort et la sécurité de la personne et de son environnement et comprenant son information et celle de son entourage.
40 : entretien d'accueil privilégiant l'écoute de la personne avec orientation si nécessaire.
41 : aide et soutien psychologique.
Textes aide-soignant : Référentiel d'activités et référentiel de compétences (Arrêté du 25 janvier 2005). L'aide-soignant exerce son activité sous la responsabilité de l'infirmier, dans le cadre du rôle qui relève de l'initiative de celui-ci, défini par les articles 3 et 5 du décret relatif aux actes professionnels et à l'exercice de la profession infirmier.
Activité 7 : Accueillir, informer et accompagner les personnes et leur entourage :
– assurer une communication verbale et non verbale contribuant au bien être du patient ;
– accueillir les personnes : écouter et apporter une réponse adaptée et appropriée au malade et à sa famille ;
– transmettre les informations accessibles et adaptées au patient en fonction de la réglementation ;
– donner des conseils simples aux familles et au patient sur l'hygiène de la vie courante ;
– expliquer le fonctionnement du service.
Compétence 1 : Accompagner une personne dans les actes essentiels de la vie quotidienne en tenant compte de ses besoins et de son degré d'autonomie.
Compétence 5 : Établir une communication adaptée à la personne et à son entourage.
Compétence 7 : Rechercher, traiter et transmettre les informations pour assurer la continuité des soins.

La règle d'ORR

1. Organisation

Recueil des données et des transmissions

Auprès de l'équipe et du dossier de soins pour :
- prendre connaissance de l'arrivée de la personne, sa pathologie et ses handicaps ;
- préparer éventuellement le matériel nécessaire pour son installation : matelas de prévention d'escarres, potence, arceau de lit, du matériel médical.

Auprès du patient pour :
- observer, une fois installé, son comportement et ses capacités ;
- évaluer le niveau de confusion pour savoir ce qu'on va lui demander au niveau de sa participation aux soins d'hygiène et de confort ;
- respecter ses rythmes afin qu'ils lui servent de repères (ex : un horaire régulier pour sa toilette…) ;
- organiser sa vie afin qu'elle soit la plus proche possible de ce qu'il vivait chez lui.

2. Réalisation

Efficacité – Hygiène – Confort

Accompagner les gestes de la vie quotidienne et donner des repères.
- Tous les matins, orienter la personne : où et quand : « où êtes-vous ?, quel jour sommes-nous ?, le mois, la saison, le matin, le soir ? », etc.
- garder des horaires réguliers pour la toilette, aider à faire la toilette, toujours dans le même ordre ;
- disposer toujours ses affaires au même endroit (éviter de changer de chambre) ;
- pendant la toilette et l'habillage, la faire participer en lui demandant par exemple :
  - de nommer au fur et à mesure les parties de son corps,
  - de nommer le matériel utilisé : gant, savon, serviette, verre, etc.,
  - « donnez-moi le savon, le gant, la serviette » et/ou « lavez-vous le visage, essuyez-vous le bras »…,
  - de s'exprimer sur la chaleur de l'eau, l'odeur du savon, la douceur de la serviette etc., ce qui permet de stimuler ses sens,
  - respecter les habitudes de coiffure, de maquillage, de bijoux.
- selon sa capacité et ses progrès, lui demander d'en faire chaque fois un peu plus ;
- demander aux proches d'apporter des objets familiers : photos, bibelots ;
- faire s'exprimer la personne ;
- l'assister dans ses repas pour qu'elle prenne les plats les uns après les autres, surveiller qu'elle boive suffisamment ;
- en long séjour : en fonction de ce que la personne aime et de ses capacités, l'associer à la vie de l'établissement ; la faire participer aux activités ménagères (faire son lit, essuyer la poussière, mettre le couvert etc.), ou récréatives (écouter la musique, chanter, danser etc.). Éviter ce qu'elle ne connaît pas ou ce qui demande un nouvel apprentissage (facteur de stress).

Sécurité

La personne désorientée, au fur et à mesure de la progression de la maladie, perd la conscience du danger. Aussi l'aide-soignant doit-il :

- veiller à sa sécurité :
  - en enlevant tout objet coupant ou pouvant être dangereux, ou objets inutiles qui risquent d'être cassés (verre, rasoir, couteau…) ;
  - en bloquant les fenêtres lorsque la chambre se trouve à l'étage ;
  - en protégeant les escaliers ;
  - en enlevant tout ce qui pourrait entraîner un étouffement ou une strangulation (sacs, liens, ceintures…) ;
  - en enlevant tout ce qu'elle pourrait ingérer : médicaments, produits toxiques, ménagers…
- veiller à ce que la personne ne mange pas n'importe quoi, qu'elle pourrait trouver dans la chambre d'une autre personne : plante, terre, pommade, etc. ;
- créer des repères (style logos ou dessins de couleur) afin qu'elle retrouve sa chambre, les toilettes, la salle de bains ;
- laisser les objets usuels à leur place habituelle ;
- repérer la tendance à l'agitation, à la déambulation, au vagabondage (avec risque de sortir du service) ;
- mettre les barrières la nuit, en cas d'agitation et selon la prescription médicale ;
- assurer une communication verbale et non verbale (voir ci-dessous) qui contribue à la sécurité et au bien-être du patient.

Évaluation de la qualité des soins dispensés

- Une atmosphère de calme contribue à faire baisser le niveau d'anxiété de la personne ;
- la conservation des repères minimise le processus de désorientation du patient ;
- la stimulation de la personne, dans les activités de la vie quotidienne, contribue au maintien de ses capacités d'adaptation ;
- les mesures de sécurité prises sont adaptées aux risques encourus ;
- la communication verbale et non verbale contribue au bien-être du patient ;
- les épisodes d'agitation ou d'agressivité sont reconnus par le soignant et calmés par sa présence attentive et rassurante.

3. Relation

Avec le patient : maintenir la communication verbale et non verbale

- Attirer l'attention de la personne en l'appelant par son nom, éventuellement lui toucher doucement le bras pour établir un contact tactile ;
- pour établir un contact visuel avec la personne, se positionner en face d'elle ; si elle est assise se mettre à sa hauteur ;
- parler calmement (la personne est très sensible et réagit à une ambiance stressante), le ton doit être rassurant. Employer des mots simples, des phrases courtes ;
- lorsqu'elle hésite, l'aider à trouver ses mots (lui en proposer à choisir) ;

- si elle s'énerve ou se met en colère, parce qu'on ne la comprend pas, la calmer ; essayer de deviner ce qu'elle veut dire par ses mimiques, ses gestes…
- la féliciter lors de soins accomplis ou de progrès ;
- si elle résiste à ce qu'on lui propose ou s'agite, ne pas chercher à la raisonner (ce qui serait sans effet ou qui pourrait l'énerver), passer à autre chose, détourner son attention, quitte à essayer d'y revenir un peu plus tard ;
- agir avec patience, souplesse, et bonne humeur ;
- éviter les situations d'échec qui augmentent la régression.

Avec l'équipe : noter le soin et transmettre

- Toute modification de comportement, de relation, de communication ;
- toute aggravation de son état physique : rougeurs (escarre), fuites urinaires (incontinence), fausses routes ;
- toute diminution de son activité dans la prise en charge de ses besoins au niveau de sa toilette, sa mobilité, son repas.

Droits des personnes âgées dépendantes en institution

1. Tout résidant doit bénéficier des dispositions de la Charte des droits et libertés des personnes âgées dépendantes.
2. Nul ne peut être admis en institution sans une information et un dialogue préalables, et sans son accord.
3. Comme pour tout citoyen adulte : la dignité, l'identité et la vie privée du résidant doivent être respectées.
4. Le résidant a le droit d'exprimer ses choix et ses souhaits.
5. L'institution devient le domicile du résidant. Il doit y disposer d'un espace personnel.
6. L'institution est au service du résidant. Elle s'efforce de répondre à ses besoins et de satisfaire ses désirs.
7. L'institution encourage les initiatives du résidant. Elle favorise les activités individuelles et développe les activités collectives (intérieures ou extérieures) dans le cadre d'un projet de vie.
8. L'institution doit assurer les soins infirmiers et médicaux les plus adaptés à l'état de santé du résidant. S'il est nécessaire de donner des soins à l'extérieur de l'établissement, le résidant doit en être préalablement informé.
9. L'institution accueille la famille, les amis, ainsi que les bénévoles, et les associe à ses activités. Cette volonté d'ouverture doit se concrétiser par des lieux de rencontre, des horaires de visite souples, des possibilités d'accueil pour quelques jours et par des réunions périodiques avec tous les intervenants.
10. Après une absence transitoire (hospitalisation, vacances, etc.), le résidant doit retrouver sa place dans l'institution.
11. Tout résidant doit disposer de ressources personnelles. Il peut notamment utiliser librement la part de son revenu qui reste disponible.
12. Le droit à la parole est fondamental pour les résidants.

Fondation nationale de gérontologie
Secrétariat d'État chargé de la Sécurité sociale
Ministère des Affaires sociales et de l'Emploi, 1987

Fiche 65

Prévention et lutte contre la perturbation de l'image corporelle

But ▸ *Repérer et transmettre les réactions d'un patient face aux modifications corporelles et psychologiques induites par la maladie et l'hospitalisation ou le placement. Adapter son comportement de soignants pour aider la personne à intégrer une nouvelle image d'elle-même.*

Ce que vous devez savoir

L'image corporelle est un jugement que l'on porte sur son propre corps (corps qui change et qui vieillit), sur son apparence, sur la manière de le soigner, de s'habiller, de se coiffer, de marcher, de parler… et la façon dont on montre son corps aux yeux des autres.

La maladie, l'amaigrissement, les effets de certains traitements (perte des cheveux, œdème…) modifient le corps ; la chirurgie entraîne la perte d'un organe (sein, utérus, estomac, côlon, amputation d'un membre), le corps malade dicte sa loi avec ses faiblesses, ses améliorations, ses rechutes et entraîne la perte de la maîtrise des choses.

Tous ces événements sont autant de facteurs qui risquent d'entraîner, pour la personne qui les vit et les subit, une perturbation de son image corporelle.

Se réapproprier son « nouveau corps », refaire connaissance avec lui, demande du temps et de passer par des. étapes psychologiques que le docteur Kübler-Ross a décrites en termes de processus de perte ou de deuil. Les réactions psychologiques mises en place inconsciemment par les individus vont les aider à passer du refus de ce qui lui arrive (ou du déni) en passant par la rage et la colère et la dépression avant d'arriver à l'acceptation.

1 **La négation** **« non, pas moi »**	2 **Rage et colère** **« pourquoi moi ? »**	3 **Le marchandage** **« oui moi, mais… »**	4 **La dépression**	5 **L'acceptation** **« oui moi »**
À l'annonce de ce qui va provoquer la perte, la personne exprime le choc produit par la prise de conscience.	Elle réagit au fait que ce soit à elle que cela arrive plutôt qu'à un autre.	Elle accepte la réalité de la perte mais essaie d'échanger quelque chose pour gagner du temps.	Elle pleure, pense à ce qu'elle a fait ou pas fait, à ce qu'elle aurait aimé faire si ce malheur ne lui était pas arrivé.	Elle est prête, ce stade n'est ni heureux, ni malheureux : « **il est** ».

Chaque étape dans son intensité et sa durée, est propre à chaque individu.

Contexte législatif

Texte infirmier : Code de la santé publique
Art. R.4311-5 : Dans le cadre de son rôle propre, l'infirmier accomplit les actes, ou dispense les soins suivants visant à identifier les risques et assurer le confort et la sécurité de la personne et de son environnement et comprenant son information et celle de son entourage.
40 : entretien d'accueil privilégiant l'écoute de la personne avec orientation si nécessaire.
41 : aide et soutien psychologique.
Textes aide-soignant : Référentiel d'activités et référentiel de compétences (Arrêté du 25 janvier 2005). L'aide-soignant exerce son activité sous la responsabilité de l'infirmier, dans le cadre du rôle qui relève de l'initiative de celui-ci, défini par les articles 3 et 5 du décret relatif aux actes professionnels et à l'exercice de la profession infirmier.
Activité 7 : Accueillir, informer et accompagner les personnes et leur entourage :
– assurer une communication verbale et non verbale contribuant au bien être du patient ;
– accueillir les personnes : écouter et apporter une réponse adaptée et appropriée au malade et à sa famille ;
– donner des conseils simples aux familles et au patient sur l'hygiène de la vie courante.
Compétence 1 : Accompagner une personne dans les actes essentiels de la vie quotidienne en tenant compte de ses besoins et de son degré d'autonomie.
Compétence 5 : Établir une communication adaptée à la personne et à son entourage.

La règle d'ORR

1. Organisation

Recueil des données et des transmissions

Auprès de l'équipe et du dossier de soins pour s'informer :
- d'une intervention ayant entraîné la perte d'un organe (visible ou non) ;
- de pathologies entraînant des modifications corporelles (œdème, amaigrissement, perte des cheveux…) ;
- des réactions et comportements du patient face à ces changements.

Auprès du patient pour :
- repérer les modifications corporelles visibles ;
- observer la personne au niveau de son comportement et de ses émotions ;
- l'écouter s'exprimer sur les modifications corporelles et la survenue de la perte ;
- lui laisser du temps ; permettre au patient de « digérer » la nouvelle ;
- savoir différer des soins d'hygiène et assouplir les horaires.

2. Réalisation

Efficacité – Sécurité – Confort – Hygiène

- Inciter la personne à effectuer ses soins personnels et les compléter si besoin ;
- souligner l'importance de l'apparence soignée : coiffure, maquillage, barbe… ;
- respecter le fait que la personne ne veuille pas voir immédiatement les modifications corporelles : ne veut pas de miroir, ne veut pas se regarder, se toucher… ;
- maîtriser son expression faciale ou son comportement non verbal (mouvement de répulsion…) auprès d'une personne qui a son apparence fortement modifiée ;

- soulager les malaises physiques qui diminuent les réserves d'énergie et être attentif au confort et à l'installation de la personne ;
- assurer une communication verbale et non verbale (voir ci-dessous, Relation) qui contribue à la sécurité et au bien-être du patient.

Évaluation de la qualité du soin dispensé

- Les comportements liés aux modifications du corps, sont observés et transmis ;
- les épisodes de colère, d'agressivité, de pleurs… sont reconnus par le soignant, autorisés dans leur expression et transmis ;
- la communication verbale et non verbale contribue au bien-être du patient ;
- une relation d'écoute et d'aide est mise en place par le soignant ; si nécessaire un relais est demandé auprès de l'IDE ou autre professionnel de santé (psychologue…) ;
- aucun jugement n'est émis à l'encontre du patient ou de sa famille ;
- le patient exprime un mieux être.

3. Relation

Avec le patient

- L'autoriser à exprimer sa détresse, ses émotions et ses sentiments les plus violents (colère, peine, joie, révolte, espérance…) avec toutes leurs contradictions, pour lui permettre d'intégrer ses pertes et trouver de nouveaux modes d'adaptation ;
- lui expliquer que ces sentiments exprimés font partie de l'évolution de la maladie et qu'il faut du temps ;
- lui laisser exprimer des sentiments négatifs vis-à-vis de son corps ; sa peur du regard des autres ; sa crainte d'un rejet… ; respecter les silences ;
- entendre les épreuves qu'il traverse et sa façon de réagir face à la maladie ;
- ne pas refouler les pleurs, souvent nécessaires pour passer à une étape suivante ; proposer alors : « préférez-vous rester seul ou que je reste avec vous ? » ;
- éviter la solitude, le rejet, l'isolement qui sont ressentis douloureusement ;
- faire participer la personne le plus possible à ses soins et aux décisions qui la concernent, discuter avec elle de ses progrès. l'aider à contrôler la situation.

Avec la famille

- Accueillir les membres proches de sa famille, leur permettre d'exprimer leurs sentiments et leurs difficultés ;
- respecter l'intimité lors des visites (éviter d'entrer trop souvent dans la chambre) ;
- ne pas juger un membre de la famille qui semble ne pas répondre aux attentes ;
- essayer de comprendre les difficultés et les bouleversements induits par la maladie de son proche et le fait qu'il doit aussi faire face au processus de perte ou de deuil ;

Avec l'équipe

- Repérer et transmettre les réactions du malade dans son processus de perte ;
- réfléchir en équipe pour adapter son comportement et l'aider à passer les étapes.

Prévention et lutte contre la perturbation de l'estime de soi

But ▸ *Repérer et transmettre les réactions d'un patient face à des perturbations de l'estime de soi, induites par la maladie et l'hospitalisation ou le placement. Adapter son comportement de soignant pour aider la personne à intégrer une nouvelle estime de soi.*

Ce que vous devez savoir

La conception que l'on a de soi évolue de la naissance à la mort ; elle est notamment influencée par les relations interpersonnelles et le milieu socioculturel. Cette image de soi englobe la représentation mentale que l'on se fait, l'idée que l'on a de sa propre valeur, de ses capacités. Elle intègre :

- **l'image corporelle, qui est un jugement que l'on porte sur son propre corps et la façon dont on le montre aux autres ;**
- **l'identité personnelle, ce qui fait que la personne est unique et se distingue des autres, elle comprend l'idée d'autonomie et la façon de gérer sa propre vie ;**
- **l'exercice d'un rôle, choisi et/ou adopté de son plein gré ou imposé, il se définit en référence à un modèle familial, social et/ou culturel avec ses obligations et responsabilités ;**
- **l'estime de soi, qui se construit dans l'amour et s'organise à partir des qualités que la personne se prête et la façon dont les autres la jugent (critique et considération). C'est une comparaison entre « ce que je crois être » et « ce que je suis ».**

La perturbation de l'estime de soi se manifeste par une diminution des sentiments de sa propre valeur et de sa compétence, et s'exprime par un jugement défavorable envers soi-même ou ses capacités.

Contexte législatif

Texte infirmier : Code de la santé publique

Art. R.4311-5 : Dans le cadre de son rôle propre, l'infirmier accomplit les actes, ou dispense les soins suivants visant à identifier les risques et assurer le confort et la sécurité de la personne et de son environnement et comprenant son information et celle de son entourage.

40 : entretien d'accueil privilégiant l'écoute de la personne avec orientation si nécessaire.

41 : aide et soutien psychologique.

Textes aide-soignant : Référentiel d'activités et référentiel de compétences (Arrêté du 25 janvier 2005). L'aide-soignant exerce son activité sous la responsabilité de l'infirmier, dans le cadre du rôle qui relève de l'initiative de celui-ci, défini par les articles 3 et 5 du décret relatif aux actes professionnels et à l'exercice de la profession infirmier.

Activité 7 : Accueillir, informer et accompagner les personnes et leur entourage :

– assurer une communication verbale et non verbale contribuant au bien être du patient ;

– accueillir les personnes : écouter et apporter une réponse adaptée et appropriée au malade et à sa famille.

Compétence 5 : Établir une communication adaptée à la personne et à son entourage.

La règle d'ORR

1. Organisation

Recueil des données et des transmissions

Auprès de l'équipe et du dossier de soins pour s'informer :

De l'existence d'une situation de crise (intervention urgente, pathologie aiguë ou invalidante) ou d'une situation pouvant entraîner pour le patient :

- une perte d'autonomie avec un sentiment de dépendance ;
- une difficulté d'adaptation face à cette situation ;
- une difficulté pour le patient à assumer son rôle (de malade, ou rôle familial, social…).

Auprès du patient pour :

- repérer des modifications corporelles visibles : dégradation de l'état physique, perte d'une partie du corps… et/ou la présence de matériel médical modifiant l'image de la personne (sondes, trachéotomie, aspiration, contention…) ;
- l'écouter s'exprimer sur ce qui lui arrive, et sur ses émotions ; le patient peut ne pas les exprimer ou encore exprimer des sentiments négatifs sur lui-même :
  - il se dévalorise et s'auto-déprécie dans ses propos, il a une piètre opinion de lui-même *(je suis nul, je n'arrive à rien, je rate toujours tout…)*,
  - il dit son incapacité à faire face aux évènements *(je n'y arriverai jamais, je ne suis pas capable…)*,
  - il exprime se honte ou sa culpabilité, a besoin d'être rassuré en permanence,
  - il rejette les remarques positives à son égard, les compliments, amplifie les remarques négatives, accentue les défauts,
  - il s'excuse inutilement et souvent, ne sait pas dire non,
  - il exprime sa tristesse, ses idées pessimistes, un sentiment d'échec ou de regret,
  - il explique sa peur d'essayer de nouvelles choses ;
- observer son comportement et ses réactions ; le patient peut :
  - se montrer agressif ou irritable, ne pas reconnaître ses progrès,
  - négliger d'accomplir les tâches inhérentes à son « rôle de malade » : ne participe pas aux soins, se montre passif…,
  - ne pas demander de l'aide alors qu'elle est nécessaire,
  - nier ses problèmes alors qu'ils sont évidents aux yeux des autres, en rejeter sur autrui la responsabilité,
  - se plaindre constamment, tergiverse fréquemment, n'est jamais satisfait de ce qu'on lui fait, du service, de l'organisation des soins…,
  - pleurer facilement ou ruminer sa colère, car très sensible aux manques d'égards et aux critiques,
  - ne pas planifier ni se projeter dans l'avenir : suites de la maladie ou handicap, retour à la maison…

2. Réalisation

Efficacité – Sécurité – Confort

- **Évaluer le niveau de dépendance** de la personne, concernant l'alimentation, l'élimination, la mobilisation, l'habillement, les soins d'hygiène (voir grille d'évaluation…) :
  - la faire s'exprimer sur sa frustration et sa gêne concernant sa dépendance,
  - expliquer que la dépendance physique ne diminue pas sa valeur comme être humain,
  - planifier avec elle les soins quotidiens de façon à la rendre plus autonome,
  - la faire participer le plus possible aux décisions la concernant,
  - lui faire remarquer toute manifestation de progrès, la féliciter de tout effort ;
- **évaluer sa difficulté d'adaptation** face à une situation de crise ou vécue comme difficile :
  - la faire s'exprimer sur ses perceptions, la manière dont elle se sent, se voit (confiance, manque de confiance en soi, pessimisme, découragement…),
  - lui expliquer que toute situation de crise, toute perte liée à une situation (maladie, handicap…) demande un période d'adaptation, qui apporte d'abord un sentiment d'insécurité et mobilise beaucoup d'énergie ;
- **évaluer ses difficultés à assumer son rôle** et lui permettre de s'exprimer :
  - sur sa perception de son rôle et ses difficultés (changement perçu comme négatif, changements de modes de vie habituels, incapacité à faire face…),
  - sur un conflit possible entre la perception de son rôle et les exigences de sa famille, ses amis et sa difficulté à assumer ses autres rôles (familial, professionnel…) ;
- **Créer un environnement sécuritaire** pour la personne pessimiste, dépressive, suicidaire.

Évaluation de la qualité du soin dispensé

- Les comportements liés à une perte de l'estime de soi sont observés et transmis ;
- les épisodes de colère, d'agressivité, de pleurs… sont reconnus par le soignant, autorisés dans leur expression et transmis ;
- la communication verbale et non verbale contribue au bien-être du patient ;
- une relation d'écoute et d'aide est mise en place par le soignant ; si nécessaire un relais est demandé auprès de l'IDE ou autre professionnel de santé (psychologue…) ;
- aucun jugement n'est émis à l'encontre du patient ou de sa famille ;
- le patient exprime un mieux être.

3. Relation

Avec le patient

- Mettre en place un climat d'écoute et de compréhension empathique ;
- répondre à son besoin d'être rassuré, prendre le temps de voir avec lui les questions qu'il aimerait poser au médecin ou à un professionnel du service ;
- corriger ses idées fausses (la maladie n'est pas une punition…) ;

- l'interpeller sur ses expressions de dévalorisation pour qu'il en prenne conscience et limite l'expression de ses sentiments négatifs ;
- valoriser ses réactions positives dans ses propos ou sa mise personnelle ;
- l'aider à prendre lui-même des décisions concernant se soin, le féliciter pour sa participation.

Avec la famille

- Solliciter le soutien des proches pour aider la personne dans ses prises de décision ;
- en cas de conflit familial par rapport aux soins et traitements, ne pas prendre parti pour l'un ou l'autre, favoriser une rencontre avec le cadre infirmier ou médecin.

Avec l'équipe : transmettre

Les comportements, réactions et demandes du patient ainsi que des relations conflictuelles avec sa famille.

XI

BESOIN DE COMMUNIQUER

Module 5 : Relation – communication

Fiche 67

Établir une communication efficace lors de problèmes sensori-moteurs

But ▸ *Comprendre les difficultés d'une personne à communiquer, celle-ci présentant des déficits ou des handicaps sensori-moteurs, afin de mettre en place des actions adaptées pour répondre à ses besoins.*

Ce que vous devez savoir

La communication est une des principales fonctions humaines. Les organes sensoriels permettent de capter des stimulations et de les transmettre au système nerveux pour les interpréter et donner une réponse :

- le langage corporel (ou non-verbal) : l'expression du visage, les gestes, la posture... révèlent les états « d'être » de la personne (émotions, état affectif...) ;
- le langage verbal précise et nuance ce qu'elle veut exprimer.

Des problèmes de santé, un état physique ou un traitement médical peuvent perturber la capacité à communiquer.

Le déficit peut se situer au niveau de tous les organes des sens. La personne peut présenter :

- **une altération de la perception sensorielle** suite à un changement dans la qualité ou la nature des stimuli que reçoivent ses sens. Cette altération peut être visuelle, auditive, kinesthésique, gustative, olfactive, tactile, et entraîner une modification de la réaction (diminution ou exagération, anomalie ou inadéquation) ;
- **une altération de la communication verbale,** ou une inaptitude ou une difficulté à utiliser ou comprendre le langage dans ses interactions humaines ;
- **une non-perception de l'hémicorps** ou l'état dans lequel la personne ne perçoit pas un côté de son corps, n'y prête pas attention ou le néglige.

Dans sa difficulté à communiquer ou à socialiser avec son entourage, la personne peut ressentir un grand sentiment de solitude, de souffrance, qu'elle peut manifester par des modifications de son comportement.

Réactions

D'un point de vue comportemental, la personne peut :

- avoir des sautes d'humeur, présenter de l'agitation, un changement de comportement ; exprimer ses émotions, pleurer, s'impatienter, se montrer irritable ou apathique ;
- soupirer, se plaindre de céphalées, de douleurs diffuses ;
- ne pas pouvoir parler (aphasie, dysphagie, trachéotomie...) ;
- ne pas avoir conscience de sa maladie, se montrer indifférent, ou ne pas vouloir la reconnaître (ex. : ne veut pas voir son côté paralysé, tourne la tête du côté opposé...) ;
- se tromper de côté lorsqu'on lui demande par exemple de donner son bras droit.

Du point de vue de l'expression, la personne peut :

- avoir des troubles de l'élocution : bégaiements, difficulté à former des mots ou des phrases ;
- avoir une communication inefficace, messages incohérents, obscurs et incomplets ;
- ne pas s'exprimer verbalement malgré ses efforts, ne pas arriver à répéter les mots qu'on lui suggère ;
- tenir de longs discours incompréhensibles, et manifester de la colère face à l'incompréhension de son jargon ;
- ne pas communiquer avec son entourage ;
- exprimer un état d'ennui, de tristesse ; dire que sa vie est « fichue », voir tout en noir ;
- être agressive verbalement : cris, colère, voix hostile...

Contexte législatif

Texte infirmier : Code de la santé publique

Art. R.4311-5 : Dans le cadre de son rôle propre, l'infirmier accomplit les actes, ou dispense les soins suivants visant à identifier les risques et assurer le confort et la sécurité de la personne et de son environnement et comprenant son information et celle de son entourage.

40 : entretien d'accueil privilégiant l'écoute de la personne avec orientation si nécessaire.

41 : aide et soutien psychologique.

Textes aide-soignant : Référentiel d'activités et référentiel de compétences (Arrêté du 25 janvier 2005). L'aide-soignant exerce son activité sous la responsabilité de l'infirmier, dans le cadre du rôle qui relève de l'initiative de celui-ci, défini par les articles 3 et 5 du décret relatif aux actes professionnels et à l'exercice de la profession infirmier.

Activité 7 : Accueillir, informer et accompagner les personnes et leur entourage :

– assurer une communication verbale et non verbale contribuant au bien être du patient ;

– accueillir les personnes : écouter et apporter une réponse adaptée et appropriée au malade et à sa famille ;

– donner des conseils simples aux familles et au patient sur l'hygiène de la vie courante.

Compétence 1 : Accompagner une personne dans les actes essentiels de la vie quotidienne en tenant compte de ses besoins et de son degré d'autonomie.

Compétence 5 : Etablir une communication adaptée à la personne et à son entourage.

La règle d'ORR

1. Organisation

Recueil des données et des transmissions

Auprès de l'équipe et du dossier de soins pour s'informer de l'existence de :

- pathologies perturbant la capacité à communiquer (accident vasculaire cérébral avec ± hémiplégie, aphasie...), cancers du larynx, maladie de Parkinson, sclérose en plaques, paralysie des cordes vocales, trachéotomie, traumatisme crânien, comas...) ;
- déficits sensoriels liés au vieillissement (presbytie, hypoacousie...) ou à des traumatismes sensoriels ponctuels.

Auprès du patient pour :

- observer le comportement verbal et non-verbal de la personne pour évaluer sa capacité à communiquer ;
- identifier à quel niveau se trouve cette difficulté-à communiquer ; atteinte au niveau : des organes des sens, de la perception et réception des stimuli, de la transmission de la réponse.

2. Réalisation

Il est important pour le soignant de repérer les problèmes sensori-moteurs qui vont altérer la communication, entraîner des réactions, modifier le comportement de la personne, pouvant l'empêcher de satisfaire ses besoins.

Sécurité

Prévenir les accidents pouvant être générés par le déficit sensoriel :

- placer le système d'appel à portée de main de la personne ;
- appliquer les mesures de sécurité nécessaires selon la perte sensorielle : barrières, lit abaissé, aide à la marche… ;
- désencombrer le trajet (toilettes, salle de soins…) lors de déplacements.

Efficacité. Confort

- Avoir une attitude positive et procurer un environnement calme et sécurisant.
- Vérifier la mise en place de prothèses (auditives, lentilles, lunettes…), s'assurer de leur propreté, aider la personne à les mettre, où qu'elles soient à portée.
- Écouter la personne s'exprimant sur sa privation sensorielle, tenir compte de ses explications dans la planification des soins.
- Inciter la personne à prendre en charge ses soins personnels, l'encourager, la féliciter de ses progrès.

Déficit visuel :

- se nommer lorsque l'on entre dans la chambre ;
- mettre les objets à portée de main, les nommer et les lui faire toucher ;
- les laisser à la même place dans la chambre ;
- nommer les aliments lors des repas et leur emplacement.

Déficit auditif :

- toucher la personne lorsqu'on l'aborde ;
- parler lentement du côté de la meilleure oreille, ou se mettre en face, articuler ;
- en cas d'appareil auditif, ne pas crier, ni parler trop fort ;
- utiliser le mode écrit pour les messages plus complexes.

Aphasie :

- fournir à la personne les moyens d'exprimer ses désirs : papier, crayon, ardoise, pictogrammes (dessins illustrant tout ce dont elle peut avoir besoin) ;
- demander d'articuler de façon exagérée, pour lire sur les lèvres ;
- observer la direction du regard, les signes de tête pour deviner les désirs ;
- se montrer attentif à la détresse, à la fatigue ou à l'agacement de la personne sans se moquer de ses erreurs ;

- lors de longs discours en jargon souvent incompréhensible, dire que l'on ne comprend pas, corriger les fautes ou l'arrêter ;
- solliciter son attention par des ordres simples auxquels elle doit répondre par des mots simples.

Désorientation temporo-spatiale :

- tous les matins, demander à la personne de s'orienter (l'aider éventuellement) : où est-elle ? quel jour sommes-nous ? quelle heure ? quelle saison ? ;
- la faire participer à ses soins, faire nommer le matériel utilisé, les parties du corps...

Non perception de l'hémicorps :

- lors du contact se placer du côté sain, y placer de même la sonnette, le téléphone, la radio... ;
- l'aider à reconnaître les personnes, les objets, les aliments placés du côté non perçu.

Évaluation de la qualité du soin dispensé

- Les mesures de sécurité sont prises pour compenser un déficit sensori-moteur ;
- un système d'appel est à portée de main du patient ;
- les aides au handicap et/ou prothèses du patient sont propres et à portée de la personne ; une aide est proposée si nécessaire ;
- la prise en compte des problèmes sensori-moteurs du patient permet un mode de communication ;
- la communication verbale et non verbale contribue au bien être du patient.

3. Relation

Avec la personne

- La rassurer en lui disant qu'on trouvera le moyen de communiquer même si c'est difficile ;
- laisser du temps pour amorcer une communication et pour répondre ;
- donner des informations claires, concises et non contradictoires pendant les soins ;
- lui permettre d'exprimer ses émotions (pleurs, colère...) par une attitude compréhensive et chaleureuse, respecter les larmes et utiliser le toucher.

Avec la famille

- Lui proposer d'apporter des appareils qui peuvent stimuler selon le déficit : appareil radio, appareil de télévision avec décodeur, ardoise, machine à écrire, ordinateur ;
- lui demander d'apporter des objets familiers : matériel de toilette (savon personnel, parfum), photos, bibelots, livre de référence ;
- l'inciter à apporter des supports d'activités : jeux, livres, tricot, matériel manuel... selon les centres d'intérêt du malade.

Avec l'équipe

- Inscrire bien en vue de l'équipe le déficit sensoriel dont souffre le patient.
- Repérer et transmettre les modifications de comportement.

Fiche 68

Établir une communication de qualité lors de difficultés intellectuelles, culturelles et/ou affectives

But ▸ *Mettre en place une relation de communication de qualité malgré des barrières liées à une incapacité intellectuelle, ou une incompréhension de la langue et des tabous culturels, ou un contexte émotionnel trop important.*

Ce que vous devez savoir

Dans une communication efficace, les mots choisis transmettent le sens recherché par l'émetteur et sont compris par le récepteur. Au sens du mot se surajoute la « connotation » c'est-à-dire toutes formes d'associations, de références et d'émotions vécues par l'individu.
À chaque stade de croissance et de développement, des manifestations intellectuelles, psychologiques et culturelles peuvent soit favoriser, soit entraver la communication :

- l'émission d'un message cohérent et la compréhension de celui-ci sont dépendantes de la capacité intellectuelle à communiquer, et de la facilité à manier les mots et la langue ;
- les émotions, l'anxiété, le stress, peuvent à un degré modéré accentuer les capacités d'apprentissage et d'adaptation, et à un degré excessif altérer ou bloquer la communication ;
- la **communication non-verbale** (regard, gestes, posture...) le toucher, la distance personnelle (ou sa « bulle-intime ») varient selon **le sens culturel** que lui attribuent les interlocuteurs.

Contexte législatif

Texte infirmier : Code de la santé publique

Art. R.4311-5 : Dans le cadre de son rôle propre, l'infirmier accomplit les actes, ou dispense les soins suivants visant à identifier les risques et assurer le confort et la sécurité de la personne et de son environnement et comprenant son information et celle de son entourage.

40 : entretien d'accueil privilégiant l'écoute de la personne avec orientation si nécessaire.

41 : aide et soutien psychologique.

Textes aide-soignant : Référentiel d'activités et référentiel de compétences (Arrêté du 25 janvier 2005). L'aide-soignant exerce son activité sous la responsabilité de l'infirmier, dans le cadre du rôle qui relève de l'initiative de celui-ci, défini par les articles 3 et 5 du décret relatif aux actes professionnels et à l'exercice de la profession infirmier.

Activité 7 : Accueillir, informer et accompagner les personnes et leur entourage :

– assurer une communication verbale et non verbale contribuant au bien être du patient ;
– accueillir les personnes : écouter et apporter une réponse adaptée et appropriée au malade et à sa famille ;
– transmettre les informations accessibles et adaptées au patient en fonction de la réglementation ;
– donner des conseils simples aux familles et au patient sur l'hygiène de la vie courante.

Compétence 1 : Accompagner une personne dans les actes essentiels de la vie quotidienne en tenant compte de ses besoins et de son degré d'autonomie.

Compétence 5 : Établir une communication adaptée à la personne et à son entourage.

Compétence 7 : Rechercher, traiter et transmettre les informations pour assurer la continuité des soins.

La règle d'ORR

1. Organisation

Recueil des données et des transmissions

Auprès de l'équipe et du dossier de soins pour s'informer :

- de l'âge de la personne ;
- d'une hospitalisation récente et facteurs de stress : diagnostic, examens, intervention… ;
- d'un placement récent et facteurs de stress : perte des repères familiers, adaptation à de nouveaux locaux, horaires, habitudes… ;
- d'une personne d'origine culturelle et linguistique différente ;
- de médicaments pouvant apporter des modifications de la pensée : confusion, perte de mémoire…

Auprès du patient pour :

- observer le comportement verbal et non-verbal de la personne pour évaluer sa capacité à communiquer ;
- identifier à quel niveau se trouve cette difficulté à communiquer :
  - stress important,
  - méconnaissance de la langue,
  - références culturelles différentes,
  - déficiences cognitives,
  - erreurs de perception sur ce qui l'entoure…

2. Réalisation

Il est important pour le soignant de repérer ces difficultés qui vont altérer la communication, favoriser un état de stress et empêcher la personne de satisfaire ses besoins.

Réactions

D'un point de vue comportemental, la personne peut :

- avoir des sautes d'humeur, présenter un changement de comportement ;
- présenter un état de stress lié à l'hospitalisation, une incompréhension de la langue ;
- manifester les signes d'une grande anxiété : tension faciale, voix tremblotante, agitation des mains, questions répétitives, larmoiements, pleurs… ;
- exprimer ses émotions : pleurer, s'impatienter, se montrer irritable ou apathique, agité ;
- montrer un état d'ennui, de tristesse ;
- avoir tendance à s'isoler.

Du point de vue de l'expression, la personne peut :

- ne pas communiquer avec son entourage, ne pas s'exprimer verbalement ;
- être agressive verbalement : cris, colère, voix hostile… ;
- dire oui à tout, mais ne rien réaliser par manque de compréhension ;
- demander et se faire répéter plusieurs fois la même chose ;

- se montrer confuse dans la communication ; par difficulté soit d'interprétation des stimuli, soit de cohérence au niveau de sa pensée ;
- manifester une difficulté à se concentrer, à saisir les idées et à les associer, à construire des phrases.

Sécurité

- Placer le système d'appel à portée de main de la personne.
- S'assurer de la compréhension de la mise en place éventuelle de règles de sécurité.

Efficacité – Confort

Lors de difficultés intellectuelles :

- avoir une attitude calme et positive, parler lentement et faire des phrases courtes ;
- utiliser des mots courants, sans infantiliser la personne ;
- attendre que la personne ait répondu à une question avant de lui en poser une autre, répéter ou reformuler la demande.

Lors d'émotions et de stress :

- mesurer son niveau d'anxiété et de tension en fonction de l'intensité des signes qu'elle présente (anxiété légère à peur panique) ;
- se montrer disponible pour écouter la personne et lui parler ;
- l'encourager à prendre son temps pour parler et articuler avec soins, éventuellement l'inciter à prendre une grande respiration avant de parler ;
- reporter la conversation à plus tard lorsque la personne est fatiguée,
- lui demander si elle veut continuer la communication, lorsqu'elle présente une charge émotionnelle trop forte ;
- observer les signes verbaux et vérifier qu'ils coïncident bien avec le message non-verbal (**oui** ave les mots et **non** avec la tête !).

Lors de difficultés linguistique et culturelle :

- évaluer dans quelle mesure la personne maîtrise mal le Français ;
- dans quelle mesure peut-elle le lire, l'écrire, le parler et le comprendre ;
- parler moins vite et articuler avec soin ;
- avoir recours à un interprète si nécessaire (certains établissements disposent d'une « banque d'interprètes – noms – numéro de téléphone » constituée à partir de membres du personnel ou de bénévoles) ;
- communiquer par les gestes, et par l'intermédiaire d'images et de dessins, permettant la réalisation de ses besoins (un verre d'eau, bassin…) ;
- réaliser des fiches (avec elle et sa famille) comportant la traduction de courtes phrases ou mots essentiels ;
- connaître les barrières culturelles possibles, voire même les interdits-et les respecter par rapport : au toucher, à la distance personnelle et à la communication homme/femme,
- ne pas porter de jugement sur les différentes cultures.

Évaluation de la qualité du soin dispensé

- Les mesures de sécurité sont prises lors de difficultés de communication ;
- un système d'appel est à portée de main du patient ;

- le niveau d'anxiété du patient est reconnu ; la personne est écoutée soit par le soignant (s'il le peut – temps, disponibilité), soit le relais est pris par un autre soignant ;
- la communication verbale et non verbale contribue au bien-être du patient ;
- une liste « d'interprètes » est disponible dans le service, pour pallier des difficultés linguistiques et/ou culturelles ;
- les principaux interdits culturels et religieux dans la pratique des soins (hygiène, alimentation, fin de vie…) sont connus des soignants et respectés autant que faire se peut ;
- aucun jugement n'est porté sur des cultures différentes.

3. Relation

Avec la personne

- La rassurer en lui disant qu'on trouvera le moyen de communiquer même si c'est difficile.
- Laisser du temps pour amorcer une communication et pour répondre.
- Donner des informations claires, concises et non contradictoires pendant les soins.
- Lui permettre d'exprimer ses émotions (pleurs, colère…) par une attitude compréhensive et chaleureuse, respecter les larmes et utiliser éventuellement le toucher (avec certaines réserves liées à la culture).

Avec la famille

- Lui proposer d'apporter des objets personnels qui peuvent permettre à la personne de s'occuper et se détendre : appareil radio, appareil de télévision avec décodeur, ardoise, machine à écrire, ordinateur portable.
- L'inciter à apporter des supports de communication dans sa langue maternelle : livres, fiches, dictionnaire.
- Assouplir les modalités de règlement pour permettre à « l'interprète » de passer le plus de temps possible avec la personne.

Avec l'équipe

- Repérer et transmettre les modifications de comportement.
- Demander à rencontrer « l'interprète » ou un membre de la famille pour mieux comprendre des comportements spécifiques (attitudes, regard, gestes…) liés à la culture de la personne ; les transmettre aux collègues de travail.

XII

BESOIN DE SE RECRÉER BESOIN DE SE RÉALISER

Module 1 : Accompagnement d'une personne dans les activités de la vie quotidienne

Module 3 : Soins aux personnes dépendantes

Mise en place d'activités d'animation, de stimulation et de maintien du lien social

But ▸ *Mettre en place des activités, organiser des animations, auprès des personnes âgées, handicapées ou dépendantes, afin de maintenir, restaurer les capacités motrices, sensorielles, intellectuelles, relationnelles et sociales.*

Ce que vous devez savoir

Des activités occupationnelles au quotidien répondant aux besoins fondamentaux (physiques et psycho-sociaux) de la personne, ou des animations récréatives :

- **font appel aux ressources des personnes afin qu'elles conservent leur autonomie ;**
- **favorisent et renforcent les liens sociaux avec la famille, les amis.**

Elles se mettent en place dans le cadre d'un projet de soin et se pratiquent dans les structures intra ou extra- hospitalière à caractère sanitaire, social ou médico-social, au sein d'une équipe pluri-disciplinaire : IDE, aides-soignants, aides-médico-psychologiques (AMP), animateurs, ergothérapeutes, auxiliaires de vie sociale (AVS) et avec la participation de bénévoles et de la famille du patient.

Contexte législatif

Texte infirmier : Code de la santé publique

Art. R.4311-5 : Dans le cadre de son rôle propre, l'infirmier accomplit les actes, ou dispense les soins suivants visant à identifier les risques et assurer le confort et la sécurité de la personne et de son environnement et comprenant son information et celle de son entourage.

40 : entretien d'accueil privilégiant l'écoute de la personne avec orientation si nécessaire.

41 : aide et soutien psychologique.

Textes aide-soignant : Référentiel d'activités et référentiel de compétences (Arrêté du 25 janvier 2005). L'aide-soignant exerce son activité sous la responsabilité de l'infirmier, dans le cadre du rôle qui relève de l'initiative de celui-ci, défini par les articles 3 et 5 du décret relatif aux actes professionnels et à l'exercice de la profession infirmier.

Activité 7 : Accueillir, informer et encourager les personnes et leur entourage : stimuler des personnes par des activités contribuant à maintenir son autonomie et à créer du lien social.

Compétence 5 : Établir une communication adaptée à la personne et à son entourage.

La règle d'ORR

1. Organisation

Recueil des données et des transmissions

Auprès de l'équipe et du dossier de soins

Pour prendre connaissance des orientations données dans le cadre de l'animation et communiquer entre équipes :

- pour avoir une même attitude face à l'animation ;
- pour mettre en place les orientations et actions qui aboutiront à un projet d'équipe ;
- pour identifier la place de la famille dans le projet de vie de son parent ;
- pour repérer des personnes qui :
  - ne participent à aucune activité,
  - restent dans leur coin et ne sortent jamais de leur chambre,
  - ont peu de familles ou pas de visites.

Auprès du patient

Pour l'entendre exprimer :

- son désir et son intérêt ou non à participer à des activités physiques et relationnelles ;
- sa difficulté à pratiquer des activités ;
- la présence de fatigue, douleur, ou symptômes qui l'empêchent de participer à la vie du service.

2. Réalisation

Efficacité – sécurité – confort

Activité occupationnelles au quotidien	Participation aux actes de la vie quotidienne	Animations récréatives
– Aider la personne dans l'aménagement se son environnement, qu'il soit gai ; – demander à la famille d'y contribuer (fleurs, photos, coussins, objets décoratifs...) ; – installer la personne en perte d'autonomie, près de la fenêtre, ou là où il y a du passage et du mouvement ; – voir avec la personne les passe-temps qu'elle préfère, lui placer à portée de main livres, journaux, jeux... sans oublier les lunettes ; – procurer des revues, signaler la présence d'une bibliothèque et les heures de passages	En institution, faire participer la personne aux actes de la vie quotidienne : – répondre à ses besoins en fonction de son autonomie : toilette, choix des vêtements ; – favoriser l'exercice : marche, promenades ; – encourager à prendre des responsabilités, par exemple à soigner des plantes, à aider à la préparation du goûter, à accueillir les nouveaux résidents, porter le courrier aux voisins de chambre... ; – faire participer aux occupations quotidiennes ; – pour les personnes désorientées, proposer des tâches simples et répétitives (ex : dans un long séjour, participer au ménage, faire le lit, mettre le couvert...)	– Pour permettre à la personne de se déplacer seule et de se rendre au lieu d'activités, lui mettre à portée de main, canne, béquille, fauteuil roulant... ; – mettre en place et animer des jeux de société : loto, cartes, dominos... ; – tenir au courant la personne de toutes les activités qui sont pratiquées dans l'établissement ; – lors d'activités de chants et/ou de danse, d'ateliers de dessins, relaxation, gymnastique douce..., rappeler l'heure, le lieu, l'aider à s'y rendre ; – lors d'activités de groupe, laisser d'abord la personne comme spectatrice, puis l'intégrer aux activités : par l'intermédiaire d'un tout petit groupe, lui indiquer la place qu'elle peut prendre ; – lors de fêtes occasionnelles, informer oralement, voire par écrit, en parler avec elle, à sa famille, lui donner la possibilité d'aider à décorer la salle ; – aider la personne à se préparer à l'occasion de fête ou de sortie en famille ; – lors de sorties, repas à l'extérieur, voyages, établir une liste de recommandations, du matériel à emporter et les adresses utiles en cas d'accident ; – favoriser les échanges entre les enfants et les personnes, lors de rencontres entre les générations

Évaluation de la qualité du soin dispensé

Sécurité – Confort – Respect

- Les mesures de sécurité sont prises lors de déplacements au sein de la structure et à l'extérieur ;
- les personnes sont informées des activités proposées et stimulées pour y participer ;
- la personne :
  - qui ne voulait pas participer à l'activité, ou qui l'a interrompue, a pu le faire sans pression, ni jugement et s'exprimer sur son choix,
  - qui a participé à l'activité, exprime sa satisfaction et son plaisir ;
- le rythme de la personne est respecté ;
- la famille exprime sa satisfaction de l'aide et de l'accompagnement reçus de la part des soignants.

3. Relation

Avec le patient

- Les activités proposées doivent respecter les désirs et attentes de la personne ; elles correspondent à ses goûts, sa culture, son niveau social ; elles ne doivent être ni pesantes, ni contraignantes ;
- ne pas obliger la personne à poursuivre une activité si elle ne le peut ou ne le veut plus ;
- permettre un temps de repos et de récupération.

Avec la famille

- Lui demander d'apporter à la personne de quoi se distraire en fonction de ses goûts et de ses possibilités : jeux, radio, cassettes, tricot, broderie, mots croisés… ;
- l'inciter à participer à certaines aides (s'il n'y a pas de risques), dans la réalisation des soins de base : hygiène, élimination, confort, alimentation…;
- l'accueillir lorsqu'elles montrent une appréhension à rencontrer leur parent, les accompagner auprès de lui, tout en discutant ;
- l'informer de toutes les activités qui sont pratiquées dans l'établissement ;
- lorsque la famille accueille chez elle son parent temporairement pour une sortie (déjeuner, après-midi ou quelques jours), lui expliquer comment s'y prendre lors de la présence de handicaps ou de problèmes :
  - accompagner et aider à l'installation dans la voiture,
  - mettre à disposition des aides au déplacement : déambulateur, fauteuil roulant.

Avec l'équipe : transmettre

- Toute observation et constatation sur le comportement de la personne ou des demandes éventuelles de sa part et/ou de sa famille ;
- lors d'activités, observer la personne et le moment d'apparition de douleur, dyspnée, de fatigue, et le signaler à l'équipe.

XIII

BESOIN D'AGIR SELON SES CROYANCES ET SES VALEURS BESOIN DE SE REALISER

Module 5 : Relation – communication

Fiche 70

Prévention et lutte contre le sentiment d'impuissance, la perte, le désespoir, la détresse spirituelle

But ▸ *Repérer et transmettre les réactions d'un patient qui, face à la maladie, les pertes et les choix que cela entraîne, exprime un sentiment d'impuissance, de désespoir et de détresse spirituelle. Adapter son comportement de soignant pour aider la personne à garder espoir, retrouver une maîtrise de la situation, et une capacité à faire des choix.*

Ce que vous devez savoir

Chaque stade de développement donne à la personne la possibilité de développer de nouvelles compétences : le nourrisson apprend la confiance en soi et l'autonomie, le jeune enfant l'initiative et la prise de responsabilité, l'adolescent essaie de trouver son identité. L'adulte continue « à grandir » en développant ses capacités à aimer, construire, produire et la personne âgée, malgré ses pertes, doit maintenir une raison à sa vie.

La dimension spirituelle est inhérente à la nature humaine, c'est un principe de vie, elle ne se limite pas uniquement aux croyances et aux pratiques religieuses, elle concerne tous les aspects de l'existence et permet de donner un sens à son existence.

Des évènements physiques ou psychiques, imprévus ou bouleversants, peuvent perturber l'acquisition de ces compétences et amener toute personne à se poser des questions et réfléchir sur le sens de son existence, sa relation avec elle-même, les autres, Dieu…

Le sentiment d'impuissance donne l'impression à la personne d'être désarmée devant une situation courante ou un évènement soudain, de ne plus en avoir la maîtrise, d'être incertain de la conduite à tenir, et que tout est inefficace.

La perte d'espoir est ressentie par la personne comme un état dans lequel elle ne voit pas de solutions valables ou d'issue possible et se sent incapable de se projeter dans l'avenir et mobiliser ses propres forces.

La détresse spirituelle est une perturbation du principe de vie qui anime l'être entier, avec perte ou risque de remise en cause de ses valeurs personnelles.

La maladie, l'hospitalisation ou le placement s'accompagnent parfois de choix importants et d'une prise de décision qui remet en question le système de croyances et de valeurs. Ils peuvent réactiver ce qui n'a pas été résolu, avec le risque que la personne adopte des comportements inadaptés : isolement, stagnation, régression avec un sentiment d'impuissance; des réactions de conflits, de détresse ou de désespoir, qui peuvent sembler être, pendant un temps, la seule issue possible.

Contexte législatif

Texte infirmier : Code de la santé publique

Art. R.4311-5 : Dans le cadre de son rôle propre, l'infirmier accomplit les actes, ou dispense les soins suivants visant à identifier les risques et assurer le confort et la sécurité de la personne et de son environnement et comprenant son information et celle de son entourage.

40 : entretien d'accueil privilégiant l'écoute de la personne avec orientation si nécessaire.

41 : aide et soutien psychologique.

Textes aide-soignant : Référentiel d'activités et référentiel de compétences (Arrêté du 25 janvier 2005). L'aide-soignant exerce son activité sous la responsabilité de l'infirmier, dans le cadre du rôle qui relève de l'initiative de celui-ci, défini par les articles 3 et 5 du décret relatif aux actes professionnels et à l'exercice de la profession infirmier ;

Activité 7 : Accueillir, informer et accompagner les personnes et leur entourage :

– assurer une communication verbale et non verbale contribuant au bien être du patient ;

– accueillir les personnes : écouter et apporter une réponse adaptée et appropriée au malade et à sa famille ;

– transmettre les informations accessibles et adaptées au patient en fonction de la réglementation ;

– donner des conseils simples aux familles et au patient sur l'hygiène de la vie courante.

Compétence 5 : Établir une communication adaptée à la personne et à son entourage.

La règle d'ORR

1. Organisation

Recueil des données et des transmissions

Auprès de l'équipe et du dossier de soins

Pour s'informer de facteurs à risque :

- existence de pathologies graves : cancer, sida, paralysies, dépression… ;
- révélation d'un diagnostic ou prise de conscience par le patient de sa pathologie ;
- maladie s'installant dans la chronicité ;
- dégradation de l'état physique et psychique ;
- situations médicales spécifiques entraînant des choix thérapeutiques et éthiques et des conflits de valeurs (interventions, traitements…).

Auprès du patient pour :

- observer son comportement et l'écouter, entendre ses difficultés à s'adapter à un nouvel état et faire des choix, comprendre sa détresse, voire son désespoir et son impuissance à les gérer ;
- identifier un conflit entre ses valeurs et une prescription thérapeutique :
  - repérer une non-acceptation de la maladie et de certains traitements,
  - comprendre un empêchement pour la personne à observer ses pratiques religieuses,
  - percevoir les perturbations de la dynamique familiale liées à la maladie : dysfonctionnements, conflits, difficultés…

Observer ses manifestations, et ses réactions	L'écouter s'exprimer sur ce qui lui arrive, et sur ses émotions
Le patient peut : présenter de l'agitation, de la nervosité ; avoir une perte d'appétit, les traits tirés, des troubles du sommeil et des cauchemars ; présenter une indifférence manifeste : yeux fermés, soupirs, haussements d'épaule… ; présenter des modifications de l'humeur : pleurs, tristesse, colère agressivité, anxiété, repli sur soi… ; devenir passif et ne plus collaborer aux soins ; ne plus pouvoir ou vouloir suivre ses pratiques religieuses ; ne pas respecter son traitement, son régime : médicaments ou aliments retrouvés dans le tiroir, aliments interdits, apportés en cachette…	Le patient peut signifier : sa difficulté à dormir, se dit fatigué et las ; sa difficulté à tenir un rôle et son ressentiment devant les tâches à accomplir ; son manque de connaissance de son état de santé et de ses traitements ; son manque de maîtrise sur les évènements, se plaindre de ce que l'on décide tout pour lui, qu'il n'a plus son mot à dire, qu'il ne comprend pas ce qui lui arrive, ce qu'on lui fait… ; son insatisfaction des soins et de la prise en charge de sa maladie ; son interrogation sur des choix à faire, devant une décision à prendre ; son angoisse, son sentiment d'incapacité à faire face aux évènements ; son rejet de la maladie, du traitement, du régime alimentaire, des examens ; ses interrogations sur le sens de sa vie, son existence, le sens de sa souffrance ; ses questions sur les implications morales ou éthiques d'un traitement ; sa colère contre les représentants du culte ou au contraire sa demande d'un soutien spirituel ; son découragement, son sentiment d'inutilité, *« d'être au bout du rouleau, dans une impasse »* ; son inquiétude par rapport à l'attitude de son conjoint ou d'une personne affectivement importante pour lui, face à la maladie, son traitement, ses choix…

2. Réalisation

Efficacité – Sécurité – Confort

Pour apporter un maximum de soutien au patient :

- l'aider à identifier les situations qui provoquent ces sentiments : douleur, traitements invasifs, solitude… ;
- l'informer des buts des soins qu'on lui propose, renvoyer sur l'infirmière ou le médecin pour des examens et traitements spécifiques ;
- expliquer les routines de l'unité de soins et leur logique pour aide à la compréhension ; expliquer les soins, corriger les fausses perceptions ;
- favoriser sa participation aux soins pour exercer un certain contrôle sur la situation ; lui procurer des occasions de faire des choix ;
- répondre avec honnêteté aux questions (dans les limites de sa compétence) ; favoriser l'espoir d'un soulagement, d'un mieux être, sans entretenir d'illusions ;
- respecter ses valeurs en ce qui concerne la douleur, l'alimentation, les traitements…, explorer avec lui les implications éthiques ;
- répondre à la demande ou proposer de rencontrer un professionnel de santé (médecin, cadre infirmier, psychologue, diététicienne…) ou un représentant du culte ;

- faire valoir la nécessité du traitement ou du régime en respectant les interdits culturels ou religieux, envisager les aménagements possibles.

Évaluation de la qualité du soin dispensé

- Les comportements liés à des sentiments négatifs sont observés et transmis ;
- les épisodes de colère, d'agressivité, de pleurs... sont reconnus par le soignant, autorisés dans leur expression et transmis ;
- la communication verbale et non verbale contribue au bien-être du patient ;
- une relation d'écoute et d'aide est mise en place par le soignant ; si nécessaire un relais est demandé auprès du médecin ou autre professionnel de santé ou représentant du culte ;
- aucun jugement n'est émis à l'encontre du patient ou de sa famille ;
- le patient exprime un mieux-être.

3. Relation

Avec le patient

- Mettre en place un climat d'écoute et de compréhension empathique ;
- répondre à son besoin d'être rassuré, prendre le temps de voir avec lui les questions qu'il aimerait poser au médecin ou à un professionnel du service ;
- corriger ses idées fausses (la maladie n'est pas une punition...) ;
- l'interpeller sur ses expressions de dévalorisation pour qu'il en prenne conscience et limite l'expression de ses sentiments négatifs ;
- valoriser ses réactions positives dans ses propos ou sa mise personnelle ;
- l'aider à prendre lui-même des décisions en regard des soins, le féliciter pour sa participation ;
- en cas de conflits de valeurs (spirituelles ou religieuses) par rapport aux soins (traitements...), favoriser la rencontre avec un représentant du culte.

Avec la famille

- Solliciter le soutien des proches pour aider la personne dans ses prises de décision ;
- en cas de conflit familial par rapport aux soins et traitements, ne pas prendre parti pour l'un ou l'autre, favoriser une rencontre avec le cadre infirmier ou le médecin.

Avec l'équipe : transmettre

Les comportements, réactions et demandes du patient, des conflits de valeur liés aux soins ou aux traitements ainsi que des relations conflictuelles avec sa famille.

Fiche 71

Respect des croyances et valeurs spirituelles et culturelles du patient

But ▸ *Permettre au patient de répondre à ses besoins et valeurs spirituelles, afin qu'il puisse accomplir ses rites religieux ou culturels, dans la mesure où ils sont conformes aux règles de sécurité et d'hygiène qui régissent l'institution.*

Ce que vous devez savoir

La charte du patient hospitalisé précise que « tout établissement de santé doit respecter les croyances et convictions des personnes accueillies. Un patient doit pouvoir, dans la mesure du possible, suivre les préceptes de sa religion (dévotions, présence d'un ministre du culte, nourriture…) ». Ces droits s'exercent dans le respect de la liberté des autres.

Les patients pris en charge dans un établissement public, conservent, quand ils s'y font soigner, les signes de reconnaissance d'une croyance ou d'une idéologie.

Le personnel, en revanche, a une obligation de neutralité.

La chambre est un lieu privé où le patient peut prier, déposer des symboles religieux et affirmer sa foi par des signes vestimentaires. Les responsables du service sont à même de juger si certaines demandes vont à l'encontre du règlement intérieur de l'établissement.

Les soignants, indépendamment de leurs propres convictions, doivent veiller à permettre l'accomplissement des rites religieux, aux conditions suivantes :

- **ils ne vont pas à l'encontre des consignes de sécurité ou d'hygiène ;**
- **ils ne sont pas dangereux dans le cadre institutionnel (cierges, bougies entraînant des risques avec l'oxygène, lit déplacé qui gêne l'ouverture des portes…) ;**
- **ils sont en conformité avec la législation française ;**
- **ils laissent l'organisation des soins prioritaire (mais des aménagements peuvent être proposés) ;**
- **ils ne mettent pas en danger la vie du patient.**

Contexte législatif

Texte infirmier : Code de la santé publique

Art. R.4311-5 : Dans le cadre de son rôle propre, l'infirmier accomplit les actes, ou dispense les soins suivants visant à identifier les risques et assurer le confort et la sécurité de la personne et de son environnement et comprenant son information et celle de son entourage.

40 : entretien d'accueil privilégiant l'écoute de la personne avec orientation si nécessaire.

41 : aide et soutien psychologique.

Textes aide-soignant : Référentiel d'activités et référentiel de compétences (Arrêté du 25 janvier 2005). L'aide-soignant exerce son activité sous la responsabilité de l'infirmier, dans le cadre du rôle qui relève de l'initiative de celui-ci, défini par les articles 3 et 5 du décret relatif aux actes professionnels et à l'exercice de la profession infirmier.

Activité 7 : Accueillir, informer et accompagner les personnes et leur entourage :

– assurer une communication verbale et non verbale contribuant au bien être du patient ;

– accueillir les personnes : écouter et apporter une réponse adaptée et appropriée au malade et à sa famille.

Compétence 5 : Établir une communication adaptée à la personne et à son entourage.

La règle d'ORR

1. Organisation

Recueil des données et des transmissions

Auprès de l'équipe et du dossier de soins pour s'informer :

- des besoins spirituels et culturels de la personne : régime alimentaire, examens prohibés par la religion, entretien avec un ministre du culte, culte au quotidien… ;
- de facteurs empêchant la satisfaction de ces besoins, liés :
  - *à la maladie ou au traitement* : restrictions alimentaires, médicaments, prolongation ou interruption de soins, situations médicales spécifiques entraînant des choix thérapeutiques et des conflits de valeurs ;
  - *au contexte d'hospitalisation* : unité de soins intensifs, alitement ou isolement de protection, impossibilité d'avoir les aliments ou le régime prescrit par sa religion, présence d'autres personnes dans la chambre…

Auprès du patient pour :

- observer ses réactions alors qu'il ne peut accomplir des actions conformes à ses croyances ou ses valeurs. Le patient peut :
  - présenter de l'agitation, de la nervosité, des troubles du sommeil,
  - devenir passif, ne plus collaborer aux soins, présenter une indifférence manifeste,
  - avoir des modifications de son humeur : pleurs, tristesse, agressivité, repli,
  - ne pas respecter son traitement, son régime : médicaments ou aliments retrouvés dans le tiroir, aliments interdits apportés en cachette, perte d'appétit ;
- l'écouter sur ce qui lui arrive et entendre :
  - une impossibilité ou un empêchement pour observer ses pratiques religieuses,
  - ses interrogations sur les conséquences morales ou éthiques d'un traitement ou d'une décision thérapeutique,
  - un conflit entre ses valeurs et une prescription et une opposition au traitement,
  - des perturbations dans l'organisation familiale, liées à des conflits de valeur.

2. Réalisation

Une méconnaissance ou un décalage culturel ou religieux, sont parfois à l'origine d'incompréhensions entre soignants et patient/famille lors des soins.

Efficacité – Sécurité – Confort

- Évaluer avec la personne quels sont ses besoins spirituels et identifier avec elle les éléments qui entrent en conflit avec ses valeurs ;
- en ce qui concerne l'alimentation, respecter les interdits liés à la religion (ex : viande de porc ou autre, alcool, préparations spéciales pour la viande…) :
  - proposer les aliments conformes à ses pratiques alimentaires (sauf si CI),
  - renvoyer la personne vers la responsable du service pour certains aménagements de régimes : nourriture et vaisselle kascher (juif) ou halal (musulman) ;

- lors des soins d'hygiène ou médicaux :
  - respecter la pudeur lors des soins ; privilégier, lorsque faire se peut, le recours à un personnel du même sexe que le patient,
  - en présence d'un couvre-chef, demander préalablement au patient si on peut l'enlever. Pour des raisons d'hygiène dans certains services spécifiques, la kippa ou le foulard peut être remplacé par une charlotte de bloc opératoire,
  - pour respecter le principe de préséance du côté droit sur le gauche (ou du pur sur l'impur), interroger le patient de religion juive ou musulmane ou proposer lors d'un soin, *« donnez moi votre bras, votre jambe... »* et suivre le mouvement corporel qu'indique le patient ;
- respecter les interdits culturels et religieux :
  - ne jamais poser le pied sur un tapis de prière (roulé dès la fin de la prière) apporté de l'extérieur (en cas d'exigence d'hygiène, une alèse pourra le remplacer),
  - respecter les signes de culte (livre ou symbole religieux) retrouvés dans le lit,
  - veiller à ne pas déplacer tout objet de culte sans l'accord préalable du patient ;
- veiller à ce que les patients puissent assister aux cérémonies religieuses à leur demande, ou rencontrer un représentant de leur culte ;
- faire preuve d'une surveillance redoublée pendant le shabbat (vendredi soir au samedi soir) auprès d'un patient de religion juive, qui n'utilise alors aucun moyen de confort ou de communication électrique (sonnette, lumière, téléphone...) ; refuser toute demande de débrancher du matériel médical électrique (en référer à son chef).

Évaluation de la qualité du soin dispensé

- La personne exprime sa satisfaction de pouvoir observer ses pratiques culturelles ou religieuses et de conserver les signes de reconnaissance d'une croyance ;
- le climat général du service face à ces pratiques est serein et respectueux ;
- l'organisation des soins est acceptable pour les soignants et la personne soignée ;
- on ne note pas de revendications agressives ou de débordements ;
- le personnel garde une obligation de neutralité ; un dialogue est instauré.

3. Relation

Avec le patient et sa famille

- Mettre en place un climat d'écoute et de compréhension, approfondir ce que représente la maladie pour le patient ; avoir recours à une personne qui traduit non seulement les termes mais aussi en donne le sens ;
- expliquer que son appartenance à une culture ou à une religion différente n'est pas un empêchement à son traitement ou à son régime ;
- signifier qu'observer le culte religieux avec discrétion et respect pour les autres patients et les soignants, en facilite la pratique.

Avec l'équipe : transmettre

- Les demandes et comportements culturels et religieux et les réponses apportées ;
- les conflits liés aux soins et aux traitements entre patient/famille/soignants ;
- les plaintes d'un voisin de chambre sur les pratiques religieuses ou culturelles d'un patient et rechercher des solutions à l'amiable.

XIV

AIDE AUX SOINS RÉALISÉS PAR L'IDE

Module 3 : Soins – Aide aux soins pratiqués par l'IDE

Fiche 72

Lavage gastrique

But ► *Aider l'infirmier dans le déroulement d'un lavage gastrique, pour que le patient soit accueilli, installé confortablement et traité selon les règles d'hygiène et de sécurité.*

Ce que vous devez savoir

En collaboration avec l'infirmier et l'équipe infirmière, cette thérapeutique se pratique en urgence pour :

- **traiter une hématémèse abondante (hémorragie venant des voies digestives) (ex : rupture de varices oesophagiennes) ;**
- **évacuer des médicaments ou produits chimiques ingérés, lors d'intoxication, d'origine accidentelle ou volontaire (tentative de suicide). Le but est de diminuer la quantité de toxiques absorbés, par l'intermédiaire d'une sonde placée dans l'estomac, et dans laquelle un volume important d'eau est injecté, puis récupéré par siphonage, vidant ainsi le contenu gastrique. Il existe des appareils à lavage automatisé qui facilitent cette thérapeutique.**

Les personnes spécialement en cause sont les petits enfants intoxiqués accidentellement, les sujets exposés à un risque professionnel par manipulation de produits chimiques et les individus suicidaires.

Selon le type d'intoxication et le délai entre l'absorption et l'arrivée à l'hôpital, le patient peut être conscient ou inconscient ; l'altération de son état de conscience peut évoluer jusqu'au coma avec présence ou non de convulsions, défaillance respiratoire et/ou cardiaque et jusqu'à la mort.

Certains toxiques sont des contre-indications au lavage gastrique : produits caustiques (javel, détartrants...) ; produits moussants ; produits dérivés du pétrole.

Contexte législatif

Texte infirmier : Code de la santé publique

Art. R.4311-7 : L'infirmier est habilité à pratiquer les actes suivants soit en application d'une prescription médicale qui, sauf urgence, est écrite, qualitative et quantitative, datée et signée, soit en application d'un protocole écrit, qualitatif et quantitatif, préalablement établi, daté et signé par le médecin :

14 : Pose de sonde gastrique en vue d'aspiration, de tubage, de lavage ou d'alimentation gastrique

Textes aide-soignant : Référentiel d'activités et référentiel de compétences (Arrêté du 25 janvier 2005). L'aide-soignant exerce son activité sous la responsabilité de l'infirmier, dans le cadre du rôle qui relève de l'initiative de celui-ci, défini par les articles 3 et 5 du décret relatif aux actes professionnels et à l'exercice de la profession infirmier.

Activité 2 : Observer l'état général et les réactions de la personne, mesurer les paramètres vitaux.

Activités 3 : Aider l'infirmier à la réalisation de soins.

La règle d'ORR

1. Organisation

Recueil des données et des transmissions

Il se fait à l'arrivée du patient et d'un membre de sa famille pour :

- repérer l'état de conscience ou d'inconscience, l'âge de la victime ;
- connaître les circonstances de l'intoxication : type de produit absorbé, la quantité, l'heure d'ingestion…

Matériel

- Pour le lavage gastrique :
  - une sonde de gros calibre, anesthésique local en spray (selon le protocole) ; un flacon de lubrifiant en spray,
  - un cale bouche pour éviter de mordre la sonde (si introduite par voie buccale),
  - une tulipe (bocal) se connectant à la sonde pour introduire de grandes quantités d'eau,
  - broc, cuvette ou appareil de lavage automatisé,
  - un récipient pour récupérer l'eau de lavage,
  - l'eau de lavage : en général eau tiède salée pour les intoxications ou eau froide pour les hémorragies ;
- le matériel de protection : protection imperméable, alèse, serviette, papier cellulose ;
- les flacons de prélèvement (pour analyse toxicologique), feuille de demande, étiquettes, et sac plastique double poche ;
- le matériel pour la mise en place d'un accès veineux ;
- le matériel d'intubation à portée de main ;
- pour les soignants, matériel de protection (projections) : gants, sur blouse ou tablier, masque.

2. Réalisation

Sécurité – Confort du patient

- **Installation du patient :** après un lavage des mains en position assise s'il est conscient (en cas de prothèse dentaire, la retirer), en décubitus latéral gauche, s'il est inconscient (il est alors intubé et ventilé) :
  - expliquer au patient le déroulement du soin et lui demander sa participation pour ouvrir la bouche (si passage de la sonde par voie buccale), déglutir et avaler sa salive au moment du passage de la sonde dans le pharynx,
  - lui demander de respirer calmement tout au long du soin,
  - en cas d'agitation, lui expliquer de rester calme, surveiller qu'il n'arrache pas la sonde, ce qui peut être douloureux et comporter un risque de fausse route ;
- **Aider au soin** (en fonction de la participation du patient, et selon la demande de l'infirmier) :
  - soit rester près du patient pour le rassurer pendant que l'infirmier procède au soin,

- soit aider l'infirmier à pratiquer le soin : remplir la tulipe de l'eau de préparation, puis la vidanger en l'abaissant lorsqu'il reste encore quelques centilitres (siphonage),
- pour un adulte, la quantité du liquide de lavage pour une intoxication est d'environ 10 L.

• **Surveiller** la tolérance du patient lors du lavage :
  - le pouls et la tension, l'agitation, la somnolence,
  - l'apparition d'une toux, dyspnée,
  - et en cas d'hémorragie, l'apparition de signes de choc : sueurs, pâleur, membres froids.
• À la fin du soin, pratiquer un soin de bouche.
• Étiqueter le flacon d'échantillon à envoyer au laboratoire avec le bon d'accompagnement.
• Ne pas laisser le patient seul, et surveiller la fréquence respiratoire, le pouls, la tension artérielle, l'état de conscience.

Hygiène

Vider les cuvettes du liquide de lavage selon le circuit d'élimination des liquides ; nettoyer et décontaminer le matériel.

Évaluation de la qualité du soin dispensé

Sécurité – Confort

• L'installation du patient est sécuritaire en fonction de son état de conscience ;
• le patient est surveillé tout au long du soin ;
• une présence du soignant, calme et rassurante, et une aide au patient faite d'écoute et de respect permet de pratiquer le soin dans les meilleures conditions.

3. Relation

Avec le patient

• Lui expliquer que le soin est très désagréable mais non douloureux et que sa participation favorise la bonne conduite du soin ;
• évaluer son niveau d'anxiété, le rassurer face à ses craintes ou sa peur ;
• plus le patient sera agité, plus il sera important de rester très calme et d'instaurer un climat de confiance ;
• ne pas émettre un avis ou un jugement sur la raison de l'intoxication (surtout en cas de conduite suicidaire).

Avec l'équipe : transmettre

• Toute anomalie ou incident sur les fonctions cliniques du patient et ceci tout au long du soin ;
• noter l'heure du soin, remplir les bons de laboratoire.

Aide aux soins mortuaires

But ▸ *Par un dernier geste d'accompagnement et par respect pour le défunt et sa famille, participer avec l'infirmière aux soins mortuaires d'hygiène et de confort, en étant attentif aux croyances religieuses et aux rites culturels et selon le protocole de l'établissement.*

Ce que vous devez savoir

- **Le décès est constaté par le médecin qui délivre le certificat de décès ; le défunt est emmené à la morgue environ 4 heures après la constatation ;**
- **les objets personnels (bijoux, alliance, argent...) sont remis avec un inventaire à l'administration de l'établissement ;**
- **une étiquette d'identification (nom, prénom, date du décès) est fixée sur le patient ou sur le linceul ;**
- **les soins d'hygiène font partie d'un rituel mortuaire, chaque religion ayant ses particularités.**

Contexte législatif

Texte infirmier : Code de la santé publique
Art. R.4311-5 : Dans le cadre de son rôle propre, l'infirmier accomplit les actes, ou dispense les soins suivants visant à identifier les risques et assurer le confort et la sécurité de la personne et de son environnement et comprenant son information et celle de son entourage.
Soins et procédés visant à assurer l'hygiène de la personne et de son environnement.
Textes aide-soignant : Référentiel d'activités et référentiel de compétences : Arrêté du 25 janvier 2005.
L'aide-soignant exerce son activité sous la responsabilité de l'infirmier, dans le cadre du rôle qui relève de l'initiative de celui-ci, défini par les articles 3 et 5 du décret relatif aux actes professionnels et à l'exercice de la profession infirmier.
Activité 1 : Dispenser des soins d'hygiène à la personne.
Activité 3 : Aider aux soins mortuaires au sein d'un service en établissement.
Compétence 3 : Réaliser des soins adaptés à l'état clinique de la personne.

La règle d'ORR

1. Organisation

Recueil des données et des transmissions

Auprès de l'équipe et du dossier de soins pour s'informer :

- des personnes à prévenir, des démarches administratives spécifiques (rapatriement, retour à domicile...), de dons d'organes éventuels ;
- des attentes des familles (choix des vêtements, participation ou non aux soins mortuaires), des particularités dans les soins liés la religion ;

- des choix religieux et dernières volontés et souhaits du défunt ;
- de l'infirmière avec qui pratiquer les soins du corps.

Auprès de la famille pour :

- se faire confirmer leurs derniers souhaits ;
- laisser les familles de religion juive, musulmane ou bouddhiste prendre en charge les soins mortuaires de leur défunt.

Matériel

- Le même que pour une toilette (voir fiche 1) et ajouter :
  - deux draps : un posé sur le corps après la toilette et l'autre qui servira de linceul (ou un drap mortuaire apporté par la famille),
  - du coton cardé pour obstruer les orifices naturels et un change complet et alèse jetable, pour recueillir les écoulements et les fuites du corps,
  - nécessaire pour nettoyer les plaies et refaire les pansements,
  - des compresses humides pour maintenir fermées les paupières, une alèse sous le menton, pour fermer la mâchoire,
  - des gants à UU et les contenants pour recueillir les dispositifs médicaux,
  - il existe des kits tout prêts avec tout le matériel nécessaire aux soins mortuaires.
- Selon les souhaits du défunt et de la famille :
  - préparer les habits,
  - éventuellement un objet symbolique ou religieux (chapelet, croix, photo, fleurs…), à mettre entre les mains du défunt.
- Une étiquette d'identification obligatoire avec le nom, le prénom du défunt ; l'heure et la date du décès, le nom du médecin ayant signé le certificat, et éventuellement le nom du service et le N° de chambre.

2. Réalisation

Efficacité – Hygiène – Sécurité

Certains services disposent de protocoles de soins mortuaires, les respecter :

- tout le matériel de soins est retiré (sondes, perfusion, drains…), les plaies sont nettoyées et protégées par un pansement ;
- les orifices (anus, vagin) sont garnis avec du coton ou protégés par un change complet (en cas d'écoulement par relâchement des sphincters) ;
- la toilette complète est faite et terminée par le rasage du visage, la coiffure et la coupe d'ongles éventuelle ;
- fixer l'étiquette d'identification selon le protocole (poignet, sur le linceul…) ;
- mettre des gants pour se protéger des liquides biologiques et évacuer selon le protocole et en toute sécurité les dispositifs médicaux ;
- lors du retournement du défunt lors de la toilette, prévenir la chute du corps.

Confort

- Le défunt est mis dans une chambre seul ; en cas d'impossibilité, mettre un paravent pour isoler des autres personnes ;

- le défunt repose sur le matelas recouvert d'une protection et d'un drap ou linceul qui sera rabattu sur le corps au moment du départ pour la morgue ;
- le corps est allongé, les jambes serrées, les avant-bras ramenés sur la poitrine ou le long du corps, les mains jointes ou à plat (selon le désir de la famille) ;
- habiller le défunt avec les vêtements que la famille aura préalablement apportés (en l'absence de vêtements, le recouvrir d'un drap) ;
- abaisser les paupières, les maintenir fermées avec des compresses humides ;
- soins de bouche si nécessaire ; en cas de prothèses dentaires, elles sont remises en place pour garder la forme de joues ;
- en cas de nécessité, pratiquer un capiluve, mettre des draps propres ;
- se rappeler que la dernière image que gardera la famille du défunt sera celle qu'on lui présentera après les soins d'hygiène ;
- ranger la chambre, vider la poubelle avant l'entrée de la famille dans la chambre.
- Après les soins mortuaires, selon le protocole de l'établissement :
  - effectuer l'inventaire des effets personnels du défunt ;
  - prévenir le personnel de la morgue ;
  - nettoyer et désinfecter la chambre, après le départ du défunt.

Évaluation de la qualité du soin dispensé

Hygiène – Sécurité – Confort

- Les soins du corps sont pratiqués selon le protocole du service ;
- l'étiquette d'identification est présente et complète ;
- les souhaits religieux du défunt et sa famille sont respectés ;
- la famille est accueillie et accompagnée, ses attentes concernant les soins au défunt sont respectées ;
- les soins et la présentation du corps répondent aux critères d'hygiène et de respect ;
- l'inventaire des effets personnels du défunt est fait selon le protocole.

3. Relation

Avec la famille

- L'accueillir avec compréhension, agir avec tact et dignité ;
- respecter la présence des proches, leur chagrin et leur manifestation ;
- si la famille est présente au moment de la toilette, si elle le peut et à sa demande, la laisser participer ;
- si elle le désire, lui laisser fermer les paupières et disposer les mains du défunt avec présence ou non d'objets religieux (livre saint, croix, médaille…) ;
- respecter les rites culturels et religieux, les temps de prière.

Avec l'équipe : transmettre

- Le décès et l'heure ;
- savoir exprimer à l'équipe ses difficultés ou ses craintes de procéder à une toilette mortuaire, surtout si cela se produit pour la première fois.

Index

U

V

470234–III–(4,5)–CSBM90–EXE

ELSEVIER MASSON SAS
62, rue Camille-Desmoulins
92442 Issy-les-Moulineaux cedex

Achevé d'imprimer sur le presses de
L.E.G.O. S.p.A.
via Galileo Galilei, 11
38015 Lavis (TN)
Janvier 2011
Imprimé en Italie